# 瘦肝

## Skinny liver

### 4周重启健康原动力的养肝计划

〔美〕克里斯汀·柯克帕特里克
〔美〕易卜拉欣·哈努内　著

孙慧译

北京科学技术出版社

这是一个经过验证的疗愈方案，

可以预防和逆转无声的流行病——脂肪肝的发展。

- 排出日常摄入的毒素
- 预防糖尿病、心脏病和肥胖症
- 改善精力，提升活力，延长寿命

克里斯汀·柯克帕特里克

易卜拉欣·哈努内

## 免责声明

书籍是作者观点与思想的载体，本书的创作目的仅为针对相关主题提供实用信息。作者及出版社均无意通过本书提供医疗、健康，以及其他类型的专业服务。读者在采纳本书中的建议或据其做出任何推论之前，请务必咨询医生等其他专业人士。特别声明，对因使用本书或采纳书中内容而对读者或他人造成的任何直接或间接影响、损失和风险，作者及出版社概不负责。

特别感谢中日友好医院消化科杜时雨主任及其团队的宋振梅副主任医师、程小韵医师、李可敏医师、王彤钰医师、邹采仑医师在本书编辑过程中给予的专业指导。

**著作权合同登记号　图字：01-2024-1622**

### 图书在版编目（CIP）数据

瘦肝 /（美）克里斯汀·柯克帕特里克，（美）易卜拉欣·哈努内著；孙慧译. —— 北京：北京科学技术出版社，2024.9

书名原文：Skinny Liver

ISBN 978-7-5714-3849-4

Ⅰ. ①瘦… Ⅱ. ①克… ②易… ③孙… Ⅲ. ①肝疾病－食物疗法 Ⅳ. ① R247.1

中国国家版本馆 CIP 数据核字 (2024) 第 078275 号

| | | | |
|---|---|---|---|
| 策划编辑：许子怡 | | 电　话：0086-10-66135495（总编室） | |
| 责任编辑：田　恬 | | 　　　　0086-10-66113227（发行部） | |
| 责任校对：贾　荣 | | 网　址：www.bkydw.cn | |
| 图文制作：沐雨轩文化传媒 | | 印　刷：北京顶佳世纪印刷有限公司 | |
| 责任印制：李　茗 | | 开　本：710 mm×1000 mm　1/16 | |
| 出版人：曾庆宇 | | 字　数：256 千字 | |
| 出版发行：北京科学技术出版社 | | 印　张：20.75 | |
| 社　址：北京西直门南大街 16 号 | | 版　次：2024 年 9 月第 1 版 | |
| 邮政编码：100035 | | 印　次：2024 年 9 月第 1 次印刷 | |
| ISBN 978-7-5714-3849-4 | | | |

定　价：89.00 元

献给杰克与博登：

我笔下的一字一语，我的一呼一吸，

一举一动，皆为你们。

# 中文版推荐序

我国2020年肝病患者人数超过4.47亿；截至2023年，脂肪肝患者人数更是超过2亿。本书是美国克利夫兰诊所经验丰富的营养师与备受赞誉的肝病专家联袂撰写的力作，非常感谢孙慧的翻译，让我国读者有机会从本书获益。本人花了两个晚上研读本书，读后有以下几点感想。

第一，本书关于肝脏的知识非常全面，包括了肝脏的多种功能，肝脏对人体健康的重要意义。本书将大量的临床病例与肝病的前沿理论融为一体，观点新颖，论述深入浅出，易于大众读者理解。

第二，作者对肝脏的论述不限于器官层面，还将其视为人体的一部分，在整体层面对其功能和重要性加以论述。肝脏是人体内最大的"化工厂"，参与营养物质的消化、吸收和排泄等代谢过程（正常情况下，肝脏的供血80%来自门静脉，20%来自动脉。门静脉富含人体吸收的营养物质），参与人体对各种激素的灭活过程。肝脏也是人体免疫系统的重要组成部分，可以防止肠道内的有害菌或代谢物损伤人体，是人体免疫防御功能的"大门"。

肝脏健康是人体健康的重要保障。肝功能异常时，人体会出现消化能力下降、黄疸、腹水、肝性脑病、肝癌等症状和疾病。由于肝病初期无明显的症状，所以人们很容易忽视照顾肝脏，而出现明显的症状时，肝病很可能已经发展到了严重阶段。因此，保护好肝脏非常重要。

第三，本书非常详细地阐述了如何护肝、养肝、减少外界毒素对肝脏的伤害。作者养护肝脏的思路和国人养生的思路一样：补充营养、运动、休闲减压、保持好心情等。

第四，本书最吸引我的是有很多养肝、养生的食谱，精彩纷呈，读者在以后的生活中可以按照这些食谱，做出精美的养肝大餐。

因此，我非常乐意推荐医务人员、营养师和追求健康养生的人士阅读本书。


主任医师、教授、博士研究生导师
浙江大学医学院附属第一医院肝病专家
国家科学技术进步奖特等奖获奖者
梁伟峰

# 导　论

# 健康肝脏，健康人生

冷漠和忽视比直接表露厌恶造成的伤害大得多。

——J.K.罗琳

如果我让你停下来想一想你赖以生存的重要器官有哪些，你可能想到心脏、肺，以及大脑。事实确实如此，没有这些器官，人类根本无法存活。但这份重要名单里缺失了一个关键角色：肝脏。人们经常忽视肝脏的重要性，尽管它是人体内最勤奋的器官之一。许多人甚至都不知道肝脏的位置在哪儿，更遑论它在身体中所起的作用了。在某种程度上，肝脏让我想到已故喜剧演员鲁德尼·丹泽菲尔德（Rodney Dangerfield），他经常抱怨："我没有得到任何尊重！"在身体出现问题之前，肝脏通常得不到应有的尊重或关注。

然而，肝脏往往是奇迹的幕后缔造者。如果把身体里发生的一切想象成一部好莱坞电影，心脏和大脑是主角，那么肝脏就是导演。它躲在幕后默默无闻，却是一个强大的角色，协调着身体的各种关键功能。肝脏位于上腹部右侧，横膈膜下方，是人体内最大的器官之一（一个成年人的肝脏重约1.4千克）。肝脏负责执行人体内三百多项任务，包括参与关键的代谢过程，比如将饮食中的营养素转化为身体可利用、可储存的能量，清除血液中的有害物质。

肝脏柔软、坚韧，但现代生活方式让这个珍贵的器官惨遭蹂躏，而你甚至可能没有意识到这种情况的发生！肝病的征兆往往不明显，甚至可能毫无征兆。然而，当征兆出现时，肝病很可能已经发展到严重阶段，再想扭转或许为时已晚。很多人在进行血液检查时发现肝酶水平升高，才意外发现自己有轻度肝功能异常。而此时他们尚未感到任何不适。肝病不像心脏病那样有明显的症状，因此大多数人都没有关注肝脏健康，也没有给予肝脏应有的照顾。许多人认为肝病与饮酒过量有关，但这只是原因之一。

现实是，一场健康危机正在悄无声息地袭来，这场危机可能影响30%的美国人。你也许没有听说过它，但你可能就是潜在的受害者。这场危机的核心是一种叫作非酒精性脂肪肝（nonalcoholic fatty liver disease，NAFLD；全称为"非酒精性脂肪性肝病"）的疾病，该病的成因是脂肪（尤其是甘油三酯）在肝脏组织中不断堆积，而脂肪的不断堆积又与广为流行的肥胖症有关。肥胖症是一种正在以惊人的速度发展的疾病：自1988年以来，美国肥胖症的发病率已经升高了1倍以上。早期阶段的非酒精性脂肪肝并无症状，所以往往很难被及时发现，直到其发展为非酒精性脂肪性肝炎（nonalcoholic steatohepatitis，NASH）——这是一种更严重的病症，意味着炎症的肆虐以及出现潜在的、不可修复的肝损伤。

近几十年来，人们普遍遵循的生活方式导致了肥胖症的蔓延；这种生活方式营造了一种"致肥环境"。饮食习惯和运动习惯的转变，更使这些破坏性肝病的发病率攀升。非酒精性脂肪肝发病率（呈指数式增长）与肥胖症发病率"齐头并进"，这并非巧合。这两种疾病发病率激增的根源主要是不健康的生活方式——从食物中摄取的热量（这些热量往往来源于"错误的食物"）过多，而运动所消耗的热量太少。结果可想而知：过多的脂肪堆积在身体，尤其是肝脏中，对人们的健康和寿命构成了严重的威胁。

情况已经糟糕至极，而很多人对这场迫在眉睫的危机毫无察觉。

## 我是谁？我的工作是什么？

稍微暂停一下，先了解一下我是谁吧。

我是克里斯汀·柯克帕特里克（Kristin Kirkpatrick）。在我担任美国克利夫兰诊所健康研究院健康营养服务经理的职业生涯中，我负责监督营养项目。这些项目主要是帮助人们减重，以及治疗疾病、逆转各种疾病的发展。许多找我寻求帮助的病人都处于超重状态，他们想减重和/或降低胆固醇或血糖（血液中的葡萄糖）水平；但他们往往没有意识到自己体内还潜伏着另一个威胁。在会诊中，我通常会看他们的血液检查报告。医生们介绍给我的病人多种多样，许多病人除了胆固醇或血糖水平异常，肝酶水平还偏高，医生们期望我可以带领这些病人踏上减重和改善健康的道路。肝酶水平升高预示着非酒精性脂肪肝的出现，这表明病人们不良的生活习惯（如不良的饮食习惯和/或久坐不动的生活方式）、超重或其他与亚健康相关的潜在健康问题（如高血糖或高血压）会将他们的健康置于危险的境地。虽然从来没有病人找到我说自己（因为肝脏不适）需要改善肝脏健康，但肝脏健康往往是他们需要关注的重点。

易卜拉欣·哈努内（Ibrahim Hanouneh）医生是一位医学博士，也是一位备受赞誉的肝病专家，我们相遇于克利夫兰诊所，他是该诊所胃肠病学和肝脏病学部门的一名副主任医师。在那里，他接诊了许多患有不同肝病的病人。很多病人找我是为了培养健康的饮食习惯和减重，其中一些非酒精性脂肪肝病人同时也会接受像哈努内这样的医生的治疗。我邀请哈努内医生担任本书的医学顾问，因为他对肝病、肝病发病率迅速增长背后的原因以及扭转这一趋势需要采取的措施了如指掌。

同时向医生和营养师咨询专业建议，往往能更有效地预防和治疗肝病——两个人的想法有时确实比一个人的更加全面！在接下来的部分章节中，你将读到我所接诊的病人的案例，这样会让你对肝病，包括它们的诱因以及后果有更广泛的了解——同时你也能看看其他人是如何通过改善饮食习惯和生活习惯来保护肝脏的。我已经见证了许多病人的成功——改变之路道阻且长，但坚持总是值得的！

"排毒饮食"以及其他"排毒计划"风行一时，人们始终追求"净化"肝脏这一重要器官。因为许多人不知道这个自然排毒的器官所面临的威胁，所以我写了这本书，希望它能够帮助人们提高对患肝病这一风险的认识。这种风险会威胁人的身体健康、精神健康、生活质量和寿命，而本书可以为你提供保护肝脏健康所需的技巧，帮助肝脏发挥最佳功能。肝脏对人的健康、生活质量和寿命至关重要，所以关注肝脏健康势在必行——一定要赶在肝脏发动"叛乱"之前。你有能力、有条件、有机会从现在开始保护自己的肝脏。

## 本书阅读指南

阅读第一部分，你会了解一颗健康的肝脏的作用，以及生活方式可能对肝脏健康造成何种影响。你会了解肝脏可能出现哪些问题，以及导致非酒精性脂肪肝和非酒精性脂肪性肝炎这两种重要肝病的因素。你还会了解如何采取明智的预防措施，保护自己免受肝脏问题（如肝炎、药物引起的肝损伤，以及酒精引起的肝病）的影响。第二部分具体介绍了保持肝脏健康的原则（包括改善饮食习惯和运动习惯、更有效地控制体重、保证充足的睡眠、调控压力，以及避免接触毒素），还有如何通过调整生活方式预防肝病或逆转肝病的发展。第三部分将为你呈现一个行动计划，帮助你通过改变生活方式将保持健康肝脏的原则付诸实际行动。这是肝脏和身体再次恢复健康的良机。

　　思考一下这些问题：如果一个值得信赖的代理人向你推荐了一份免费的、全面的、没有噱头和漏洞的保险，这份保险可能为你今天、明天，以及可预见的未来的健康保驾护航，你会接受吗？如果一个朋友送了你一份没有任何附加条件的礼物，即一张前往你向往已久的欢乐健康乐园的直飞机票，你会接受吗？本书想为你提供一份健康大礼。有了它，你会充分了解为什么肝脏如此重要，知悉许多你（和其他许多人）不曾了解的重要信息，以及学到帮助你拥有健康体魄的具体方法。在此过程中，你的体重会减轻（如果你有减重需求），精力会更充沛，你还能更有效地预防其他会威胁生命的疾病（如2型糖尿病、心脏病）。天赐良机！现在，它属于你！

# 目 录

# 第一部分

# 认识肝脏

# 人体中身兼多职的"工作狂"

　　不久前，一位两个孩子的母亲——45岁的玛丽找她的主治医生为她进行年度体检。她没有定期服用任何药物，且体检报告显示她的健康状况良好。但血液检测结果显示她的肝酶水平和甘油三酯水平偏高，而且她的高密度脂蛋白（"好"胆固醇）水平很低。进一步追溯健康史时，玛丽发现，自己在过去6个月中体重增加了约6.8千克，她的身体质量指数（body mass index，BMI）[1] 已经超过30，属于肥胖范围。这虽然在她的意料之外却也在情理之中，因为自从被解雇之后，曾经作为一名顾问的她颇感沮丧，且在过去几个月中养成了饮食不规律及久坐不动的习惯。

　　超声波扫描结果显示她的肝脏中有脂肪堆积，玛丽这才惊讶地得知自己患有肝病。她的第一个问题是："脂肪肝不好吗？"（是的，脂肪肝不好。）她的第二个问题是："脂肪肝的发展可以被逆转吗？"（是的，可以被逆转。）玛丽只需要听到这两个问题的答案就够了，这两个答案会激发她开始执行新的饮食计划和运动计划，而这些计划将减少她肝脏中的脂肪堆积并降低肝酶水平。

　　讽刺的是，有些人会通过采取一些千奇百怪的饮食，比如"果汁节

---

1 BMI是世界公认的一种评定人体肥胖程度的分级方法。根据世界卫生组织定下的成年人的标准，白种人或黑种人的BMI大于或等于25属于过重，黄种人的BMI大于22.9便属于过重。根据中国标准，中国人的BMI大于或等于24属于过重。——编者注

食""超能量冰沙""生食饮食"等未经证实的干预措施来不遗余力地"帮助"自己的身体"排毒"。他们会在桑拿室、汗蒸房等地方排汗，试图通过这种方式排出体内的毒素。在做这些事时，他们觉得自己正在积极主动地清除体内的杂质。我先告诉你一个让你失望的消息，这些措施带来的好处依旧存疑。不过，好消息是，你的肝脏会自主排毒，犹如一个拥有自洁功能的烤箱，关键是让肝脏保持良好的工作状态。

## 排毒器官

虽然人们对清除身体毒素乐此不疲，但通常不会有多少人在肝脏的日常照护方面采取什么措施。这是一个严重的错误，因为肝脏为身体所做的贡献颇多。在日常运转过程中，作为24小时全天无休工作的一分子，这个色泽鲜亮、表面光滑、呈马鞍形的器官的两个叶片——被韧带一分为二且固定在腹腔里——发挥着一系列令人惊讶的功能。首先，肝脏是一个高度复杂的化工厂、检查站、垃圾处理和过滤系统，集多种功能于一身。肝脏每分钟会过滤1.4升血液。它将氨——一种身体在处理饮食中的蛋白质和体内含氮化合物时形成的有毒废物——转化为尿素，然后经肾脏排出。肝脏能够代谢药物和酒精，并将分解这些有害物质时产生的代谢物排出体外。它可以清除血液中的有害菌和杂质，并分解受到磨损或损坏的血细胞。

从本质上来说，肝脏、肺、胃、肾脏等每时每刻都在排毒，无论你是醒着还是在睡梦中。几乎没有人天生就对内部毒素（又称内源性毒素，如体内产生的代谢废物）以及外部毒素（又称外源性毒素，如污染物、农药、食品添加剂、药物和酒精）具有抵抗力。但是，一颗强健的

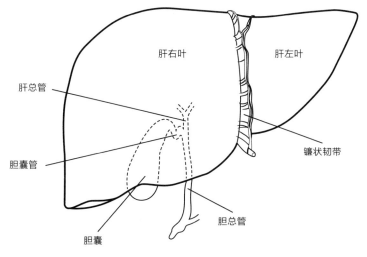

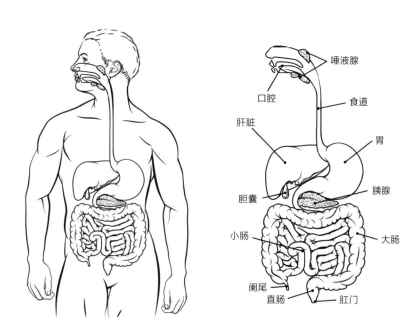

人体肝脏正视图

人体消化系统原位图及细节图

图片来源：© 克里斯托斯·乔治欧（Christos Georghiou）/
舒特斯托克图库（Shutterstock）

肝脏，一颗被精心呵护并能够发挥自身应有功能的肝脏，可推动固有的排毒过程顺利且高效地进行。如果肝脏健康状况欠佳，那么其排毒能力也会下降，无论哪种帮助身体排毒的措施都无法弥补肝脏功能缺失对身体造成的损失。

## 肝脏在新陈代谢中的作用

体内所有核心代谢过程都需要肝脏的参与，包括碳水化合物、蛋白质和脂肪的代谢过程，以及将这些宏量营养素[1]转化为可以随时被身体利用的能量的过程。在碳水化合物的代谢过程中，肝脏可以帮助稳定血糖水平。如果血糖水平升高（比如用餐后），肝脏会将葡萄糖从血液中移除，并将其储存为糖原（身体储存的主要供能物质）；如果血糖水平太低，肝脏会分解糖原并将葡萄糖释放到血液中。在蛋白质的代谢过程中，肝脏可将食物中的氨基酸转化为可被身体利用的能量形式。肝脏会分泌胆汁，胆汁是一种颜色可能呈淡黄色、墨绿色、暗褐色的消化液，可进入小肠，参与脂肪的分解和吸收。

同时，肝脏可储存脂溶性维生素（维生素A、维生素D、维生素E和维生素K）、维生素$B_{12}$，以及矿物质（如锌、铁、镁和铜），并在身体需要时将它们释放到血液中。此外，凝血因子也在肝脏中形成——凝血因子在防止过度出血的过程中至关重要。并且，肝脏还可参与性激素（比如睾酮、雌激素和黄体酮）的代谢，防止该类激素的水平出现异常。如你所见，肝脏是一个身兼多职的"工作狂"，它勤勤恳恳，不眠

---

1 人体所需的营养素有碳水化合物、脂类、蛋白质、矿物质、维生素、膳食纤维和水共七大类。其中碳水化合物、脂类和蛋白质因为需求大，在膳食中所占的比重大，被称为宏量营养素。——编者注

不休，时刻保持在工作状态。

## 不可或缺的团队成员

就功能而言，不同器官之间存在协同作用，这种协同作用就像一支精心编排的舞蹈：一个器官如果出现异常，就会导致其他器官功能失调，进而导致整个团队功能低下。肝脏就是这个团队中的一员。例如，肝脏与肾脏一起调节血压；肝脏还与胰腺和胆囊一起充分消化食物，如果肝脏成了这个链条中的薄弱环节，整个消化过程就会受到影响——这只是肝病可能产生的多米诺骨牌效应中的一个例子。

几个月前，63岁的金融策划师罗伯特不断出现疲惫以及轻微恶心的症状，但他一直认为是自己工作压力大的问题。直到一天晚上，他吐血了。于是，他赶到急诊室，然后被送进了重症监护室。胃镜检查结果显示，他出现了食管胃底静脉曲张及其破裂出血，而这种情况通常发生在肝硬化病人身上。

### 排毒过程解密

肝脏的排毒过程要比大多数人想象的复杂很多，但该过程对维持整个身体平稳、高效地运转至关重要。基本上，你可以将肝脏看作家里的一个高质量空气净化器：通过抓取灰尘和有毒颗粒，净化器可以确保清洁的空气在家中持续循环，从而维持室内环境的健康。就肝脏而言，整个排毒过程如下。

　　第一阶段通常被称为转化阶段。在该阶段，进入身体的毒素会被转化成可经胆汁或尿液（由肾脏分泌）排出的物质。大多数进入身体的毒素均为脂溶性物质，而肝脏的工作是将这些物质转化为水溶性的化合物。问题是，这些化合物不稳定，反过来会形成具有破坏性的自由基。研究表明，摄入适当的营养素——比如大量的抗氧化剂（比如维生素C）、B族维生素、维生素E和类胡萝卜素——对该阶段毒素的有效转化至关重要，可使排毒过程迅速进入下一阶段。

　　第二阶段即所谓的结合阶段。在该阶段，毒素会被中和，以便通过尿液或胆汁排出体外。第二阶段会代谢在第一阶段形成的自由基，并为将它们排出体外做好准备。这两个阶段都需要关键酶的参与来完成每个环节。研究表明，食物中的某些氨基酸和植物化学物质（特别是十字花科蔬菜，如西蓝花、花菜和卷心菜中的植物化学物质）能够提升第二阶段所需的酶的活性，将潜在的、具有破坏性的物质转化为无害的物质。

　　第三阶段即排泄阶段。在该阶段，水溶性废物会被运出细胞，随胆汁或尿液排出体外。这是整个排毒过程的尾声，当身体真正与这些毒素说再见时，排毒目标就达成了！

　　在被送进重症监护室之前，罗伯特被诊断出患有高血压，但他用药物很好地控制住了病情；罗伯特还经常锻炼，他身材较瘦并且相当健康；他是一个轻度饮酒者，没有既往肝病史，也没有慢性肝病家族史。

　　然而，肝脏超声波扫描结果显示，他患有肝硬化——这让罗伯特非常震惊。通过进一步的检查，罪魁祸首被锁定：慢性丙型肝炎，这个结果同样令人惊讶，因为他没有输过血，没有注射过任何违禁药物，也没有文身（如果使用的设备被污染，那么人在文身过程中就可能感染乙型肝炎或丙型肝炎）；此外，他已婚且只有一任配偶，而他的妻子并未患有丙型肝炎。罗伯特是如何患上丙型肝炎的依旧是一个谜，但很显然他已经被感染了很多年（由于没有出现任何症状，生活中也没有明确的风险因素，所以他从未接受过病毒感染筛查），这导致他的肝脏受到了累积性的损害。跟许多健康的人一样，多年来，罗伯特从未过多担心他的肝脏，他不知道的是，目前已有研究证实，在1946年至1964年"婴儿潮"中出生的一代患丙型肝炎的风险较高，所以他们这个群体应该接受病毒感染筛查。

和许多人一样，第一条指向罗伯特患有肝病的线索体现在另一处——消化道，因为肝脏健康会对身体其他主要器官和组织的健康和功能产生涟漪效应。下面我将带你全面了解一下肝脏如何支持或破坏其他主要器官的功能的。

## 大　脑

对大脑功能的正常运转而言，肝脏应该是最重要的器官，因为它可以清除血液中的毒素。一旦血液中的毒素不能被及时清除，大脑就会承担糟糕的后果。例如，当肝脏受损而不能清除血液中的毒素（如氨）时，毒素便会在血液中积聚并进入大脑，损害大脑神经系统。这可能导致肝性脑病，使大脑丧失正常功能；其症状轻微时表现为轻度意识混乱、意识模糊或思维能力的改变，严重时会导致反应迟钝、言语/动作不清、意识丧失，甚至可能导致昏迷。

### 眼　睛

当眼睛出现问题时，很少有人联想到肝脏，但在某些情况下，肝脏应该是病人需要排查的第一个器官。肝病可能带来一些眼部的相关疾病表现。比如肝脏健康状况欠佳首先出现的症状之一可能是黄疸（为血清胆红素升高所致），其最早表现为巩膜黄染。肝脏如果不能很好地将胆红素转化成胆汁排出体外，眼部就会出现巩膜黄染。此外，保持肝脏健康有助于维生素A的代谢和储存，这对保持良好的视力和眼睛的健康至关重要。

### 甲状腺

这个位于颈部前侧的小小的蝴蝶状腺体就像指挥中心，负责身体的新陈代谢、生长发育，以及调节重要的身体机能。研究发现，肝硬化病人出现甲状腺肿大的概率更大，且肝炎病人的甲状腺功能指标更容易出现异常。其他甲状腺疾病也可能与慢性肝病共同发生。例如，在患有自身免疫性肝病的人中，甲状腺功能减退（甲状腺功能低下）很常见。这就是为什么那些患有自身免疫性肝病的人应该定期检查甲状腺功能。

### 心　脏

肝脏在胆固醇和甘油三酯（血脂的主要成分）的储存和代谢中起着重要作用，健康的肝脏有助于维持出入心脏的静脉和动脉的健康。如果肝脏无法分解药物、酒精和咖啡因，心律就可能出现异常。此外，研究发现，患有非酒精性脂肪肝的人患心脏病的概率更大，这可能是由于肝功能障碍提高了他们患代谢综合征的风险。

## 代谢综合征的真相

"代谢综合征"听着很神秘，但实际上很简单。它是一系列风险因素的统称，会提高人们患心脏病、脑卒中和2型糖尿病的风险。这些风险因素包括高血压、血糖水平高、高密度脂蛋白水平较低、血脂水平高和腹部脂肪过度囤积（腰围大）。鉴于与心脏病和脑卒中相关，代谢综合征足以引起人们的重视。它也可能导致非酒精性脂肪肝——反之亦然。事实上，一些医学专家现在已将非酒精性脂肪肝称为代谢综合征的"新成员"。两者脉脉相通！

### 血 液

血液依靠肝脏储存维生素K。人体内的维生素K是脂溶性维生素，肝脏利用它制造的关键蛋白质是维持正常凝血功能所必需的物质。

### 肾 脏

在身体清除毒素并准备将其排出体外时，肾脏及肝脏的功能相辅相成。因此，当肝脏出现病变时，肾脏也会受到影响，这并不出乎意料。例如，患有丙型肝炎的人患"肾小球病变"这一慢性肾病的风险会提高。肾小球病变会减弱肾脏过滤血液中废物的功能，进而损害肾脏的整体机能。同时患有慢性肾病和慢性肝病的人更可能出现流经肾脏的血液减少的情况。

### 骨 骼

保持肝脏健康还有利于身体吸收重要的维生素和矿物质，比如维生素D、钙和磷，从而保持骨骼的健康、强健。

从上面这张庞大的责任清单中可以看出，肝脏健康对维持身体机能不可或缺且至关重要。可惜的是，大多数人的生活习惯给他们的肝脏带来了巨大压力，他们没有考虑到这个重要的器官可能因为吃不消而"罢工"。

## "无声"的症状与潜在的毁灭性后果

一开始，人们对肝脏受损浑然不觉，直到肝损伤严重到人们无法忽视的地步。现代生活中存在的多重危害都会对肝脏的健康产生影响。当肝脏这个不可或缺的器官不再正常清除血液中的代谢物、细菌或毒素时，或当它转化宏量营养素的能力受到影响时，人的健康、活力，乃至寿命都会受到影响。就是这么简单。如果脂肪、纤维组织堆积在肝脏这一重要器官上的同时，肝脏还有炎症，一些严重的症状就会出现，如持续疲劳、肌肉无力、恶心、呕吐、腹痛、记忆力下降、意识混乱，以及其他令人担忧的迹象。此刻，肝脏正在发出强烈的求救信号。

肝病经常被忽视的原因之一是它们在早期阶段往往是"无声"的。肝病往往与酗酒和滥用药物有关，人们于是给肝病贴上了"耻辱"的标签。在过去，人们不情愿去看肝脏专科医生，有的人甚至不相信自己可能患有肝病。现在的情况与过去大不相同了。在过去10年中，非酒精性脂肪肝（与肥胖、糖尿病、高血压和胆固醇异常有关）成了美国人所患的主要类型的肝病。这让人们对"肝病与酗酒、滥用药物有关"的刻板印象有所改变，但肝病被忽视的处境仍然没有得到改变。

人们对肝病的另一个认知盲点是：一些人不知道自己的许多行为

（除了饮酒过量）也都与肝功能存在相关性。通常情况下，不健康的生活习惯，如暴饮暴食和体育锻炼过少，对腰围和某些方面的健康造成的影响非常明显。如果你一直吃得太多而运动太少，那么你穿不上最喜欢的牛仔裤的原因便不言而喻。如果你体重过大，那么关节疼痛或背部问题的出现便不足为奇。如果你是个整日吞云吐雾的"老烟枪"，那么你就应该很清楚自己可能出现慢性咳嗽的症状。同样，大多数人都会意识到，长时间保持糟糕的饮食习惯和不良的运动习惯、过度吸烟和饮酒会使有害物质堵塞动脉，进而引发胸痛、心脏病或脑卒中（患病部位取决于血管堵塞位置）。

然而，对肝脏一般程度的破坏通常不会诱发以上警示性的症状，甚至可能根本不会使人出现任何症状，你会像往常一样正常生活，不关注肝脏健康。因此，当人们都在忙着关注大脑、肠道和心脏的健康时，肝脏就像灰姑娘——一个可怜的、被忽视的继女一样，承担了很多繁重的工作，却没有得到它需要和应得的照顾或关注。

现实情况是，对肝脏或肝病的忽视可能带来灾难性后果。肝脏对整体健康至关重要，如果肝脏完全停止运转，人只能生存一两天。与健康的肝脏相比，患病的肝脏没有光滑的质地和健康的颜色，它像一块畸形、腐烂的肉块，上面布满凹凸不平的结节、粗糙的斑块和纤维组织——这绝对不是一幅美好的画面！同时，脂肪肝的脂肪堆积会导致肝肿大。如果任其发展下去，可能导致肝纤维化（即形成纤维组织），进一步损害肝细胞。到了这一步，病症就可能逐渐发展为肝硬化：纤维组织可能使肝脏变硬且丧失正常功能。

一旦肝病发展到某个特定阶段，肝脏就会走上一条不归路；对病情严重的肝硬化病人而言，除了进行肝移植，没有其他的治疗方法可选。

因为受多种因素影响，肝移植的预后情况更是复杂多变。一个人一旦患上肝硬化（无论是否由酗酒、非酒精性脂肪肝、非酒精性脂肪性肝炎或其他疾病引发），生活便充斥着巨大的焦虑和痛苦。肝硬化已经成为美国45～65岁成年人的第三大死因。患有慢性肝病或肝硬化的人会饱受疲劳、虚弱、皮肤瘀点、恶心、腹痛、肠道功能异常、血压调节困难、肌肉力量问题（可能导致跌倒）、记忆问题、精神错乱和思维障碍的无情折磨，以及其他从头到脚的、痛苦的病症的困扰。简而言之，他们的生活质量会严重下滑。

有些肝病的发展是无法被逆转的，只能靠移植完整的肝脏或活体捐赠者的部分肝脏进行治疗。在活体部分肝移植过程中，捐献者的部分肝脏会被切除然后植入病人的体内以取代病肝；手术后捐献者的肝脏会再生，恢复到完整的自然形态，而植入病人体内的部分肝脏也会生长到正常尺寸。这相当于蜥蜴在失去尾巴或主动断尾后重新长出新的尾巴——这简直是个奇迹！不过，最好还是尽可能采取一切预防措施，保证肝脏的健康和完整，这样你就无须考虑肝移植或肝脏再生的可能性了。

## 唯一可以自我重建的器官

好消息是，如果能够及早发现，某些肝病——如非酒精性脂肪肝、酒精性脂肪肝（alcoholic fatty liver disease，AFLD）和甲型、乙型、丙型肝炎的发展就可以在恰当的干预下得到逆转。肝脏是唯一能够自我再生的器官。如果肝脏25%及以上的部分是健康的，那么它就可以利用自身的细胞进行自我重建，取代因疾病而失去的组织，直到恢复原来的大小。一旦细胞增殖完成，一部分新细胞就会通过重组形成新血管，以便为其他新细胞提供充足的血液和营养，确保其活力。

# 肝移植

在未来10年内，非酒精性脂肪肝将成为美国居民进行肝移植的主要原因，肝脏的需求量将超过可供移植的肝脏数量。从2004年至2013年，美国因非酒精性脂肪性肝炎而等待肝移植的成年人数量增加了2倍。然而，与患有丙型肝炎、酒精性肝病或出现酒精性脂肪肝并发症的病人相比，非酒精性脂肪性肝炎病人能接受肝移植的比例更低，在90天等待期内的存活率也更低。于是，非酒精性脂肪肝成了对人身健康的一个严重威胁。许多患有非酒精性脂肪性肝炎的病人最终死于门静脉高压症、肝衰竭、肝细胞癌等并发症。

不幸的是，有些肝病，包括肝癌、肝硬化、急性肝衰竭和遗传性肝病的发展，是很难，甚至无法被逆转的。

对病情严重的肝硬化病人而言，唯一可选的治疗方法是肝移植，而肝移植并非对每个病人都适用，原因有以下几点。其一，病人的基本健康状况是否良好决定他能否成为接受肝移植的人选。如果一个人患有其他会威胁生命的疾病，且病情未得到很好的控制，那么肝移植对他而言或许不是一个可行选择。其二，肝移植的费用、找到合适的匹配者（选择标准部分基于个人的血型和体形），以及手术后的预后都是巨大的挑战。病人在接受肝移植后，为防止器官排斥，还需要终身服用药物——不幸的是，服用这些药物往往会产生极其痛苦的副作用。

在接受肝移植后，病人出现肾脏问题的风险也会升高。研究表明，约27%的病人接受肝移植后会患上肾病，其中10%的病人会发展为终末期肾病。

目前，美国等待肝移植的病人超过一万六千人。他们一直在与时间赛跑，一边经历肝病的恶化，一边寻找合适、匹配的肝源。有关肝移植的更多内容，请参阅第十二章。

肝脏再生可能需要几周至几年，具体取决于其受损的程度。对因肿瘤或被化学物质（如酒精或药物）损害而必须切除部分肝脏的肝病病人而言，肝脏再生尤为关键。令人惊讶的是，大多数情况下，在肝脏再生期间，肝脏功能只会受到部分影响——这简直就是一个令人赞叹的生理"绝技"，肝脏在慢慢愈合！其他肝病，如原发性胆汁性肝硬化（primary biliary cholangitis，PBC，一种由胆汁在肝脏内堆积引起的渐进性自身免疫性疾病，其特点是肝脏小胆管被缓慢地破坏）和血色素沉着症（这种遗传病会导致身体从摄入的食物中吸收过多的铁），可通过服用药物和/或调整生活方式进行控制。

在接下来的章节中，你会了解到更多你应该警惕的、会威胁肝脏健康的微妙风险信号，以及保持肝脏健康的最佳方法。即使已经患有肝病，你也不要感到绝望；你会找到能够逆转疾病发展的关键因素，从而改善你当前和未来的健康状况。你会获得改善健康状况的重要工具，推动你在生活方式上做出有益于肝脏健康的改变，这些改变可以让你更好地管理体重、肝脏健康和体能，并降低罹患可能危及生命的疾病的风险。这些改变毫无疑问将提升你的生活质量，甚至可能挽救你的生命！

# "无声杀手"：非酒精性脂肪肝和非酒精性脂肪性肝炎

　　56岁的卡莉在医生的建议下找到我；她想瘦下来，恢复到高中时的体重。我们第一次见面时，她提到医生告诉她，她的肝脏上可能堆积了脂肪，因为她的肝酶水平略有升高；此外，卡莉还患有2型糖尿病，胆固醇水平也偏高；她的BMI为32，属于肥胖范围。当我们讨论到她可能患有非酒精性脂肪肝时，她不由得感到很害怕，一方面是她从未听说过这种疾病；另一方面是她担心这种疾病可能导致健康问题，威胁自己的健康和寿命（这种担心很有必要）。

　　许多人都将肝病与过度饮酒联系在一起——但也仅此而已，他们的思考到此为止。当然，他们的想法并非完全错误，因为常年大量饮酒会导致酒精性肝病，使肝脏出现炎症和潜在的纤维化（甚至肝硬化），导致肝脏面临着更严重的威胁——尤其是非酒精性脂肪肝和非酒精性脂肪性肝炎。前者是脂肪在肝脏组织中堆积造成的一种疾病；后者涉及脂肪堆积、炎症以及肝细胞气球样变等更严重的情况。这类新兴肝病的主要诱因是生活方式，不一定仅仅是过度饮酒；其诱因更多是超重/肥胖、不良饮食习惯和/或2型糖尿病的遗传易感性。

　　需要强调的是，这些新的威胁一般不在常见肝病名单之列，后者主要指（甲型、乙型、丙型等型的）肝炎、与酒精相关的肝病，以及原发性胆汁性肝硬化。原发性胆汁性肝硬化是一种慢性疾病，患病时，肝脏中的小胆管会被慢慢破坏，从而提高病人患肝硬化的风险。除了上述提到的威胁，其他威胁还包括遗传性肝病，如血色素沉着症（身体吸收和储存了过多的铁，导致肝损伤）和肝豆状核变性（身体储存的过多的铜在肝脏中堆积，造成肝损伤）。这些疾病在早期阶段大多没有症状，这也是它们长期不被注意的部分原因。

正如卡莉的故事所示，大多数人并不知道不健康的饮食习惯或超重会对肝脏造成伤害；此外，大多数人甚至对这些可能危及生命的肝病一无所知。研究表明，大多数初级保健医生不知道如何治疗非酒精性脂肪肝。事实上，许多人甚至不知道非酒精性脂肪肝是什么。在最近的一项针对251名非酒精性脂肪肝病人的研究中，美国贝勒医学院的研究人员发现，仅有22%的人先前被诊断可能患有非酒精性脂肪肝；其他人的医生均只是简单地指出他们的肝酶水平异常，建议他们改变饮食习惯和运动习惯，或者建议他们转诊（如向肝病专家或肠胃专家咨询）。研究人员的结论是："大多数接受治疗的、可能患有非酒精性脂肪肝的病人，并没有被评估病情和下相关的诊断。雪上加霜的是，非酒精性脂肪肝可能不会表现出与肝脏相关的症状，即使它已经给病人的身体带来了问题。"

## 名字游戏和共同标准

虽然肝脏含有一些脂肪是正常的，但如果脂肪重量占肝脏重量的5%，你便会被认定患有脂肪肝；而你的保健医生往往是根据血液检查结果（肝酶水平异常）和/或腹部超声检查、电子计算机断层扫描（Computed Tomography，CT扫描）结果判定你的肝脏中出现了脂肪堆积，从而注意到这种疾病。非酒精性脂肪肝——通常没有明显症状，只是偶尔引起疲劳或不适——已经成为美国和西欧的主要肝病，对某些病人而言，病情如果不能得到逆转，就会发展为非酒精性脂肪性肝炎。这两种疾病的主要区别是，非酒精性脂肪肝病人的肝脏上只有脂肪堆积；相比之下，非酒精性脂肪性肝炎病人不仅肝脏上堆积了脂肪，肝脏还有炎症。

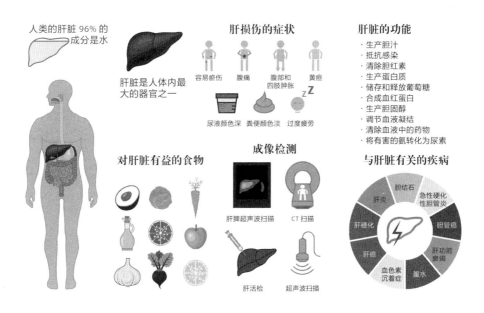

"人体肝脏的真相"肝脏信息图

图片来源：© 玛丽娜 _ua（marina_ua）/
舒特斯托克图库（Shutterstock）

目前美国约有30%的人患有非酒精性脂肪肝，其中包括600多万儿童。同时，美国约有600万人被诊断患有非酒精性脂肪性肝炎，其中约10%的人患有与非酒精性脂肪性肝炎相关的肝硬化。卫生官员所做的几次全国性调查结果显示，近20年来，美国非酒精性脂肪肝在儿童、青少年和青年人中的发病率增加了1倍以上。而非酒精性脂肪肝的发病率与世界范围内肥胖症，尤其是向心性肥胖[1]的增长是并行且成正比的。近几十年来，美国以及全世界的肥胖率急剧上升，这无疑解释了非酒精性脂肪肝和非酒精性脂肪性肝炎确诊率大幅上升的原因。根据美国国家卫生统计中心的数据，自20世纪70年代以来，成年人和儿童的肥胖率增加了1倍以上。在接受减重手术的重度肥胖症病人中，非酒精性脂肪肝的患病率可能超过90%。

有些人会问，非酒精性脂肪肝确诊率的迅速上升是否部分源于人们对它的认识提高了？（事实上，该病现在已经成为医生"雷达"上的搜索目标。）这也许有一定的道理，因为流行病学研究表明，非酒精性脂肪肝和非酒精性脂肪性肝炎过去曾被描述为"隐源性"（意思是"来源不明的"）肝硬化的可能病因。20多年前，人们发现体内脂肪过多会导致肝病，肥胖症、糖尿病、血脂水平异常和脂肪肝之间的关联也变得愈加清楚。

人们已经了解到，肝脏是一个复杂的器官，它身兼多职，在膳食脂肪、碳水化合物和蛋白质的代谢中发挥着关键作用。在某些方面，脂肪是肝脏要处理的最棘手的宏量营养素，因为肝脏需要代谢、储存、转化脂肪，并将其合成脂蛋白，以便输送至身体各处的细胞。虽然健康的肝脏可以毫不费力地处理大量的膳食脂肪[2]，但对已经受损的肝脏而言，情况并非如此。摄入过多的膳食脂肪会使肝脏不堪重负。如果肝脏不能处理人从饮食中摄入并在体内累积的过量膳食脂肪，血液携带的

---

1 向心性肥胖指病人体内脂肪的分布以躯干，尤其以腹部为主，是一种肥胖类型。主要表现为躯干肥胖，而四肢不肥胖，有时四肢反而消瘦。——编者注

2 膳食脂肪指人每日所吃各种食物含油脂的总和。——编者注

甘油三酯就会在肝细胞中堆积，导致非酒精性脂肪肝。随着时间的推移，这种不受控制的脂肪堆积会引起炎症、产生纤维组织，从而使肝脏从肝纤维化（纤维组织的早期阶段）进展至肝硬化（瘢痕组织的晚期阶段）。在肝硬化的情况下，纤维间隔包绕肝组织导致结构紊乱形成假小叶，而这会阻碍肝脏这一重要器官的正常运转。

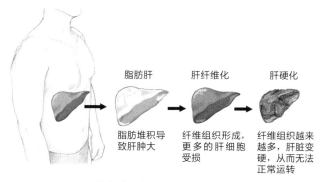

脂肪肝　　　肝纤维化　　　肝硬化

脂肪堆积导致肝肿大　　纤维组织形成，更多的肝细胞受损　　纤维组织越来越多，肝脏变硬，从而无法正常运转

从脂肪肝发展到肝硬化的肝损伤过程

图片来源：© 美国国立卫生研究院糖尿病、消化道疾病及肾病研究所

有专家认为，越来越多的人患上胰岛素抵抗是非酒精性脂肪肝确诊率升高的罪魁祸首。胰岛素抵抗会使葡萄糖在血液中积聚，提高甘油三酯和胰岛素的水平。甘油三酯是堆积在肝脏中的脂肪的主要类型，血液中的甘油三酯水平高是非酒精性脂肪肝的一个独立风险因素。更重要的是，胰岛素水平升高可能抑制全身细胞中脂肪的分解，并刺激过量的血糖合成新的脂肪酸。当这种情况发生时，肝脏会将过多的物质用于合成脂肪，但一旦制造出来的脂肪无处可送，它们就会像逃学的少年一样在肝脏中徘徊和沉积，最终导致脂肪肝。

# 下一代：非酒精性脂肪肝与未成年人

儿童患上非酒精性脂肪肝尤为令人担忧，因为他们的肝脏仍在发育中。最近的研究表明，患上这种疾病会提高超重或肥胖儿童患心脏病的风险；而人们尚且不知非酒精性脂肪肝仅仅是心脏病风险升高的标志物，还是的确会导致心脏病。此外，除非疾病的发展能被逆转，否则儿童患非酒精性脂肪肝的时间将比成年人长，这意味着该病有更长的时间进一步发展并对身体造成无法修复的损害。

如今，有儿童在2岁时就已经患有非酒精性脂肪肝，也有儿童在8岁时就患有与非酒精性脂肪性肝炎有关的肝硬化。我们一起来看看各项研究的情况。

- 2005年，在一项针对美国明尼苏达州、加利福尼亚州、得克萨斯州和路易斯安那州的学生肥胖情况的研究中，美国加利福尼亚大学圣迭戈分校的研究人员发现，17~18岁的学生中有23%的人患有脂肪肝。

- 在2006年的一项尸检研究中，美国加利福尼亚大学圣迭戈分校的研究人员对742名年龄在2~19岁之间、非自然死亡的儿童、青少年和成年人的情况进行了调查。研究结果显示，在所有该年龄组的儿童、青少年和成年人中，约10%的人患有非酒精性脂肪肝（肥胖儿童中脂肪肝的发病率最高，有38%的肥胖儿童患有该病）。

- 2009年，在一项针对66名患有非酒精性脂肪肝的儿童的研究中，美国妙佑医疗国际的研究人员发现，与同年龄、同性别的健康人群在20年内的预期寿命相比，患有非酒精性脂肪肝的儿童生存率明显更低；患有非酒精性脂肪肝的儿童过早死亡或以后需要进行肝移植的概率比健康儿童的概率高出13.6倍。

这些统计数据令人震惊！通常而言，非酒精性脂肪肝的发病具有家族性的特征，该病常出现在超重、肥胖、胆固醇水平高（尤其是甘油三酯水平高）、患多囊卵巢综合征（polycystic ovary syndrome，PCOS；多囊卵巢综合征是一种与激素紊乱有关的代谢性疾病）、患2型糖尿病或患胰岛素抵抗（是糖尿病发病的前兆）的人群中，比如卡莉。男性和西班牙裔的患病风险特别高。部分原因可能是西班牙裔携带的一种叫作PNPLA3基因的数量至少是其他人群所携带的2倍，这种基因会促使肝脏产生过多的甘油三酯，并提高患非酒精性脂肪肝的风险。

## 怀孕期间患非酒精性脂肪肝的风险

2016年的一项研究对1 115名至少生过一个孩子的妇女进行了跟踪观察。研究人员发现，那些在怀孕期间出现妊娠糖尿病的妇女（这些妇女在怀孕前没有糖尿病）在多年后患非酒精性脂肪肝的概率比其他女性高2.5倍。其背后的罪魁祸首可能是妇女在怀孕期间出现的胰岛素抵抗。研究人员得出结论，妊娠糖尿病是诱发非酒精性脂肪肝的一个风险因素，所以被诊断患有妊娠糖尿病的妇女应该自孕期开始实施肝脏保护计划，在分娩后实行减重计划（我不建议孕妇在怀孕期间减重）。

# 惊人的联系：合并出现的健康问题

在许多情况下，脂肪肝并非凭空出现的。它往往是不健康的生活习惯或过重的体重造成的，这意味着其他健康问题（医学术语为"合并症"）也会随之而来。包括以下这些疾病。

## 2型糖尿病

在美国，2型糖尿病患病率的升高与非酒精性脂肪肝患病率的升高直接相关。现存的许多疾病都相互关联，但是这两种疾病的关系似乎更为密切，几乎一半的2型糖尿病病人都会有脂肪肝指标偏高的问题；此外，绝大多数的2型糖尿病病人都是肥胖者。一来，非酒精性脂肪肝和2型糖尿病都与胰岛素抵抗密切相关；再者，肝脏在葡萄糖的转化、储存和分泌中起着关键作用。在摄入富含碳水化合物的食物后，身体会分泌胰岛素，肠道会吸收葡萄糖；然后，葡萄糖会通过门静脉进入肝脏，进入下一个，可能也是最重要的加工阶段。此时，肝脏会将葡萄糖作为糖原储存起来；当其他能量被耗尽时，糖原就能够为机体供能。

如果储存了过多的脂肪，肝脏就更难完成自身的工作了，因为肝脏需要为控制葡萄糖水平而奋力抗争。过量的葡萄糖会导致胰腺分泌更多的胰岛素进行补偿，这反过来又会引发胰岛素抵抗以及胰岛B细胞功能受损——所有这些都可能导致2型糖尿病的发生和/或恶化。

## 心血管疾病

脂肪肝是动脉硬化以及过早患上心血管疾病的一个公认的风险因素。事实上，非酒精性脂肪肝病人和非酒精性脂肪性肝炎病人最普遍的死因就是心血管疾病。一些专家预测，患有脂肪肝的人更可能在病情发展为肝硬化之前就死于心脏病发作；而且，这种概率会随着病情的不断发展而增大。心脏病发作概率的增加始于肝脏对脂质管理不善——这会导致甘油三酯水平升高，并使高密度脂蛋白水平下降。

此外，研究人员还发现患有非酒精性脂肪肝的人更可能患上代谢综合征——这种关系是双向的，患代谢综合征会提高患非酒精性脂肪肝的风险，反之亦然。对数量渐增的非酒精性脂肪肝患儿而言，情况可能更糟糕。一些研究表明，在生命早期阶段患上脂肪肝为后期心血管疾病的发生、发展埋下了巨大的隐患。这如果还不能触动你，那么请你试想一下：患有非酒精性脂肪肝的人比没患有非酒精性脂肪肝的人更可能死于某种形式的心血管疾病，包括颈动脉粥样硬化、心肌功能障碍以及血管问题。

## 炎症性肠病

当某样东西由口腔进入你的身体，消化系统就会开始对其进行处理；当某样东西通过皮肤被你的身体吸收，血液就可能将其打包带走。这两个过程的共同点是，这两种东西——被食用的东西，以及通过皮肤被吸收的东西，最终都会进入肝脏。我曾经听到有人把肝脏称为身体的垃圾处理站。这个比喻乍一听似乎不礼貌，实际上相当准确。无论是通过口腔还是皮肤进入体内的东西，必定都需要在某个地方被代谢，随后被利用、储存或排出体外。

一些炎症性肠病与肝病有关。炎症性肠病指由于肠道内存在一种或多种病变而导致的慢性炎症性疾病，最常见的两种炎症性肠病为溃疡性结肠炎（主要影响结肠和直肠）和克罗恩病（可能同时影响小肠和大肠）。请注意，炎症性肠病与肠易激综合征不是一回事。肠易激综合征是一种发生于大肠的常见疾病，该病会引发腹部痉挛、胀气、腹胀、腹泻和/或便秘，但不会像溃疡性结肠炎那样引起肠道组织变化。肝脏、肠道、胆道系统（包括胆囊）和胰腺需要共同协作才能使食物的处理过程和毒素的排泄过程顺利进行。患有炎症性肠病的人可能出现吸收不良和营养不良，这可能是肠道功能失调导致肝病的另一个原因。例如，研究发现，原发性硬化性胆管炎（primary sclerosing cholangitis, PSC；一种相对罕见的疾病，会造成连接肝脏和肠道的胆管出现纤维化）病人大多并合有炎症性肠病；一项研究表明，PSC在患有溃疡性结肠炎的男性中尤为严重。在另一项研究中，研究人员在对炎症性肠病病人进行肝脏超声波扫描后发现，40%的病人肝脏中堆积了过多的脂肪。此外，一些治疗炎症性肠病的药物对肝脏可能有毒性作用。肝病在早期阶段往往是"无声"的，这意味着肝病病人在该阶段不会出现任何症状；因此，炎症性肠病病人最好在医生的帮助下维持良好的肝脏功能。

**乳糜泻**

乳糜泻被认为是一种多系统疾病，不仅会影响肠道，还会影响其周围的器官。乳糜泻是一种自身免疫性疾病，人们尚不清楚它与肝病之间的具体联系——有一种理论认为，肠道通透性的变化可能对肝脏产生一定影响——目前能够确定的是，大量的研究发现了乳糜泻和肝病之间存在相关性。在乳糜泻病人中，乳糜泻肝炎为最常见的肝病；他们也可能患上其他肝病，包括自身免疫性肝炎、原发性胆汁性肝硬化、原发性硬化性胆管炎、血色素沉着症和非酒精性脂肪肝。

肝功能检查结果总是异常的人群中也有乳糜泻病人。虽然这种情况出现的概率从整体上看还不到10%，但我仍然建议那些肝酶水平偏高的人在排除其他原因后进行乳糜泻检测。幸运的是，人们可以采用无麸质饮食控制住乳糜泻的病情，这种治疗方法往往还能让肝酶水平恢复正常。

### 多囊卵巢综合征

在美国，约500万妇女受多囊卵巢综合征的困扰。该病的特征主要为多囊样改变、月经不来或不规律，以及雄激素水平偏高。由于多囊卵巢综合征和2型糖尿病常常同时存在，所以多囊卵巢综合征病人往往面临脂肪在肝脏中堆积的风险，其因肝脏持续受损进而患上非酒精性脂肪性肝炎的风险也更高。因为多囊卵巢综合征和2型糖尿病都与胰岛素抵抗和向心性肥胖密切相关，后两者会使人患脂肪肝（比如非酒精性脂肪肝、非酒精性脂肪性肝炎）的风险升高。除了这些明显的联系，多囊卵巢综合征病人体内过多的雄激素也可能导致脂肪肝。因此，多囊卵巢综合征病人定期进行肝脏评估至关重要，通过评估，她们可以密切监测自己的肝脏健康以及病情潜在的发展倾向。

### 睡眠呼吸暂停

研究表明，非酒精性脂肪肝病人睡眠呼吸暂停的严重程度可能与肝脏受损的严重程度直接相关。睡眠呼吸暂停是一种潜在的严重睡眠障碍，患有该病的人在一整晚的睡眠中会周期性地停止呼吸几秒钟，然后又开始呼吸。正如人们目前所知的，全身性炎症与肝病，尤其是非酒精性脂肪肝存在着密切的联系；有一种理论认为，人们在睡眠呼吸暂停时出现的缺氧（sleep apnea为睡眠呼吸暂停的英文名，其中apnea在希腊语中意为"不呼吸"，而不呼吸会导致缺氧）可能使肝脏的炎症反应加剧。有一些研究发现，缺氧还可能使低密度脂蛋白（对身体有害的胆固醇）水平升高，而低密度脂蛋白的增加与非酒精性脂肪肝的发展也有直接关系。

睡眠呼吸暂停在肥胖者，尤其是在同时患有代谢综合征和胰岛素抵抗的40岁以上男性肥胖者中最为常见。尽管睡眠呼吸暂停在体重处于正常范围的人中并不太常见，但鉴于炎症可能和氧气吸入不足存在联系，如果一个人患有睡眠呼吸暂停，那么即使他体重正常，其肝脏也可能堆积了过量的脂肪，甚至出现纤维化（想了解更多与睡眠呼吸暂停有关的信息，请参阅第五章）。

### 甲状腺功能减退

甲状腺激素对肝脏正常功能的维持至关重要。因此，肝脏的健康状况与甲状腺功能存在联系便不足为奇。确切地说，甲状腺功能减退与非酒精性脂肪肝存在明显联系：患有甲状腺功能减退的病人更可能从非酒精性脂肪肝发展为更严重的肝病，即非酒精性脂肪性肝炎。研究发现，甲状腺功能减退与糖尿病或肥胖有关，也与其他和代谢综合征有关的因素密切相关，所有这些因素都会直接提高患脂肪肝的风险。而反过来，肝脏问题也影响着甲状腺的健康，肝功能障碍引起的氧化应激（身体所产生的具有破坏性的自由基损害细胞的过程；身体对抗或消除不了自由基对细胞膜的影响）会对身体其他部位（包括甲状腺）产生负面影响。

## 发起多重打击的可怕疾病

乔伊斯，一个乐观的72岁的老奶奶，健康状况一直很好，直到家人发现她变得越来越健忘。几年前的一天，当乔伊斯从杂货店开车回家时，她忽然忘了回家的路。从那以后，她开始越来越频繁地忘记别人的名字、书名和电影名，以及其他东西。她的家人对此相当震惊，因为乔伊斯之前一直思维敏捷，所以她的女儿和儿子带她去看了医生。最初，他们认为乔伊斯患上了阿尔茨海默病；但血液检查结果显示她的肝酶水平异常。而后，她被转诊到了哈努内医生处。肝脏超声波扫描结果显示她患有肝硬化，这让乔伊斯和她的家人均感到很震惊，因为她从不饮酒，没有接触过违禁药物，也没有肝病家族史。

乔伊斯的BMI为42，甘油三酯水平也高，她还患有糖尿病——这有害的三要素导致了脂肪肝和肝硬化的产生和发展（多年前她就被告知患有脂肪肝，但她并没有太在意，因为她没有意识到后果会有多严重）。进一步的实验室检测结果显示，乔伊斯的血液中氨水平偏高；在健康人群的体内，氨这种毒素通常会被肝脏清除。对乔伊斯这样的肝硬化病人而言，氨会在血液中积累并进入大脑，从而影响记忆、注意力和其他认知能力（这种情况被称为肝性脑病）。在接受药物治疗以清除体内的氨之后，乔伊斯的精神状态有了明显改善。

使情况愈加复杂的是，患非酒精性脂肪肝会提高病人患上那些看似与肝脏无关的疾病的风险。非酒精性脂肪肝本身就会使人患胰岛素抵抗、2型糖尿病、高血压，出现血脂水平异常（尤其是甘油三酯水平高以及高密度脂蛋白水平低）的风险升高——这些都会导致代谢综合征，甚至是心脏病。尽管这些疾病不一定与非酒精性脂肪肝共存，但非酒精性脂肪肝病人很容易出现这些方面的健康问题。各种健康问题错综复杂地交织在一起，形成了一张错乱纠缠的网；例如，许多人可能只意识到了患非酒精性脂肪肝的同时可能患代谢综合征，却没有意识到非酒精性脂肪肝实际上会导致代谢综合征，反之亦然。

有一种理论认为非酒精性脂肪肝是一种"多重打击型"疾病：第一重打击是脂肪在肝脏中堆积，这是胰岛素抵抗的"功劳"；第二重打击来自肝脏，它对这种压力做出的反应是释放不稳定的具有破坏性的分子——活性氧（一种自由基），以及促炎细胞因子；第三重打击是这些化合物引发的氧化应激损害细胞。导致脂肪在肝脏中堆积的其他潜在原因包括服用一些药物——雌激素类药物（如服用避孕药和接受激素补充治疗）、皮质类固醇药物（如泼尼松）和钙通道阻滞剂（如地尔硫䓬和硝苯地平），以及患有病毒性肝炎，患有自身免疫性肝病，体重快速减轻，肠道细菌过度增殖等（想了解更多关于这些因素的信息，请参阅第四章）。

如果不加以治疗，这一连串的不幸事件就会导致肝损伤和炎症——这些是非酒精性脂肪肝的特征，而其中20%的病例又会发展成肝硬化或肝癌。在美国，判断某人是否患有非酒精性脂肪肝或非酒精性脂肪性肝炎的唯一可靠方法是进行肝活组织检查。如果检查结果显示肝脏的脂肪过多，病人则可被诊断为非酒精性脂肪肝；如果检查结果显示肝脏有脂肪浸润（脂肪变性）、炎症，以及某种程度的纤维化，病人则可被诊断为非酒精性脂肪性肝炎。

## 从非酒精性脂肪肝发展到非酒精性脂肪性肝炎的过程

为什么一些人会从非酒精性脂肪肝发展为非酒精性脂肪性肝炎，而另一些人不会？人们目前还没有完全了解确切的原因。根据美国胃肠病学会的说法，目前主要有以下几种前沿理论，包括：氧化应激水平升高

（身体产生自由基的能力与产生抗氧化剂来抵消/中和自由基有害影响的能力出现了失衡）；人体内的炎症细胞、肝细胞或脂肪细胞产生和释放炎症因子；肝脏中更多的正常细胞发生凋亡（即细胞自杀）；白细胞渗入脂肪组织，产生炎症；肠道微生物群的改变促进肝脏炎症的发展。

无论从非酒精性脂肪肝发展到非酒精性脂肪性肝炎的机制是什么，结果都是相似的：对人的健康、生活质量和寿命构成严重威胁。非酒精性脂肪肝的发展没有被逆转，病情没有通过干预生活方式得到适当的管理，放任非酒精性脂肪性肝炎不断加剧，后果将会很严重，最终甚至需要肝移植。但是，非酒精性脂肪肝并非一列失控的火车，采取正确的干预措施可以阻止甚至逆转这种疾病的发展。

## 扭转大局

鉴于上述原因，非酒精性脂肪肝的早发现、早干预、早改善非常重要——你最好在各种与生活方式有关的风险因素对肝脏产生有害的累积效应之前采取行动。例如，如果你患有非酒精性脂肪肝，以下行为会更伤肝。

- 持续大量饮酒。

- 短时间内大量饮酒：在约2小时内，女性喝下4杯或更多的酒，男性喝下5杯或更多的酒。

- 体重过重，有关节疼痛或慢性背痛的人经常服用止痛药，如对乙酰氨基酚。

许多专家认为，预防和治疗非酒精性脂肪肝的第一步，也是最有效的一步，是达到并保持健康的体重。这将帮助你远离胰岛素抵抗以及代谢综合征。当然，做到这一点的最佳方法是提高饮食质量（你可能需要减少饮食的热量），并增加运动量。许多研究表明，这样调整生活方式除了利于减重，还可以对肝脏产生直接的积极影响——减缓肝酶水平的升高速度，改善脂肪肝。最重要的是，调整生活方式带来的益处不止如此。在2003年对1967—2000年的15项临床研究所做的回顾性研究中，研究人员让非酒精性脂肪肝病人采取了不同程度的限制热量摄入以及遵循包含宏观营养素的不同的饮食模式，用以优化他们的饮食。结果是，这些饮食模式都可以减缓肝酶水平的升高速度，减少肝脏中的脂肪堆积。也就是说，无论采取何种饮食模式，改善饮食习惯都能降低患病风险。

研究还表明，患有非酒精性脂肪肝的肥胖者减去7%以上的体重后，肝脏的含脂量明显降低，炎症明显减轻。由于肥胖对非酒精性脂肪肝的影响大且深远，所以一些专家认为，越早减去多余的体重对肝脏越好。但有一点需要你注意：减重应以健康、合理的速度进行。实际上，快速减重可能提高患脂肪肝的风险，你将在下一章中了解到这一点。归根结底，"迟做总比不做好"的原则适用于减重：无论何时，能减掉多余的体重总比不减好。在某些情况下，非酒精性脂肪性肝炎病人可以通过调整饮食习惯、进行大量运动（每周200分钟的中等强度运动），以及改变其他行为来改善自身的肝脏构成。

还记得卡莉吗？就是那个想将体重恢复到高中时的病人。在得知自己患有非酒精性脂肪肝后，她非常积极地想尽一切办法来摆脱这种疾病。因此，我给她制订了一项以水果、蔬菜、瘦肉和富含有益脂肪的食物为主的饮食计划，以及定期运动计划、压力管理计划。通过保持健康的饮食习惯（包括控制饮食分量）、每周至少快走4次（每次45分钟），卡莉在5个月内减掉了约7.7千克的体重，这让她的BMI从肥胖范围下降到超重范围。改善饮食习惯和定期运动也改善了她的胆固醇水平和精力。最近，卡莉重新检测了自己的肝酶水平，她的肝酶水平已经恢复到了正常范围。现在她决心将其保持在正常范围内。

在接下来的章节中，你将确切了解如何保护肝脏远离非酒精性脂肪肝和非酒精性脂肪性肝炎，以及你如果已经患有这些疾病，可以通过保持哪些生活习惯来逆转疾病的发展，比如食用肝脏喜欢的食物——富含抗氧化剂的水果和蔬菜、富含 $\omega$-3脂肪酸的食物、益生菌、富含有益脂肪的食物，限制酒精摄入量，定期运动，达到并保持健康体重。此外，保持规律且充足的睡眠、减轻压力（或减弱身体对压力的反应）、避免服用可能损害肝脏的药物、避开潜在的环境毒素也同样重要。

这些听起来似乎是一套很严格的措施和标准，但你可以想一下：采取这些措施将对你的整体健康产生积极的连锁反应，因为拥有健康的肝脏可以增强其他器官的功能；这些有助于保护肝脏的生活方式也会对心脏、肺、大脑、免疫系统等器官和系统有益（在某些情况下，在治疗非酒精性脂肪肝和非酒精性脂肪性肝炎的过程中，服用药物和/或进行手术也是必要的，你将在第十二章看到与此相关的内容）。重点是，你如果给予肝脏它所需要且应得的爱，就会保护自己免受那些"无声杀手"的伤害，你身体的其他部位也会生机勃勃——身体的所有器官都能共赢。

# 第三章

# 健康吃喝，快乐吃喝

1年前，55岁的特丽找我制订一个全面减重计划。她的BMI为33，她说自己已经尝试了"人类已知的所有饮食模式"，但都失败了。几年前，特丽就被诊断出患有脂肪肝，但当我问她病情如何时，她说自己从未真正重视这个问题。自从确诊后，她的体重甚至还增加了约6.8千克，她还不再定期运动了。特丽的母亲（患有肝癌）和父亲（患有非酒精性脂肪肝）都有肝病家族史。她特别担心自己会步母亲的后尘——患上肝癌，但是她没有意识到与超重有关的非酒精性脂肪肝也对她的长期健康有威胁。

乍一看，肥胖和肝病的联系似乎并不明显。毕竟，外表与肝脏又能有什么关系呢？事实证明，情况并非如此。首先，当人们摄入的热量经常超过消耗的热量时，额外的能量就会以脂肪（又被称为脂肪组织）的形式储存在身体的许多部位（包括肝脏）。为了外表的美丽，很多人都不希望自己肥胖或腰部有赘肉；为了健康，每个人都应该注意避免出现脂肪肝。

近年来，研究人员在寻找有哪些具体的生活方式会使人们面临罹患隐性肝病的风险。位居前列的不良生活习惯有：食用大量含添加糖的食品和精制碳水化合物食品、喝普通或无糖[1]碳酸饮料，以及吃高脂零食。2014

1 本书提到的"无糖"指食品不含添加糖。——编者注年一项荷兰的研究中，研究人员发现有吃零食（特别是高脂、高糖食品）习惯的人一般腹部和肝脏堆积的脂肪比那些不爱吃零食的人的要多。

患有非酒精性脂肪肝的人一般也比没有患该病的人饮用的碳酸饮料多，而碳酸饮料通常含工业果糖。2015年美国塔夫茨大学的一项研究发现，每天饮用碳酸饮料和非碳酸水果饮料（如果汁、柠檬水）会导致肝脏中出现脂肪堆积。2010年美国杜克大学的一项研究发现，在饮食中增加工业果糖的含量会使非酒精性脂肪肝病人肝纤维化的程度更加严重。

## 工业果糖不醉人，但集所有害处于一身

为什么与其他重要器官相比，肝脏会受到糖如此严重的冲击？这可能与以下原因密切相关：肝脏是处理果糖的重要器官。事实上，对肝脏而言，工业果糖才是主要问题。工业果糖被添加在大多数甜味加工食品中。在过去的30年里，人们的饮食习惯发生变化，工业果糖的消耗量大幅增加，与此同时非酒精性脂肪肝和肥胖症的确诊率升高。这是个巧合吗？很可能不是！

为了正确看待这种潜在的危害，我在这里简单回答一下为何糖类会被归为碳水化合物，以及它们是如何影响人体健康的。碳水化合物有的很复杂（营养密度高的食物，如豆类、蔬菜或全谷物中的碳水化合物），有的很简单（如那些含添加糖的加工食品、淀粉含量高的零食、精制谷物中的碳水化合物）。简单来说，复杂的碳水化合物的结构是三个及以上单糖分子连成的一个糖链，比简单的碳水化合物更难被消化，后者只含一两个单糖分子。从营养学角度讲，可以接受的单糖是牛奶中的半乳糖以及水果中天然存在的果糖。葡萄糖和果糖都是简单的碳水化

合物，进入人体后可以被快速用于供能，使血糖和胰岛素的水平快速升高。对肝脏而言，处理（水果中的）天然果糖基本不会出现任何问题，但处理提取自水果并添加到加工食品中的工业果糖会出现很大的问题。由于人的消化系统不能很好地代谢工业果糖，所以在摄入等量的葡萄糖和工业果糖后，只有20%的葡萄糖会进入肝脏，但几乎100%的工业果糖会进入肝脏。

摄入少量工业果糖不会对肝脏产生巨大的影响，过量摄入则会使肝细胞中的线粒体不堪重负；过量的工业果糖并不会被转化为作为身体能量来源之一的葡萄糖，而会被转化为脂肪酸，以一种特殊的液滴形式的脂肪（甘油三酯）储存在肝脏中。神经内分泌学家罗伯特·卢斯蒂格（Robert Lustig）博士是美国加利福尼亚大学旧金山分校医学院的教授，也是《肥胖者的机会：战胜糖、加工食品、肥胖和疾病》（*Fat Chance: Beating the Odds Against Sugar, Processed Food, Obesity, and Disease*）一书的作者，他曾经把工业果糖称为"不醉人的酒精"。就工业果糖对肝脏造成的损害而言，这样的称呼十分贴切，因为乙醇（即葡萄酒、啤酒和烈酒中的酒精）的代谢途径与工业果糖的有相似之处。

你如果经常摄入过多的工业果糖来给肝脏造成压力，那么在肝脏超负荷代谢的同时，更多的脂肪就会产生并堆积在这个器官中。随着时间的推移，这些多余的脂肪将继续堆积，导致肝细胞肿胀并最终死亡。除了给肝脏带来大麻烦（患上非酒精性脂肪肝、非酒精性脂肪性肝炎、肝硬化和肝癌的风险升高），多余的甘油三酯还会进入身体的其他部位，包括连通心脏和大脑的动脉，为胰岛素抵抗的发生、发展创造条件。鉴于这些影响，韩国的一项研究发现，脂肪肝病人患2型糖尿病的可能性是那些肝脏中没有脂肪堆积的人的5倍，这并非什么令人惊讶的发现，而是一个意料之中的发现。2009年巴西的一项研究中，研究人员为研究非酒精性脂肪肝与糖尿病的关联，给180名2型糖尿病病人做了腹部超声波扫描，结果发现其中69%的病人患有非酒精性脂肪肝！摄入过量的工业果糖会对肝脏造成损害，导致有害的代谢效应，进而提高患非酒精性脂肪肝的风险——增加身体的脂肪含量、引起系统性炎症，从而诱发胰岛素抵抗，导致肝损伤。

## 鬼鬼祟祟的元凶：饱和脂肪酸和过量的胆固醇

工业果糖摄入量过大不是非酒精性脂肪肝的唯一诱因；研究还表明，患有非酒精性脂肪肝的人往往食用了更多的肉类和其他含大量饱和脂肪酸和胆固醇的食物。2013年的一项针对各种高脂饮食的研究发现，除了代谢方面的变化（如胆固醇水平升高和体重增加），这类饮食模式还会导致肝酶水平上升、炎症和肝脏纤维化程度增加。如果让你观察一个被过多脂肪和糖"打击"过的肝脏和一个重度饮酒者的肝脏，你会发现它们几乎没有区别。

2004年的纪录片《麦胖报告》（*Super Size Me*）向人们展示了一个正在发生的损害肝脏的极端例子。在1个月内，导演摩根·史柏路克（Morgan Spurlock）在麦当劳吃三餐，并且停止了锻炼；1个月后，他的体重增加了约10.9千克，血液中的胆固醇水平提高了3.6毫摩/升，肝脏也受到了损害。后来，他透露医生说他的肝脏已经变得"像肉酱"一样了，因为上面布满了脂肪。这些后果并不是偶然发生的。2008年瑞典的一项研究中，研究人员要求健康的年轻成年人每天吃两顿快餐，并在4周内停止一切锻炼。研究结束时，这些年轻成年人血液中的肝酶——丙氨酸氨基转移酶（alanine aminotransferase, ALT）的水平大幅升高（血液中的ALT水平升高代表肝细胞受损；无论是何种程度的肝损伤，都会导致ALT从肝细胞渗入血液）。

在以上案例中，明面上看造成肝损伤的罪魁祸首是快餐中大量的脂肪，但过多的蛋白质也可能是帮凶。为什么呢？无论你摄入何种形式的蛋白质，身体都会产生氨，这是一种毒素，肝脏要通过解毒过程将其转化为无害的物质。如果摄入太多的蛋白质，那么肝脏解毒的速度就无法跟得上身体产生氨的速度，氨与其他毒素就会在血液中逐渐积聚。随着时间的推移，血液中累积的氨会导致记忆力下降、健忘、意识混乱和行为改变——这些都是肝性脑病的症状。此外，对肝病晚期病人而言，摄入大量的盐（通常来自快餐）也会使肝脏中液体积聚和肝脏肿胀的情况加剧。

## 谁处于风险中？

许多人不知道自己是否有患肝病的风险，也不知道自己家族的基因是否容易使肝脏这个可能过度劳累的器官生病。最广为人知的肝病的诱因是过量摄入酒精，这的确是患肝病的主要原因之一，但已知的造成肝病的因素有一百多种。一般来说，诱发肝病的风险因素分为两类：你可以改变的和你无法改变的。我从后者开始讨论，因为它包含的风险因素相对较少。

### 不可改变的风险因素
不可改变的风险因素包括年龄、性别、遗传易感性和种族因素。

## 年　龄

60岁以上的成年人更容易患上肝病，主要是因为肝脏的功能会随着人年龄的增长而减退，这意味着老年人的肝脏必须更努力地工作，才能清除体内的毒素和其他有害物质。所以，老年人更容易受到可能损害肝脏的毒素（如养殖鱼类体内的多氯联苯——一种人工合成的有机氯化合物）、化学药物（如长期服用对乙酰氨基酚）和一些毒性较大的草药（如卡瓦，一种被用于辅助治疗焦虑症的草药）的影响。你将在下一章详细了解这些因素对身体造成的破坏性影响。

## 性　别

由于女性的肝脏分解环境毒素、化学药物的速度比男性的慢，所以女性更容易患上某些肝病。摄入酒精是最为人熟知的因素，但服用化学药物和接触环境毒素也会对肝脏产生影响。性激素可能也会对肝脏有一定的影响。一些研究表明，在月经周期的不同时期，激素（特别是雌激素）的分泌量可能影响酒精或化学药物的代谢速度。

## 遗传易感性

一些肝病，如肝豆状核变性（由肝脏中铜的毒性积聚引起）和血色素沉着症（由血液中铁水平过高引起），源于遗传基因异常。巴特，一个45岁的已婚且工作繁忙的中年人在做年度体检时，除了感到轻微的疲劳，没有任何不适。检查结束之后，他拿到了一份健康证明。但血液检查结果显示，他的肝酶水平略高。这个异常数据出现的原因最初是一个谜，因为他的体重在健康范围内，尽管他是一个轻度饮酒者（最多在周末喝几杯酒），但是他没有使用违禁药物、文身或接触大量化学品的历史。然而，他有肝病家族史——他的父亲死于肝硬化；他的叔叔则死于肝癌。进一步的血液检查结果显示，巴特血液中的铁水平偏高，我怀疑他患有血色素沉着症，这是一种遗传病，会造成身体吸收过量的铁并将铁储存在各种器官，尤其是肝脏、心脏和胰腺中。

铁元素是人体必需的营养素，血液中铁水平偏高似乎不会造成什么大问题，但事实并非如此。对男性而言，后果可能尤其严重，包括患上血色素沉着症。健康的身体有能力清除多余的铁，只保留需要的一部分铁。身体会通过一种叫作铁调素的激素来实现这一功能，这种激素只能在肝脏中合成。虽然可以通过治疗控制住血色素沉着症的病情，但人们对它的忽视往往可长达数十年；铁水平长期过高且不加以治疗可能导致严重的肝损伤，包括肝硬化、肝癌，甚至肝衰竭。更重要的是，根据加利福尼亚大学洛杉矶分校的一项研究，患有铁过载性疾病会使人面临更高的被其他疾病（如弧菌感染）威胁生命的风险，对高风险人群而言，弧菌感染有50%的致死率。

还有一些肝病是免疫系统攻击肝脏引起的，如自身免疫性肝炎和原发性胆汁性肝硬化，有些人只是天生对这些疾病具有遗传易感性。2015年日本的一项研究发现，携带 *PNPLA3* 突变基因的人更可能患上非酒精性脂肪肝，即使他们的BMI在正常范围内。


**种族因素**

西班牙裔患非酒精性脂肪肝的风险往往更高（白种人排在第二位）。人们尚不清楚确切的原因，但有一种理论认为，这是因为西班牙裔出现胰岛素抵抗、甘油三酯水平高和肥胖问题的概率比其他种族的要大——这三个因素都是诱发非酒精性脂肪肝的风险因素。另一种理论是西班牙裔有与非酒精性脂肪肝、肥胖相关的遗传易感性，患向心性肥胖往往表明肝脏中有脂肪堆积。

## 可以改变的因素

可以改变的风险因素中，超重和摄入过量酒精排在前两位。两者分别与非酒精性脂肪肝和酒精性肝病有关。不过，诱发肝病的风险因素不止这两个，下面我按（通常情况下的）影响程度由大到小的顺序来介绍可改变的风险因素。

### 超　重

良好的运动习惯和饮食习惯对保持肝脏健康，预防非酒精性脂肪肝起着重要作用（你将在第六章和第七章了解更多相关信息）。在诱发非酒精性脂肪肝的风险因素中，超重的影响程度最大。患上非酒精性脂肪肝的超重程度的临界点因人而异，这取决于遗传易感性和其他风险因素。例如，一个BMI为28（超重）、有肝病家族史的人与一个BMI为31（肥胖）、没有肝病遗传易感性的人，可能都面临着很高的患非酒精性脂肪肝的风险。

**体脂的真相**

研究表明，那些"瘦胖子"（即外表看起来很瘦，但体内有大量的脂肪）患非酒精性脂肪肝的风险也较高，尤其是当体内有大量的脂肪储存在腹部器官内部及周围（即有大量的内脏脂肪）时。与储存在皮肤表面下的脂肪（即所谓的皮下脂肪）不同，内脏脂肪会破坏器官之间的正常交流，导致慢性轻度炎症和胰岛素抵抗。事实上，即使BMI在正常范围内，"瘦胖子"往往也会出现代谢性肥胖的特征，如腹部脂肪过多，空腹血糖水平高、甘油三酯水平高、高密度脂蛋白水平低，以及高血压。记住：甘油三酯水平高和高密度脂蛋白水平低在非酒精性脂肪肝病人身上很常见。

　　即使BMI在正常范围内，有代谢性肥胖特征的人也应该减少工业果糖和葡萄糖的摄入量，以防肝脏中出现脂肪堆积。2013年美国维克森林大学的一项研究发现，体重正常的动物食用了高果糖食品后，即使体重没有上升或食品的热量不算高，也会出现肝损伤。

　　**小提示**：要少摄入添加糖，如工业果糖（摄入水果中的天然果糖基本不会引起健康问题），如果你的BMI正常，但血液检查结果显示肝酶水平偏高，那么你需要进行进一步检查来评估肝脏中出现脂肪堆积的可能性。如果你的内脏脂肪过多、甘油三酯水平高、高密度脂蛋白水平低，那么进行进一步的检查就尤为重要。

　　超重是诱发非酒精性脂肪肝和2型糖尿病的主要风险因素之一，它可能通过胰岛素抵抗将这两种疾病联系起来。毕竟，内脏脂肪、肝脏脂肪、骨骼脂肪的堆积与胰岛素抵抗的发展有着相互推动的作用。如前所述，非酒精性脂肪肝的发生、发展过程是肝脏遭受多重打击的过程，而胰岛素抵抗在第一重打击中起重要作用——促进脂肪在肝脏中堆积。这一重打击使得肝细胞容易受到来自氧化应激、线粒体功能障碍、细胞凋亡等的伤害，促使肝脏中的脂肪堆积处出现炎症，并在这个珍贵的器官上留下纤维组织。

　　超重虽然是诱发非酒精性脂肪肝的一大风险因素，但是其程度如果非常轻微，那么也不足以对肝脏造成严重损害——身体脂肪的分布对肝脏的影响可能比超重的更大。人的身材通常可以被归类为苹果型身材（脂肪在腹部，这意味着脂肪靠近肝脏）或梨型身材（脂肪分布在臀部和大腿）。你如果超重，就应该知道自己属于哪种类型。苹果型身材的人体内的脂肪代谢更活跃，从而会向血液释放更多的脂肪酸，直接影响到肝脏。绝大多数非酒精性脂肪肝病人的BMI超过30（肥胖）；但是如果你的BMI等于或大于25（超重），并且腹部赘肉较多，那么你也可能患上非酒精性脂肪肝，并面临随之而来的肝损伤，除非你采取措施控制体重。

　　一些专家认为，超重或肥胖者越早减掉多余的体重，其肝脏就越健康（对超重者而言，减重也会给心血管系统、呼吸系统、运动系统等带来益处）。对许多人而言，体重减轻3%～5%足以改善健康状况，甚至逆转非酒精性脂肪肝的发展，一些患有非酒精性脂肪性肝炎的人可能需要减掉10%的体重才能消除肝脏炎症。

**摄入过多的酒精**

　　众所周知，摄入过多的酒精会损害肝脏，但大多数人不知道原因。经常饮用啤酒、葡萄酒或鸡尾酒会迫使肝脏"加班工作"，以将酒中的乙醇转化为对身体危害较小的物质，并通过尿液排出体外。这一转化过程会导致肝脏中的脂肪堆积，还会引起炎症。这种损害肝脏的过程如果持续的时间过长，就会导致肝脏重度纤维化（肝硬化）和肝衰竭。

　　在谈到饮酒对肝脏的影响时，你可能想问我："喝多少杯酒才算过量饮酒？"美国心脏协会定下的每日最大饮酒量为男性每天2杯，女性每天1杯。我要提醒你的是，这一问题的答案还取决于你的健康状况以及你对"1杯酒"的定义。同样是"1杯酒"，但是由于酒杯大小、是否盛满和酒的种类不一，其意义是不一样的。我的许多病人承认，他们对"1杯酒"的定义是主观的；他们饮酒时只管一股脑地倒酒，直到酒的量达到自己认定的"1杯"为止，但研究表明，用眼睛衡量饮料分量很可能低估实际的饮用量。国际上对"1杯酒"的定义是约147.9毫升葡萄酒、约354.8毫升啤酒或约44.4毫升烈酒。其他影响"多少算过量"的答案的因素有：你是否超重？你是否有肝病家族史？你的家族成员是否有酗酒行为？

　　一些研究表明，适度饮酒（每天少于20.7毫升），特别是红葡萄酒，实际上对非酒精性脂肪肝病人有益；红葡萄酒可以增强他们的胰岛素敏感性，减少他们身上可能诱发心脏病的风险因素（如高密度脂蛋白水平低和促进血栓形成的因素多）。根据2008年加利福尼亚大学圣迭戈分校的一项研究，适度饮用红葡萄酒（每天最多1份）可以使人患非酒精性脂肪肝的可能性减小50%；这一研究结果只适用于葡萄酒，而非啤酒或烈酒。红葡萄酒对人有益可能源于其中的多酚，这是一种植物化学物质（植物中的化合物），可作为抗氧化剂，保护肝细胞免受氧化反应和自由基的损害。有研究表明，红葡萄酒中的酚类化合物含量比白葡萄酒中的多5倍。2009年葡萄牙的一项动物研究表明，红葡萄酒中的多酚有助于抵消酒精对肝脏的破坏性影响。

　　红葡萄酒中的其他有益化合物也可能起到了一定的作用。2015年美国俄勒冈州立大学的一项研究表明，黑皮诺葡萄酒（一种红葡萄酒）中的一种植物化学物质（鞣花酸）减缓了肝脏中脂肪细胞的形成和堆积；在实验室环境中，它还能促进脂肪酸在肝细胞中的代谢。此前，

2013年俄勒冈州立大学的一项研究发现，在采用高脂饮食的两组超重小鼠中，与没有被喂食用于生产黑皮诺葡萄酒的葡萄提取物的超重小鼠相比，被喂食葡萄提取物的超重小鼠肝脏中的脂肪更少，血糖水平更稳定。该研究结果表明，摄入葡萄提取物会增强肝脏中特定蛋白质的活性，有利于脂肪和糖的代谢——这与用于降低血糖水平和甘油三酯水平的药物的机制相同。这是一个精彩的例子，说明有些食物和饮料可以成为良药！

但是，科学界总存在相反的研究结果。2000年意大利北部的一项研究表明，对肝脏中有脂肪堆积的肥胖者而言，喝任何酒都可能是禁忌。研究发现，与不饮酒的肥胖者相比，饮酒的肥胖者出现肝脂肪变性（和肝脏中脂肪堆积）的风险更高。2009年葡萄牙的一项研究发现，肝病是酒精致死最常见的原因——这意味着如果你酗酒，那么比起死于癌症或酒驾导致的车祸，你更可能死于肝病——这一结论确实令人警醒！

说到酒精对身体的影响，性别差异也很重要。简单而言，如果一个男人和一个女人各喝了约147.9毫升酒，那么一般情况下女人将先于男人感到不适。从生理角度来看，女性的血液酒精浓度将更高，因为女性体内的水分普遍比男性体内的少，女性不能像男性那样快速稀释酒精。此外，女性也需要更长的时间来排出体内的酒精，因为女性体内的乙醇脱氢酶较少，而这种酶是分解酒精所必需的。美国圣母大学的一项研究表明，一个体重约63.5千克的男人在1小时内饮下2杯酒，其血液酒精浓度为0.38%，而相同情况下同样体重的女人的血液酒精浓度为0.48%。更高的酒精浓度、更长的代谢时间，再加上多年中度至重度饮酒的习惯，会使女性比男性面临更高的患肝病的风险。

饮酒量和饮酒频率会影响一个人患多种肝病的风险。世界卫生组织关于酒精与健康状况报告上的一项研究发现，每天大量饮酒是诱发酒精性肝硬化的独立风险因素。我要在此强调，如今美国疾病控制与预防中心将大量饮酒定义为男性每周至少喝15杯酒，女性每周至少喝8杯酒。这个标准稍稍超过了美国心脏协会定下的每日最大饮酒量。

尽管有证据表明酒精对肝脏的害处，但是病人通常会低估自己的饮酒量，或认为每天饮酒是必要的，并极力列举一些研究成果以证明饮酒的益处。对那些易受酒精伤害的人而言，戒酒后又经常过度饮酒（如在晚宴上多喝几杯或和朋友出去豪饮一场）可能使一个好不容易变得相对健康的肝脏再次陷入病变状态。最好的选择是坚持根据自己身体情况限制自己每周饮酒的天数、测算酒杯中的酒精含量并控制饮酒次数，将酒精摄入量控制在适当的范围，这样才能有效保护肝脏。

适度饮酒是明智之举。然而，如果你无法控制酒精摄入量，那么最好的选择就是完全不饮酒，成为一个滴酒不沾的人。如果你本就滴酒不沾，你也无须为了肝脏健康而喝红葡萄酒。吃红葡萄、紫葡萄或喝（深色）葡萄汁同样可以获得诸多益处。

限制饮酒量还有一个隐藏的好处：减重。40岁的贾丝明在生完孩子后开始瘦身塑形，为了甩掉最后约4.9千克赘肉，她想尽了办法。她每天至少锻炼1小时，选择健康的饮食，并注意饮食分量，但她的体重并没有减轻，这令她十分费解。在经历了糟糕的选购泳衣的过程后，她忍不住打电话给我。我让她给我发一份她1周内所吃食物的清单。尽管贾丝明保持着良好的饮食习惯和定期运动的习惯，但是她每晚都要喝2杯马提尼，这使她原本健康的饮食变得热量过剩。当她戒掉了马提尼后，她的体重在10周内减轻了约4.5千克。

**肠道健康情况不佳**

另一个影响肝脏健康的鲜为人知的因素是在肠道内定居的菌群类型。简单地说，肠道菌群失衡会加速肝脏中的脂肪堆积、降低胰岛素敏感性（可导致非酒精性脂肪肝），以及触发炎症机制和其他机制，从而伤害肝脏。幸运的是，你可以食用含益生菌的食物、服用益生菌补充剂，让健康的菌群在肠道中重新定居（你将在第七章了解与此有关的详细内容）。肠漏综合征是一个备受关注的肝病风险因素，不过好在它也是可控的。肠漏综合征是肠道的通透性增强，肠道阻止毒素和有害菌进入血液的能力减弱造成的，它被认为是许多慢性疾病，比如自身免疫性疾病和脂肪肝的罪魁祸首。以下是它的作用机制：理想情况下，在人进食后，身体会彻底消化食物，以便正确吸收营养素。但是，如果肠道渗透性过强，食物中的蛋白质、有益脂肪、碳水化合物、维生素和矿物质不仅不能被正确吸收，甚至还会从肠道漏出，进入血液，导致身体各个部位（自然也包括肝脏）出现炎症；除了上述的营养素，毒素和不容易被消化的食物颗粒也会渗入血液，引起严峻的问题。然而，确诊肠漏综合征并没有那么简单，因为该病的症状往往与其他消化系统疾病，如肠易激综合征、克罗恩病和乳糜泻的类似。肠漏综合征的症状可能包括腹胀、腹部痉挛、对某些食物敏感，甚至是头痛和关节疼痛。

你如果觉得自己可能患有肠漏综合征，就一定要向一位了解该病最新研究进展的医生咨询；最好请主治医生将你转诊给胃肠道疾病专家、功能医学/综合医学医生或联系附近的医学院。医生最初可能让你实行排除饮食计划，评估改变饮食习惯能否让症状消失，也可能让你进行肠道通透性测试，以确定你是否患有该病。

好消息是，治疗肠漏综合征的饮食计划的核心原则与护肝饮食计划

（The Love-Your-Liver Eating Plan）的颇为相似：暂停饮酒至少1个月；非必要不服用非甾体抗炎药，如阿司匹林和布洛芬；避免食用含添加糖和人工甜味剂的食品；采取抗炎饮食计划，即从多脂鱼类、坚果和种子中获取有益脂肪，食用大量的水果、蔬菜、豆类和全豆食品[1]、香料和全谷物（第八章有更多关于该方面的内容）。你可能也需要向医生咨询服用益生菌（有助于促进健康的细菌）补充剂和谷氨酰胺补充剂是否对你有益。你会在第七章读到更多关于在治疗肠漏综合征的同时促进肝脏健康的内容。

## 肠道—肝脏轴

人类的肠道是数万亿微小生物体的家园，比如至少一千种对身体健康有巨大影响的细菌。你可能知道肠道中的菌群对消化有益，可帮你消化某些食物或抵抗某些细菌感染（如食源性疾病）。事实证明，这只是冰川一角。

近年来，具有突破性的研究发现肠道微生物组（居住在肠道内的菌群）在很大程度上可以影响人的活力、身体的整体免疫功能，肥胖、抑郁的程度，以及患癌症、糖尿病、阿尔茨海默病、代谢综合征或非酒精性脂肪肝的概率。具体而言，肝脏和肠道形成了一种被称为"肠道—肝脏轴"的联系，二者会以无数种方式相互影响。目前有强有力的证据表明，肠道菌群的组成和肠屏障完整性（特别是没有强大的肠道内壁）与非酒精性脂肪肝的发生和发展有关。

---

1 全豆食品也被称为"大豆全食品"，这类食品不仅保留了大豆的豆瓣，还保留了大豆的种皮、胚芽等部分，营养更全面，保健功效也更好。全豆食品包括煮黄豆、带豆渣的豆浆，以及整粒发酵的大豆（如豆豉、黄豆酱、纳豆和天贝）。——编者注

我们一起来看看影响三者关系的要素：肠道内有害菌过多或有益菌与有害菌比例失衡是问题的起源，接下来肠道内壁的通透性会随着时间的推移变得过强，出现上文提到的肠漏综合征。你可以把肠道内壁想象成一条长长的软管。当肠道内壁被磨损并出现微小的裂缝时，它就会更容易被渗透；当肠道出现这种情况时，毒素和有害菌就会从肠道里渗出来，进入血液，在体内引起一连串的炎症反应。这种轻度的全身性炎症会提高一个人患2型糖尿病、心血管疾病、非酒精性脂肪肝和非酒精性脂肪性肝炎的风险。换句话说，肠道中毒素和有害菌增多会破坏肠屏障，进而造成轻度炎症和肝损伤。

好消息是，健康的饮食结构可以改善肠道菌群的状态和肠屏障完整性。简而言之，你可以通过食用有益菌"喜欢"的食物，少吃会滋养有害菌的食物来改善肠道菌群构成。这里的关键是摄入大量的膳食纤维、益生元（益生菌的"燃料"）和益生菌，并将酒精的摄入量保持在适度范围。第七章有关于用饮食支持肠道—肝脏轴的详细内容。经常服用抗生素和非甾体抗炎药也会损害肠道—肝脏轴，你将在下一章了解相关内容。

**病毒感染**

病毒感染也属于可改变的风险因素的范畴，因为你可以采取措施避免病毒感染。众所周知，感染某些病毒（如许多肝炎病毒）会导致肝脏炎症和肝损伤。最常见的由病毒导致的肝病有甲型、乙型和丙型肝炎。一个人感染甲型肝炎的原因通常是食用被污染的食物或水（食物或水被甲型肝炎病毒污染很可能是因为病毒携带者在接触它之前没有正确洗手）。乙型肝炎病毒主要通过血液、精液和其他体液传播，与病毒携带者发生性行为和使用受污染的针头都是感染途径；乙型肝炎病毒还会在婴儿出生时由携带病毒的母亲传给婴儿。丙型肝炎病毒主要通过血液传播，比如使用受感染的针头或文身设备。在1992年之前的美国，丙型肝炎病毒还会通过输血和器官捐赠传播。其他可导致肝损伤甚至肝衰竭的病毒包括爱泼斯坦-巴尔病毒（Epstein-Barr virus）、巨细胞病毒、SARS病毒、细小病毒、流感病毒（在病情比较严重的情况下）和单纯疱疹病毒。

雪上加霜的是，当你已经患有肝病时，与损害肝脏的病毒持续接触或坚持有害肝脏的生活习惯会对肝脏造成更大的伤害。换句话说，这可能是一种累积效应。亨利的案例就是一个很好的例子。67岁的亨利略微超重，在一家大型律师事务所工作很久了，并且刚刚离婚。他的大部分餐食都是外卖食品，他的压力也极大。亨利在30多岁时被诊断患有丙型肝炎；以往他的肝病一直通过药物治疗得到了良好的控制，但是在最近1次复诊时，他发现自己的肝酶水平上升了，这个小警示加上几个月的严重疲劳促使他找到我，让我帮助他"改善饮食习惯"。

我为亨利制订了一个饮食计划，包括从饮食中剔除添加糖、精制谷物和避免外出就餐。他还同意每天至少吃5份绿叶蔬菜、通过冥想减轻压力、每周与私人教练一起运动4天。1年后，亨利吃得很健康，能更好地管理自己的压力，还积极运动，他的肝酶水平恢复到了理想范围内。

### 代谢综合征

另一种健康问题也对肝脏健康有着实质性的影响，也会导致非酒精性脂肪肝和非酒精性脂肪性肝炎，那就是代谢综合征。回顾一下：代谢综合征不是一种病，而是引发心血管疾病的多种风险因素的集合，通常是2型糖尿病、脑卒中和心脏病的风险因素的组合。一个人出现以下至少三种症状就会被诊断为代谢综合征：高血压（收缩压等于或大于130毫米汞柱，舒张压等于或大于85毫米汞柱[1]）、胰岛素抵抗、空腹血糖水平高（超过5.6毫摩/升）、腹部脂肪过多（男性腰围超过101.6厘米，女性腰围超过88.9厘米）、甘油三酯水平过高（1.8毫摩/升或更高）、高密度脂蛋白水平低（男性低于1.0毫摩/升，女性低于1.3毫摩/升）。

据估计，美国有5 000多万人患有代谢综合征，其中80%的人患有非酒精性脂肪肝。该综合征主要诱因为不健康的现代生活方式，特别是暴饮暴食、饮食不规律和久坐。

幸运的是，可改变的风险因素数量远远超过了不可改变风险因素的数量，你对肝脏健康的控制能力远比你想象的强。例如，你的体重在很大程度上取决于你的进食量和消耗的热量；超重并不全是遗传造成的。事实上，研究表明，即使你有肥胖的家族史，导致你发胖或不发胖的也往往是你选择的生活方式；生活方式在一定程度上决定了肥胖基因对你的影响程度。

## 稳步向前

减重对非酒精性脂肪肝的治疗至关重要。你可能认为越快减掉那些多余的体重越好，但事实证明，快速减重实际上会提高一

---

[1] 在中国，高血压的主要特征被定义为收缩压等于或大于 140 毫米汞柱，舒张压等于或大于 90 毫米汞柱。——编者注

个人患非酒精性脂肪肝的风险。当你快速减重时，储存在肝脏中的毒素突然被大幅释放（尤其是环境中的有机氯和多氯联苯）；毒素激增最初会导致肝酶水平升高，最终造成肝损伤。此外，随着体重迅速下降，脂肪细胞开始收缩，大量的脂肪酸被释放到血液中，而肝脏无法应对这些洪水般的脂肪酸。这几乎就是在强迫肝脏提高运转效率以应对体重的快速变化。

好消息是，因快速减重造成的非酒精性脂肪肝通常是暂时的，可能随着体重下降速度的减缓或停止而被治愈。但如果一个人持续快速减重，就可能导致非酒精性脂肪肝发生、发展，甚至肝脏出现纤维组织。为了彻底规避这种风险，坚持循序渐进的减重计划是明智之举，如果没有医生的协助，每周最多减约0.9千克（你将在第十章看到与此有关的内容）。

---

吃不健康的食物（如油炸食品）是在鼓励促使脂肪堆积的基因为身体增加多余的脂肪，而吃健康的食物（如水果、绿色蔬菜、豆类和富含有益脂肪的食物）便是在告诉那些基因"哪儿凉快哪儿待着去"，别给身体增加多余的脂肪。身体燃烧热量的速度因人而异，受肌肉量、遗传基因、身体活动水平等各种因素的影响。但一般而言，如果摄入的热量比消耗的热量多，额外的热量就会以脂肪的形式被储存下来。

还记得特丽吗？缓慢却具有持续性地实行了1年的减重计划（如戒糖、吃更多的蔬菜、摄入有益脂肪和瘦肉蛋白、减少碳水化合物食品的总体食用量——我为她制订的计划类似于本书后文中分享给你的计划）后，特丽瘦了下来，BMI下降到了正常范围。她当然对自己重新获得的苗条身材感到兴奋，但更令她激动的是，她更有活力了，感觉更快乐，肝酶水平也恢复了正常——这意味着她的肝脏恢复了健康。

归根结底，保护肝脏和降低患肝病（如非酒精性脂肪肝）风险的最佳方法是将体重保持在正常范围内，并遵循有益健康的、平衡的饮食习惯。这意味着要减少工业果糖和其他添加糖，以及非瘦肉的红肉的摄入量；将脂肪摄入量保持在健康范围内；限制饮酒量（并尽可能只饮用红葡萄酒）。第九章和第十章列出的具体计划可以帮助你养成以上习惯。如果本章提到的某些风险因素与你或你的生活相关，就请将其当作一个警钟，慎重对待；你需要从现在开始采取行动以保护自己的肝脏。改善生活习惯（消除可以改变的风险因素）可以帮助你减轻甚至避免不可改变的风险因素（如肝病的遗传易感性）对你的影响。如果你好好照顾自己的肝脏，你会发现它也会好好照顾你。在下一章，我将讨论环境毒素暴露和长期服用某些药物的风险。

# 第四章
# 现代生活中的毒素及其他危险化学物质

2008年，艾美奖得主杰里米·皮文（Jeremy Piven）在出现严重的疲劳、虚弱、头晕和恶心的症状之后，退出了电影《全速前进》（Speed-the-Plow）的拍摄。他的诊断结果是汞中毒。汞是一种常见的环境毒素，很大程度上来源于工厂往水源投放和往空气释放的化学品。并且，汞经常被某些鱼类（如金枪鱼和剑鱼）集中吸收。据报道，皮文体内的汞含量是人体能承受的极限的近6倍，这可能对他的大脑、心脏、肺、肾脏和肝脏造成永久性的损害。但他是幸运的：在调整饮食习惯以及服用关键营养素补充剂后，皮文几乎完全康复了。

从某种程度上而言，人们现在生活在一个充满毒素的世界里；空气和水中的有害化学品、农产品中的杀虫剂、肉类中的抗生素、鱼类中的污染物，以及其他肉眼无法看见的潜在危害时刻围绕着人们。身体会尽其所能保护人免受这些潜在的环境毒素的影响——综合看来，肝脏在定期为身体解毒方面做得很棒。但是，一些人过度暴露在有害物质中和/或坚持糟糕的个人习惯，使身体为消除危害所做的努力付诸东流，而肝脏（更不用说其他器官）不堪重负。此时，某些肝病就会出现。

研究发现，人体内汞水平高会使出现肝损伤的风险提高3倍。一家综合医学研究所表示，铅和多氯联苯的水平高也会带来类似的风险，这三种工业化学品都可能通过不同的机制引起非酒精性脂肪肝。事实上，最近被命名为毒素相关脂肪肝（toxicant-associated fatty liver disease，TAFLD）的疾病在病理上与非酒精性脂肪肝、酒精性脂肪肝相似，但没有后两者那么普遍。毒素相关脂肪肝发生在不肥胖、不大量饮酒的人身上，他们会通过食物、水和其他方式接触到很多环境毒素（如在工业化学品环境中或附近工作）。与非酒精性脂肪肝和酒精性脂肪肝一样，毒素相关脂肪肝的发展速度也很缓慢，通常会持续数年，而且在造成严重损害之前基本没有明显的症状。

43岁的约翰是一名已婚的化学工程师，他有一个孩子在上大学，在查看年度体检的血液检查结果时，他发现自己的肝酶水平有所升高。他从不饮酒或使用违禁药物。他很瘦，BMI为23，他没有糖尿病、高血压、胆固醇水平异常或其他任何会使他患肝病的风险因素，所以导致肝酶水平异常的罪魁祸首是个谜。约翰被转诊至哈努内医生处，哈努内医生决定对他进行肝活组织检查，结果显示他存在化学性肝损伤。在一次复诊和深入讨论后，约翰肝酶水平异常的原因变得明朗——约翰在工作中会接触到氯乙烯。众所周知，氯乙烯是一种对肝脏有毒的化学品。

不幸的是，除了避免进一步接触相关的化学品（约翰被建议这样做），目前还没有针对化学性肝损伤的特效疗法。幸运的是，他的活检结果显示肝脏的纤维组织很小。因此，在避免进一步接触氯乙烯之后，他的肝脏大概率能够自我修复，因为这个重要的器官拥有非凡的愈合和再生能力。

# 典型的家庭毒素

人眼看不见的化学品在被身体吸收后不会直接进入肝脏。它们的影响悄无声息，非常隐蔽。接触大量污染物（如汞和铅）会降低体内抗氧化酶的活性，影响蛋白质的代谢（主要通过抑制酶的功能和消耗必需氨基酸——谷氨酰胺；谷氨酰胺在人体内参与蛋白质的代谢、保护肌肉、维护肠道功能和免疫功能），从而破坏肝脏的正常功能。接触大量污染物还可能改变肝脏的基因表达，从而提高患肝癌的风险。更复杂的是，肥胖和脂肪肝会降低抗氧化酶抵御外来入侵者（如汞和铅）的能力。一旦身体的抗氧化能力下降，有害物质的代谢就会受到影响（也就是说肝脏的解毒能力会下降），从而进一步加重肝病，造成恶性循环。不管是肥胖、不良的饮食习惯，还是接触环境中的污染物——这些威胁对肝脏的伤害同样大，都会损害肝细胞，从而使人们面临患肝病的风险！以下为一些典型的家庭毒素。

## 常见的家用化学品

一些家用化学品对肝脏很不友好。研究发现，某些有毒化学品通过皮肤、眼睛或呼吸道过量进入人体后，会引起炎症、线粒体功能障碍和氧化应激，甚至还会引发中毒性肝炎。中毒性肝炎是一种肝脏炎症，人在接触到高浓度的化学毒素，如二甲基甲酰胺（用于生产纤维、黏合剂、杀虫剂和表面涂层）、四氯乙烯和三氯乙烯（这两种物质都常见于干洗时使用的脱脂产品和去污剂）后就可能患上。

## 农　药

虽然美国自20世纪80年代就禁止了有机氯杀虫剂的使用，但这类化学品仍然残留在环境中；这类化学品可以通过河道（在这种情况下，多脂鱼类会将其吸收）和土壤（在这种情况下，这些化学品会残留在水果、蔬菜、谷物和乳制品中）进入食物供应链，从而损害肝脏。同时，动物研究发现，被用作除草剂的草甘膦会通过损伤线粒体、增强肝脏的氧化应激来损害肝脏。2015年，世界卫生组织设在法国的研究机构——国际癌症研究机构将草甘膦定为"可能致癌物"。

## 塑　料

现在人们生活在一个高度"塑料化"的世界，塑料水瓶等塑料食品储存容器中广泛存在的双酚A会损害肝脏。2012年韩国的一项小鼠研究中，研究人员发现连续5天给小鼠服用双酚A后，尽管5天内未观察到双酚A对小鼠有明显的不良影响，但是它们的肝脏的确出现了线粒体功能障碍，这与炎症和氧化应激的加重有关——真是一个双重打击！

## 如何消除风险？

虽然你不会故意将自己暴露在具有破坏性的化学品中，但是由于它们广泛存在且隐蔽性强，所以你仍然可能受到它们的威胁。不过不用担心，你可以采取一些措施来避免自己受到伤害。而且这些措施并不像你想象的那么复杂。以下是你可以在日常生活中采取的措施。

- 晾晒干洗过的衣物。将干洗过的衣物挂在屋外通风以让其表面的化学品散除。把衣物放进衣柜前去掉塑料套罩，或索性选择使用更环保的清洁方法的干洗店。但是，请务必擦亮眼睛，不要被某些干洗店宣传语上的"有机"二字迷惑。即使是使用四氯乙烯这样的溶剂的干洗店，也会声称自己使用的是有机溶剂，而美国国家环境保护局已经将这种溶剂列为"可能致癌物"。最好的选择是问清楚衣服是如何干洗的。你可以用安全、无毒的清洁方法——如湿式清洗和用二氧化碳清洗衣服。选购可水洗的衣服而非需要干洗的衣服也可以降低风险。

- 排查家庭清洁产品。在家里使用有机或由天然成分制成的清洁产品，特别是在进行去污、去除织物上的油或为家具补涂防水涂层时。一般而言，你应该尽量选择毒性小的产品（提示：产品所含的成分，特别是你不认识的成分，越少越好）。请记住，水溶性的清洁产品危害较小。尽量不选购外包装上印有"危险""警告"或"注意"字样的产品，这通常意味着该产品含对健康有害的物质。

- 食用有机食物是不错的选择。你可以购买有机水果和蔬菜，或在当地农场购买食材（但必须先问清楚农药使用情况）。在烹饪或食用水果和蔬菜之前，要对其进行彻底的清洗。有些水果（如打蜡的苹果）在食用前应该去皮。查阅美国环境工作组列出的"十二脏"（Dirty Dozen）和"十五净"（Clean Fifteen）食物名单，了解哪些水果和蔬菜在种植时使用和吸收的杀虫剂最多，哪些最少。我并非要你完全不吃"十二脏"中的食物，其中很多食物对健康都有较大的益处，只是它们更容易残存杀虫剂。你需要做的是在购买这些食物时尽量选择有机的，或至少在食用前仔细清洗干净，这样才能避免受到杀虫剂的危害，更好地享受食物带来的益处。

## 美国环境工作组评选出的"十二脏"和"十五净"食物（2016年版[1]）

**"十二脏"食物**

· 草莓

· 苹果

· 桃驳李[2]

· 桃子

· 芹菜

· 葡萄

· 樱桃

· 菠菜

· 普通番茄

· 甜椒

· 樱桃番茄

· 黄瓜

除了以上12种食物，我认为还应该特别注意辣椒、羽衣甘蓝。

**"十五净"食物**

· 牛油果

· 甜玉米

· 菠萝

· 卷心菜

· 冷冻甜豌豆

· 洋葱

· 芦笋

· 杧果

· 木瓜

· 猕猴桃

· 茄子

· 甜瓜

· 柚子

· 哈密瓜

· 花椰菜

[1] 2023年的"十二脏"食物依次为：草莓、菠菜、羽衣甘蓝、桃子、梨、桃驳李、苹果、葡萄、甜椒/辣椒、樱桃、蓝莓、青豆。"十五净"食物依次为：牛油果、甜玉米、菠萝、洋葱、木瓜、冷冻甜豌豆、芦笋、甜瓜、猕猴桃、卷心菜、蘑菇、杧果、红薯、西瓜、胡萝卜。——编者注

[2] 桃驳李又名油桃，是普通桃子的变种。在作者所在地区与普通桃子分为两类。——编者注

- 选用玻璃容器。抛弃塑料容器和塑料搅拌碗。你如果无法完全不用塑料瓶和其他塑料制品，那么也可以只买那些回收代码为1、2、4、5、6的塑料制品，因为这些塑料制品不太可能含双酚A。购买罐头食品时，请确保罐头容器内壁不含双酚A。多食用新鲜（或冷冻）食品。

- 让家中成为无鞋区。在进入家门之前脱掉鞋子（并要求其他人也这样做），尽量不将有害肥料、杀虫剂和其他化学品带入室内。

- 摒弃草甘膦除草剂。避免在草坪上使用有害化学品（你可以雇用一家"绿色"草坪护理公司）。把用于处理草地的所有化学品统一储存在一个安全、通风的地方。

- 从小物件开始，用更环保的物品取代旧物品。你可能不会因为你的地毯、沙发和床垫可能含化学品就扔掉它们，但你可以先换掉你的毛巾、抽纸等物品。购买新家具时的明智之举是选购那些不含邻苯二甲酸盐（存在于清漆和油漆中）、阻燃剂（存在于泡沫和织物中）、挥发性有机化合物（存在于胶合板和刨花板中）、全氟化合物（存在于防污织物中），以及不含其他有毒化学品的家具。

## 人们自愿承担的风险

除了采取措施保护自己和家人不受隐藏在环境中的毒素的影响，你也一定要注意你主动摄入的那些可能损害肝脏和其他器官的物质。

### 吸　烟

根据美国疾病控制与预防中心的数据，在美国，18%的成年人有抽烟的习惯。作为患上可预防的疾病和死亡的主要原因，吸烟每年会造成48万多人死亡。即使没有导致人死亡，吸烟也会以无数种方式损害肝脏。

部分研究发现，大量吸烟（每天抽2包或更多的烟）会造成肝损伤，吸烟会直接增加损伤肝细胞的炎性细胞因子的分泌量，增加引起肝组织炎症和纤维化的化学物质的分泌量，降低红细胞携带氧气的能力（这可能导致身体储存和吸收的铁增多），进而造成肝细胞的氧化应激。吸烟是否会导致人患非酒精性脂肪肝的风险升高或促进脂肪在肝脏中的堆积一直存在争议。例如，在2010年西班牙的一项对肥胖大鼠的研究中，研究人员发现吸烟会导致氧化应激，并加重非酒精性脂肪肝的严重程度；然而，最近人们在分析美国第三次国家健康和营养调查的数据时发现，吸烟与非酒精性脂肪肝的患病率上升没有关系。

鉴于上述这种情况，我的观点可以简单概括为：我并不清楚吸烟是否会提高患脂肪肝的风险或加速疾病的发展，但我确定香烟中的尼古丁以及其他化学物质是人们主动摄取的毒性最大的毒素之一；因此，戒烟将在许多方面有利于你的健康。吸烟会提高心脏病发作和脑卒中的风险，而心脏病发作和脑卒中是迄今为止脂肪肝病人最普遍的死亡原因。

## 药　物

药物也是人们自愿摄取的。服用过多错误的药物或危险的药物组合会损害肝脏。讽刺的是，人们往往是为了治疗各种疾病或改善自己的健康状况而服用药物的。一些药物会直接损害肝脏或导致体重增加，从而提高患非酒精性脂肪肝的风险；还有一些本来无害的药物会被肝脏转化为有害的化学物质，进而伤害这一重要器官。虽然人们通常认为肝脏可以将有毒化学品转化为无毒的化学物质，但与此观点相反的情况就是发生了，而且比你想象的更频繁。

最著名的会损害肝脏的药物之一就是对乙酰氨基酚。近年来，过量服用对乙酰氨基酚的新闻抢占了美国各大报刊的头条。根据美国食品药品监督管理局的数据，过量服用对乙酰氨基酚已经成为导致急性肝衰竭的主要原因。在美国，每年约有78 000人因故意或意外服用过量对乙酰氨基酚而去看急诊，约有33 000人入院治疗。即使你身边没有人因过服用对乙酰氨基酚而需要急救，你也需要知道过量服用对乙酰氨基酚相当常见。

遵循医嘱服用合理剂量的对乙酰氨基酚是安全的。动物研究表明，在正确服用单次剂量的对乙酰氨基酚后，超过90%的对乙酰氨基酚会被分解成无毒的代谢物——前提是体内有足够的谷胱甘肽。谷胱甘肽是一种极其重要的抗氧化剂，有时被称为"主要解毒剂"。它是一种简单的分子，是免疫系统中的"明星"；它可以帮助身体对抗感染、预防癌症，保护细胞免受氧化应激的影响；还可以与进入体内的毒素结合，促进其排出体外等。只要有足够的谷胱甘肽，肝脏就能得到保护，免受伤害。而服用过量的对乙酰氨基酚，无论是单次服用大剂量的对乙酰氨基酚，还是在一段时间内重复服用轻微超量的对乙酰氨基酚，肝脏储存的谷胱甘肽都会被耗尽，使肝脏出现损伤。对大量饮酒的人和营养不良的人的肝脏而言，对乙酰氨基酚尤其危险，因为它会引起中毒性肝炎，而他们肝脏内储存的谷胱甘肽往往过少。

不久前，一位名叫亚历克斯的25岁男子因牙痛来到克利夫兰诊所。医生发现亚历克斯连续5天服用了大剂量的非处方药对乙酰氨基酚和处方药氨酚氢可酮（含对乙酰氨基酚）。血液检查结果显示，他的肝酶水平很高，丙氨酸氨基转移酶水平是正常范围上限的32倍，天冬氨酸氨基转移酶水平是正常范围上限的58倍；这些肝酶的水平升高表明肝细胞出现了炎症或损伤。亚历克斯是一位物理治疗师，已婚并育有一个孩子，他没有任何会使自己患上肝病的风险因素：他周末只喝几瓶啤酒；他没有使用过违禁药物、文过身或输过血；他也没有糖尿病、高血压或高胆固醇血症。

因此我可以判断，他肝酶水平升高显然是由于摄入了太多的对乙酰氨基酚。这个年轻人很幸运：他的情况在出现相关肝病症状和病情威胁到生命之前就被发现了。他接受了静脉注射N-乙酰半胱氨酸（这是一种专门用于治疗对乙酰氨基酚摄入过量的药物）的治疗，在接下来的1周里，他体内的肝酶恢复到了正常水平。

除了对乙酰氨基酚，其他药物也可能伤害肝脏。这些药物包括**他汀类药物**（治疗胆固醇水平异常）、**抗真菌药物**（治疗真菌感染）、**他莫昔芬**（治疗乳腺癌并防止其复发）、**皮质类固醇药物**（治疗自身免疫性疾病，如哮喘）、**某些抗抑郁药/抗精神病药**、**避孕药**和一些**口服激素类药物**。长期服用其中一些药物会导致肝酶水平异常，有时还会提高患脂肪肝的风险；然而，目前医学界尚不清楚后者是药物对肝脏产生直接影响的后果，还是药物引发的体重增加的后果（许多抗抑郁药或抗精神病药会造成体重增加）。

有时，药物的影响是暂时的，身体能够自行恢复，就像54岁的亚当所经历的那样。亚当是一位有两个孩子的已婚眼科医生。检查结果显示他体内的胆固醇水平高得惊人，而他只是轻微超重（BMI为28）。因为有高胆固醇血症和心脏病的家族史，亚当被建议实行低脂、低碳水化合物的饮食计划，他还开始每天慢跑20～40分钟。尽管后来他的体重减轻了约3.2千克（一个重大成果！），但胆固醇水平只得到很小的改善，所以他的主治医生让他服用他汀类药物来降低胆固醇水平。刚开始服药时，他的肝酶水平是正常的，但在3个月后的随访中，检查结果显示他的肝酶水平有轻度的升高。这一结果被认为是服用他汀类药物引起的——这种影响并不罕见，一般而言，随着肝脏逐渐适应药物，在治疗的几个月内，服用者的肝酶水平通常会恢复正常。医生通过血液检查密切监测亚当的肝酶水平，果然，最终他的肝酶水平完全恢复了正常。正如哈努内博士所说，很少有人会因单次的肝酶水平检查结果异常而需要停用他汀类药物，但如果随着时间的推移异常情况没有消失，病人就需要停止服用他汀类药物。

长期服用**皮质类固醇药物**，尤其是大剂量的**皮质类固醇药物**，可能导致肝肿大和肝炎。服用用于治疗哮喘、红斑狼疮、类风湿性关节炎、炎症性肠病和其他许多疾病的强效抗炎药也可能引发或加重非酒精性脂肪性肝炎或慢性病毒性肝炎，如慢性乙型或丙型肝炎。如果你正在持续服用这类药物，你的医生就可能在为你进行血液检查后发现你的肝酶水平异常；如果你正在服用一种已知对肝脏毒性特别大的药物（如某些抗真菌药物，或用于治疗克罗恩病或类风湿性关节炎的甲氨蝶呤），你的医生通常会在治疗期间定期监测你的肝酶水平。

频繁服用**非甾体抗炎药**等一系列药物会直接或间接地伤害肝脏。直接损害往往是特异性的，也就是说，它相对罕见，而且与剂量大小无关。直接损害可能很短暂，可能表现为急性肝炎（症状包括发烧、黄疸和瘙痒）。除了慢性丙型肝炎病人，女性和老年人也容易因频繁服用药物而出现这种直接的肝损伤。此外，经常服用非甾体抗炎药（如阿司匹林、布洛芬和处方药塞来昔布）会改变肠道菌群的构成，特别是当这些药物与质子泵抑制剂（常用于治疗胃食管反流）或抗抑郁药联合使用时。正如你在第三章中了解到的，由于肠道—肝脏轴的存在，肠道菌群也会影响肝脏的健康和功能。

**过多服用和/或错误服用补充剂**

许多人服用维生素、矿物质补充剂的目的通常是改善或保持健康，但过多服用错误的补充剂可能导致严重的肝损伤。例如，过多的维生素A会对肝脏产生毒性，而过多的铁可能促进肝脏中纤维组织的形成，并使那些易受影响的人患血色素沉着症的风险升高。此外，错误服用卡瓦（用于减轻焦虑）可能导致急性肝衰竭。

某些菌类也会对肝脏产生毒性。几年前，63岁的爱德华，一个有三个成年孩子的父亲，因突发严重的恶心、呕吐和腹痛来到急诊室。他近期没有旅行，也没有与病人密切接触，因此他生病的原因是个谜。他的血液检查结果显示肝功能异常。确切地说，他的天冬氨酸氨基转移酶水平和丙氨酸氨基转移酶水平比正常范围的上限高出了10倍。为了找出出现这些异常情况的根源，爱德华接受了甲型、乙型和丙型肝炎病毒的筛查，所有的检查结果都是阴性。肝脏超声波扫描结果显示，他的肝脏轻微有些肿大，但除此之外，他的肝脏看起来很正常。

哈努内博士更详细地询问了爱德华和他的妻子后发现，爱德华一直在吃自家院子里的野生蘑菇，他说自己吃了一辈子，一直没有出现任何问题。哈努内博士及其团队去他家里取来了蘑菇样本进行分析，他们在样本中发现了毒鹅膏菌（俗称"死亡帽"，一种致命的有毒真菌）。

在接下来的18小时里，爱德华的病情不断恶化，甚至出现了肝衰竭的症状。他的意识也变得非常混乱，无法正常呼吸，因此他被插管并安排上了呼吸机。经过肝移植专家的评估，他被批准并列为优先移植对象，因为他情况危急。幸运的是，医生在48小时内就找到了匹配的供体，爱德华进行了肝移植，并且没有出现严重的术后并发症。事实上，他术后恢复得相当好。接受肝移植后的2年内，他的肝功能测试结果都在正常范围内，这部分归功于抗排斥药物。到此为止，爱德华的故事有了一个圆满的结局，但并非所有的肝衰竭病人都能如此。

## 肝脏发出的危急信号

有一个不幸的事实是：肝病的早期症状往往不明显，很多病人一经发现就已身患重症。处于早期阶段的肝病病人可能感到轻微的疲劳，但是，这个年代，谁不感到疲劳？人人都想要在清醒的时候做尽可能多的事情，一定程度的疲劳是正常且可以理解的。因此，感到疲倦并不会让你担心自己的肝脏健康。

黄疸是由血液中的胆红素堆积引起的，是一些肝病（如肝炎、肝硬化和肝癌）的明显标志。皮肤或眼白变黄不是什么重大的问题，更不用说大多数肝病（如非酒精性脂肪肝）在早期阶段并没有什么容易引人注意的症状来让人明确知道是肝脏出现了问题，因此，人们往往被蒙在鼓里，直到肝病（如非酒精性脂肪性肝炎）变得相当严重。

其他比较常见的肝病症状包括：皮肤瘙痒或过敏；尿液和粪便颜色变化（尤其是尿液颜色变深，粪便颜色变浅）；腹部触痛和肿胀；食欲不振、恶心和/或呕吐；不明原因的体重减轻；容易出现瘀伤；腿部和脚部的液体潴留。在少数情况下，病人会出现更明显的症状，如腹部中央或右上方疼痛，以及黑棘皮病，即皮肤（通常在颈部或腋下）出现颜色明显更深的斑块，这一现象在儿童身上更明显。但这些症状往往也表明病人存在胰岛素抵抗的问题。随着肝病的发展，病人可能出现严重并且持续性的疲劳、肌肉无力、记忆力减退和精神错乱，正如爱德华的情况。

## 肝脏健康程度测试

通常情况下，直到与肝功能相关的血液检查结果出现异常时，人们往往才怀疑肝脏有问题。最基本的肝脏健康程度测试通常包括医生要求病人做的血液检查，如丙氨酸氨基转移酶水平、天冬氨酸氨基转移酶水平检测。这些肝酶的水平是判断肝细胞受损程度的可靠指标，有助于医生识别肝炎等肝病。正常范围可能因实验室而异，天冬氨酸氨基转移酶水平的正常范围通常是每升10～40个单位，丙氨酸氨基转移酶水平的正常范围是每升7～56个单位。它们的水平比正常范围的上限高2～3倍会被认为轻度升高；医生通常以正常范围的上限为基点判定水平升高的严重程度和情况应该受到何种程度的关注。

若你的肝脏出现异常，它解毒、代谢药物和酒精、清除分解毒素产生的代谢物和清除血液中细菌的能力就会受到影响。代谢碳水化合物、蛋白质和脂肪并将这些宏量营养素转化为身体可以随时使用的能量的能力也会稍显不足。因此，你要在对肝脏造成实质性损害之前，即在早期阶段就控制住肝病的发展。

如果你有任何肝脏不适的症状或肝病家族史，那么你的明智之举是进行血液检查以评估自身的肝功能。如果结果出现异常，你就需要进行进一步的血液检查，以排查特定的肝病，如肝炎、血色素沉着症、肝豆状核变性或原发性胆汁性肝硬化。当肝损伤指向非酒精性脂肪肝或非酒精性脂肪性肝炎时，医生就需要先排除其他肝病以做出正确诊断。

　　医生会根据各种血液检查的结果，来选择是用超声波扫描、CT扫描，还是用磁共振成像（Magnetic Resonance Imaging，MRI）来寻找肝脏中的脂肪、纤维组织和损伤。超声波扫描可以利用超声波生成身体特定部位的图像。CT扫描的原理是利用一种特殊的X射线，在生成身体的横截面图像后将其显示在电脑屏幕上。相比之下，MRI则是使用一个大磁铁和无线电波来观察肝脏等人体器官。

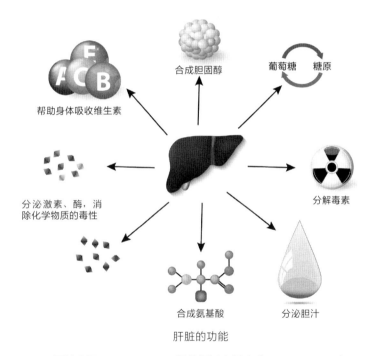

帮助身体吸收维生素

合成胆固醇

葡萄糖　糖原

分泌激素、酶，消除化学物质的毒性

分解毒素

合成氨基酸

分泌胆汁

肝脏的功能

图片来源：©Designua/ 舒特斯托克图库（Shutterstock）

　　2004年美国南卡罗来纳医科大学的一项研究中，研究人员对各种腹部成像技术的诊断准确性进行了对比，发现用MRI诊断肝脏和胰腺疾病最为精准；超声波扫描在诊断胆囊疾病方面做得最好；而在诊断肾病方面，CT扫描和MRI的效果相当。这里有一个小常识——超声波扫描比CT扫描和MRI的费用低得多，这就是为什么它经常是医生的首选。MRI是三者中最昂贵的一种检查方式，但在诊断肝病方面往往也是最准确的。如果超声波扫描结果无法明确表明你的情况，或者你有慢性肝病，又或者你有患肝病的风险，那么你应该与医生讨论是否应进行MRI检查。

正如你所看到的，现代生活中的许多因素都会损害肝脏的健康和功能。当这个不可或缺的器官不能再清除血液中的废物、细菌或毒素时，或当它代谢宏量营养素并将其转化为身体可用的"燃料"的能力打了折扣时，你的健康、活力和幸福将受到影响。就是这么简单。如果脂肪堆积、炎症和纤维组织在这个重要器官中逐渐增多，你就会慢慢出现严重的症状，如持续疲劳、肌肉无力、恶心、呕吐、腹痛、记忆力下降、精神错乱等。此时，你的肝脏正在向你发出强烈的求救信号。

理想的情况是，你在早期就发现并注意到了肝脏运转失常的细微迹象。这样你就可以及时去看医生，进行适当的肝功能检测、获得准确的诊断并采取最佳的治疗方法。治疗肝病宜早不宜迟，正如让一艘小帆船掉头比让一艘大游轮掉头容易得多，与晚期肝病相比，治愈并不容易被发现的早期肝病要容易得多。时机非常重要！准确的诊断和及时的治疗可以提高肝脏恢复到更健康状态的概率，这会引发对全身产生积极作用的连锁反应。

第二部分

# 爱肝、护肝

# 第五章

# 爱护肝脏的基本步骤和策略

不久前，一位名叫芭芭拉的68岁妇女来到克利夫兰诊所做内窥镜检查，以便评估她食道中出现的静脉曲张的严重程度（这与肝硬化有关）。芭芭拉的BMI明显处于超重范围，但还没到肥胖的程度，几年前她就被诊断患有非酒精性脂肪肝。她和她丈夫的胆固醇水平和甘油三酯水平近几年明显升高了，他们都不饮酒，但他们在家中经常吃肉和土豆（分量很大），而且他们并不清楚健康的饮食习惯是什么样子的。多年来，芭芭拉的非酒精性脂肪肝发展成了非酒精性脂肪性肝炎，然后进一步发展成了肝硬化。在最近的一次问诊中，她问道："我为什么会得肝硬化？这是我的错吗？"

这是一个令人心痛的时刻，但她的发问合情合理。答案是：芭芭拉没有按照合理的方式照顾自己的肝脏或整体健康。然而，指责对任何人均无益处，所以我只是告诉她，她应该将重点放在改善自己的饮食习惯上，以便更好地照顾她的肝脏。

在这方面，她并非个例。好消息是，从现在开始扭转局面，给肝脏以应有的照顾，依旧能促进整体健康，亡羊补牢未为晚也。你可能对以后要做的各种事情心生畏惧——但不要绝望！事实上，你不需要对自己的生活方式来一个180度的大转变。对许多人而言，即使是对习惯和预防策略进行微小的、有针对性的改变，也可以聚沙成塔，显著改善他们的肝脏健康。这些措施包括：

- ·限制酒精的摄入量；
- ·拥有充足的优质睡眠；
- ·减轻压力；
- ·控制好药物的剂量；
- ·保持正常的BMI；
- ·进行关键指标的血液检查；
- ·讲究卫生；
- ·正确接种疫苗。

以下是采取这些措施的具体方法。

**限制酒精的摄入量**

饮酒量与患肝病的风险之间的联系因人而异，但有几个因素可以帮助你做出一定的预测。你如果有肝硬化或有饮酒引起的脂肪肝的家族史，那么就可能对酒精尤为敏感。如果你因携带某种突变基因而容易对酒精产生不良生理反应（如面部潮红、恶心和心跳加快），那么肝脏也可能特别容易受到酒精的影响。

正如第三章所述，影响与饮酒相关的肝损伤发展的风险因素包括：饮酒量、饮酒频率和酒的类型；性别和种族；其他风险因素，如肥胖、患有铁过载性疾病（血色素沉着症）、感染病毒性肝炎和各种遗传因素。简而言之，人们饮酒的频率越高，每次喝的酒越多（特别是暴饮；根据美国国家酗酒和酒精中毒研究所的定义，暴饮指男性在2小时内至少喝5杯的酒精饮料，女性在2小时内至少喝4杯酒精饮料），出现酒精性肝损伤的风险越高。对有肝硬化家族史或肥胖的女性而言，情况尤其如此。英国和澳大利亚的研究发现，每周至少饮用15杯酒精饮料的肥胖妇女患肝硬化的可能性比每周最多饮用7杯酒精饮料的肥胖妇女的可能性大5倍。

### 你能喝多少？

　　在美国，约有三分之二的成年人饮酒，大多数人只喝少量或适量的酒。然而，小部分饮酒者因为过量饮酒，身体出现了耐受性和戒断反应，并被诊断患上了酒精依赖症。另一个群体——通常被称为"酒精滥用者"或"问题饮酒者"，也需要承担饮酒带来的负面社会影响和健康后果（如失业、出现情感问题、遭受意外伤害、器官受损和其他不良影响）。酗酒是美国最常见的过度饮酒形式。根据美国疾病控制与预防中心的数据，美国有六分之一的成年人每月会狂饮4次，每次喝约8杯酒。美国杜克大学教授菲利普·J.库克（Philip J.Cook）博士的研究发现，美国饮酒量处于前10%的饮酒者每周平均消费近74杯含酒精饮料（这相当于每天喝10杯以上的酒！）。

　　对那些因饮酒而在个人健康或个人生活方面出现问题的人而言，戒酒是最好的行动方案。已经有研究证明，戒酒可以减小肝损伤的程度、降低门静脉压力、减缓向肝硬化发展的趋势、提高酒精性肝病病人的生存率。戒酒对身体和生活的改善效果能够相对迅速地显现出来，通常3个月内就可以看到明显的改善效果（你如果自己很难戒酒，就请与医生合作，在戒酒计划/药物的帮助下戒酒）。

当然，你不必等到健康状况因为饮酒而跌入谷底或遭受重创的时候才开始戒酒。你如果担心自己的饮酒量或饮酒频率超标，那么即使目前没有受到饮酒带来的不良影响，减少酒精的摄入量也是明智之举。下列四个方法可以很好地帮助你做到这一点。

- **给自己设定饮酒量**。在出门饮酒之前，设定好自己今天的饮酒量，并坚定地以此为饮酒上限。记住：适度饮酒的定义是男性每天2杯，女性每天1杯；通常1杯相当于约354.8毫升啤酒、约147.9毫升葡萄酒或约44.4毫升烈酒。

- **掌握节奏**。小口喝，慢慢享用。每喝一口便放下酒杯有助于你放慢饮酒速度（打断从拿起酒杯到一次性喝完的惯性过程）。喝完一杯酒后不要急着喝下一杯，可以喝一些不含酒精的饮料（如柠檬苏打水），休息一下，聊聊天、跳跳舞或嚼嚼口香糖。

- **休息几天**。通常而言，尝试每周至少2天不饮酒，让身体（和肝脏）休息一下。你如果有一晚放任自己过度饮酒了，那么至少在48小时内应该避免再次饮酒。

- **寻找新的社交方式**。和朋友一起打保龄球或骑自行车。看一场电影或上瑜伽课。参加聚会时只喝不含酒精的饮料或交替喝含酒精和不含酒精的饮料。你可能惊讶地发现，你手里拿的是什么饮料并不重要，只要喝上一杯——并不需要是含酒精的饮料——就能让你觉得自己是聚会的一部分。提醒自己参加聚会的目的是见老朋友，结识新朋友，愉快地打发时间。酒精并不一定是你生活中必不可少的一部分。

## 拥有充足的优质睡眠

日复一日的睡眠不足，无论是过于忙碌的生活还是潜在的睡眠障碍导致的，都会引起肝功能失调。它还会扰乱激素水平（尤其是调节食欲和饱腹感的胃泌素和瘦素的水平），增强饥饿感，促进体重增加，这些也会伤害你的肝脏。

大多数成年人每晚需要7~9小时的睡眠。以下是一些能改善睡眠的小技巧。

- 每天晚上（或快到晚上时）为自己留出足够的时间，以获得身体所需时长的睡眠；让自己保持愉悦、健康。

- 培养具有一致性的睡眠习惯，每天晚上在同一时间钻入被窝，每天早晨在同一时间起床。

- 周末可以稍微改变上床睡觉的时间，但无论更早或更晚，你都要尽量把调整区间限制在1小时以内，否则你身体的昼夜节律（睡眠——觉醒）会被扰乱。

你不仅可以改变入睡习惯；以下是一些能在白天使用的小技巧，可以帮助你在晚上睡得更好。

- 即使天气阴沉，你也要在白天的时候花时间在自然光下走走；这样可以保持身体内部时钟的正常运转，帮助你保持健康的昼夜节律。

- 在白天做一些运动也可以为在晚上拥有的良好睡眠做好准备；尽量在下午完成剧烈的运动，这样你的体温、心率和其他身体机能就能在你睡觉之前有充足的时间降低或减慢。

- 确保在睡前4~6小时内不食用/使用刺激物（如咖啡、茶、香烟、巧克力和汽水）。

- 虽然喝几杯酒可能在一开始让你感到困倦，但这样做会在几小时后出现刺激作用，让你微微兴奋或清醒；这是另一个说服自己限制饮酒的好理由，每天饮酒最好不超过2杯。

你如果有睡眠障碍，请向睡眠领域的专家咨询，及时治疗。你的肝脏就靠良好的睡眠恢复活力了！毕竟，正如你在第二章中所了解到的，根据2015年美国马萨诸塞州综合医院的一项研究，患有阻塞性睡眠呼吸暂停（一种隐秘但是又可能导致严重后果的健康问题，即人在睡眠中反复停止呼吸，通常每次几秒，然后重新开始呼吸）的人的丙氨酸氨基转移酶水平和天冬氨酸氨基转移酶水平明显比常人的更高，而且大量患有阻塞性睡眠呼吸暂停的人也患有非酒精性脂肪性肝炎。虽然目前阻塞性睡眠呼吸暂停和肝病存在联系的根本原因还不完全清楚，但研究人员猜测这可能与代谢障碍——如向心性肥胖和胰岛素抵抗——有关，它们都可能导致脂肪肝的发展，且在患有阻塞性睡眠呼吸暂停的人中很常见。2015年中国台湾的一项研究中，研究人员发现，患有阻塞性睡眠呼吸暂停的人患肝病（包括非酒精性脂肪肝、肝硬化和丙型肝炎）的可能性比没有这种睡眠障碍的同龄人的可能性高5倍以上。

### 减轻压力

让压力占上风会使你特别容易直接或间接患上各种肝病。如果你长期处于极大的压力之下，高于正常水平的压力激素（如皮质醇）就会在血管中游走，导致全身（包括肝脏）出现炎症，缓慢造成隐蔽的肝损伤。它们还会加速脂肪在腹部的堆积，这也会提高患非酒精性脂肪肝的风险。

36岁的彼得是一家金融公司的软件工程师，在儿子出生后的头9个月中，他和妻子陷入了新手父母常见的睡眠不足的旋涡中。除了感到疲惫，工作的压力也很大（彼得需要久坐在办公桌前），再加上要照顾婴儿，他的锻炼计划被搁置，体重增加了约9.1千克。为了减轻压力，他的饮酒量比平时多了起来，经常一天喝6~8瓶啤酒。他感到筋疲力尽，心力交瘁，他把这些都归咎于睡眠不足和长时间工作，他的妻子敦促他去看医生。在看到实验室检测结果显示肝酶水平升高后，彼得进行了肝脏超声波扫描，而后医生发现彼得的这个重要器官存在严重的脂肪浸润——这很可能是压力过大导致的体重增加以及过度饮酒造成的。

2015年英国爱丁堡大学的一份报告中，研究人员发现，心理压力大（如出现焦虑和抑郁的症状）会提高人们死于肝病的风险；其主要机制似乎是炎症反应。研究还发现，急性或慢性压力都会导致人体的中央应激反应系统（即"下丘脑—垂体—肾上腺轴"）和交感神经系统出现异常，促使肝脏释放促炎因子，最终导致非酒精性脂肪肝。此外，研究还指出，持续忍受较大的压力会导致血液中铁、铜等矿物质的比例失衡，如果这些矿物质堆积在身体里，不能被正常排出，就会对身体产生毒性，比如损害肝脏。

## 减压技巧

依靠垃圾食品、酒、香烟来减轻压力或紧张感虽然可能是很多人的首选，但是我并不推荐。因为它们都会对肝脏产生毒性。你应该优先考虑定期使用有益健康的压力管理方法，通过心理干预由内而外减轻压力，增进肝脏的健康与活力。以下是一些减压小技巧，可帮助你减轻日常压力。

- 提升时间管理技能，把手里的事情按优先级顺序排列，比如分为今天需要的事情和可以推迟到明天做的事情。
- 学习对不合理的要求说"不"，这样你就可以把时间和精力留给重要的活动和任务。
- 放下那些不是你必须承担的任务。
- 定期进行放松练习（如冥想、瑜伽、针灸），调节身体对压力的反应。

放松练习真的可以在生理上和心理上帮助你。2015年韩国的一项研究发现，将冥想、瑜伽、腹式呼吸结合练习一个疗程就可显著减轻体内氧化应激和压力激素（如皮质醇）的水平。同样，2015年中国的一项研究发现，护士们在结束工作后每周练瑜伽（每次50～60分钟，每周3次以上），持续6个月后，自述压力有所减轻，睡眠质量得到了改善。各种形式的冥想——包括正念冥想和自我同情冥想——也被发现可以减轻压力和焦虑。

你只需要把这些健康的行为融入日常生活即可有效防止皮质醇水平升高对身体造成有害影响。

研究表明，过度焦虑会明显减少通过肝脏的血流量，引发丙氨酸氨基转移酶水平升高，这意味着肝细胞受损。此外，压力大会使肝病恶化：许多患有丙型肝炎的人表示，在症状发作前，他们往往感受到了巨大的压力。

无论机制是什么，有一点非常清楚：极大的压力对肝脏有害，对身体的其他部位亦是如此。这一现实又一次敲响了警钟，是时候采取措施来减轻和更好地管理生活中的压力了。为了找到内在的压力来源，了解它们对你产生的影响，以及掌握应对它们的方法，请使用附录C"触发压力情况记录表"，培养更好的减压习惯。

### 控制好药物的剂量

第四章讲到，要尽量避免过量服用可能伤害肝脏的药物（如他汀类药物、皮质类固醇药物、抗真菌药物、对乙酰氨基酚）。如果实在无法避免服用药物，你就要定期检测肝酶水平（具体情况请咨询医生），确保这些药物不会对肝脏产生负面影响。不要轻视这一点的重要性（如果你家有一位正在服用大量药物的成员，为了他的健康，请找医生定期评估他肝脏的健康状况）！

同样，服用膳食补充剂时你也要当心。即使是维生素，过量摄入也会对肝脏产生毒性。例如，长期过量摄入维生素A会损害肝脏，导致肝细胞异常生长，并可能形成纤维组织。

### 有必要服用"清肝产品"吗？

如今，药店和健康食品店货架上的肝脏解毒和肝脏净化产品琳琅满目。看了某些产品的炒作广告，你可能认为购买这些产品是一笔有益于肝脏健康和生活质量的明智投资。但是等一等，在掏出辛苦赚来的钱购买之前，请了解它们能为你带来什么。

首先，你要知道，美国市售的补充剂不像药品那样在上市前需要获得美国食品药品监督管理局的批准，这一点很重要。因此，那些补充剂是否真的含宣传标语中的成分，你不得而知。

其次，你还需要牢记，服用补充剂本身也存在风险。任何补充剂都有潜在的风险和益处，我见过一些人对看似无害的补充剂出现了不良反应，他们有资格对补充剂的功效提出异议。

你要清楚，没有什么灵丹妙药或单一的补充剂可以"重置"肝脏健康。不过，有一些补充剂可以作为挺好的"辅助手段"。你如果选择服用补充剂来改善整体健康，那么一定要好好研究并选择一个可靠的品牌。你如果正在服用药物，请向医生咨询，了解是否需要避开特定的补充剂，让自己免受潜在的、危险的干扰作用的影响。

### 保持正常的BMI

如果你的BMI在健康范围内（高于18.5且低于25），那么就你的肝脏而言，这个BMI正合适。

如果你超重，那么减重可以帮助你保护肝脏，甚至可能逆转某些肝病的发展。美国圣路易斯大学和美国布鲁克陆军医疗中心的研究人员发现，超重和肥胖的非酒精性脂肪性肝炎病人减掉至少9%的体重后，之前出现的肝损伤基本上会得到修复。你要缓慢而平稳地减重，这样有利于坚持减重，也有利于保护肝脏健康（请记住：快速减重实际上会提高患非酒精性脂肪肝的风险）。2013年伊朗的一项研究发现，非酒精性脂肪肝病人将每天通过饮食摄入的热量减少500~1 000焦耳，且摄入的热量55%来自碳水化合物、15%来自蛋白质、30%来自脂肪，6个月后，他们的体重减轻了至少5%，肝酶水平也显著下降了。

### 进行关键指标的血液检查

各种检查中，和肝脏健康密切相关的血液中的肝酶指标包括丙氨酸氨基转移酶水平和天冬氨酸氨基转移酶水平，年度体检的抽血项目通常包含这两项指标（如果你的年度体检项目中不含这两项，那么我建议你主动要求增加这两项）。在美国，如果你的肝酶水平偏高，但你没有出现任何令人担忧的症状，那么你可以在短时间内再次检测以确认结果。如果第二次检测的结果仍然提示肝酶水平异常，医生就应该对偏高的程度进行评估。如果以下问题已经被排除，那么肝酶水平偏高（仍低于正常范围上限的2倍）则通常被认为不具有临床意义：酗酒、药物副作用、慢性乙型/丙型肝炎、脂肪变性、自身免疫性肝炎、血色素沉着症、肝豆状核变性、$\alpha 1$-抗胰蛋白酶缺乏症（一种遗传病，身体不能制造足够多的能保护肝脏和肺免受损害的蛋白质）、乳糜泻、遗传性肌肉代谢紊乱、获得性肌病或极其剧烈的运动（如跑马拉松）。

根据丙氨酸氨基转移酶和天冬氨酸氨基转移酶的水平以及个人风险因素，医生可能建议你进行其他血液检查，包括检测碱性磷酸酶（一种存在于肝脏和胆管中的酶）水平和$\gamma$-谷氨酰转肽酶（一种存在于肝脏、胆管和胰腺中的酶）水平。其中任何一种酶的水平偏高都可能意味着肝脏和/或胆管出现损伤或功能失常。但在有些情况下，某些肝酶的水平偏高在生理上是正常的，如健康妇女在怀孕的第3个月，碱性磷酸酶水平会自然升高。因此，对一个只有丙氨酸氨基转移酶或天冬氨酸氨基转移酶水平偏高的人病情的评估与一个只有碱性磷酸酶水平或$\gamma$-谷氨酰转肽酶水平偏高的病人的评估是不同的；换句话说，评估方式因人而异（如果你现在的医生不愿意进行评估，你可以要求转诊至肝病专家处）。

血液中球蛋白、白蛋白或凝血酶原的水平低可能表明你存在某种程度的肝损伤，而胆红素水平高可能表明你患有不同类型的肝病，如病毒性肝炎。你要留心肝脏健康，与医生一起复盘血液检查结果，注意这些与肝脏有关的蛋白质和酶的水平正常与否；如果这些指标中的任何一项检查结果出现异常，你就可以问医生为什么会出现这种情况，以及是否应该进行后续检查。

## 讲究卫生

大多数人都不会将肝脏健康与正确的洗手方式和其他卫生习惯联系起来——但人们确实应该这样做，这是避免病毒（如甲型肝炎病毒）伤害肝脏的明智之举。最近，我的一个朋友在出现了严重的恶心、尿血和疲劳之后被诊断患有甲型肝炎。她完全不知道自己是怎么得上的。她没有国际旅行的经历；她认识的人中没有任何人患有这种疾病，而且她既不饮酒也不使用违禁药物。她是如何被感染的最初就是一个谜。但我后来发现，在她确诊后的几周内，她所在的社区爆发了甲型肝炎疫情，所有的病例（包括我朋友）都在同一家餐馆就过餐。显然，甲型肝炎是一种食源性疾病，她之所以被感染，可能是因为厨房工作人员没有正确洗手。甲型肝炎具有很强的传染性——你可能通过食用被污染的食物、在触摸最近被病毒携带者触摸过的门把手/电梯按钮（我朋友碰巧去了那家餐厅的洗手间，但如厕后没有洗手）后用手揉眼睛、鼻子而被感染。

洗手要彻底（每次像外科医生一样涂上洗手液，清洁至少20秒后用清水洗净）且频繁，要随身携带酒精洗手液。此外，由于某些类型的肝炎源于受污染的食物和饮料，我的个人建议是远离那些过去曾因食源性疾病而被"点名"的餐馆。

## 正确接种疫苗

目前市面上已经有疫苗可以保护肝脏免受某些肝炎的侵害。大多数患有肝病的人应该接种甲型肝炎和乙型肝炎疫苗；这两种疫苗安全、有效。接种这两种疫苗后，你可以获得长期保护，免受这些损害肝脏的疾病的影响。

甲型肝炎病毒通常通过受污染的食物（包括水）传播。甲型肝炎疫苗由两针组成，接种第一针6个月之后再接种第二针；我建议所有儿童、要前往有感染风险的国家旅行的人，以及其他有较大感染风险的人接种。

乙型肝炎病毒通常通过感染者的血液或其他体液传播。乙型肝炎疫苗通常以3次肌肉注射的方式进行，在第一次接种后的1个月和6个月内分别进行第二次和第三次接种；所有儿童都可以接种，我也建议被认为有患乙型肝炎风险的成年人（包括有一个以上的性伴侣、伴侣感染了乙型肝炎、有糖尿病/慢性肾病/慢性肝病的人）接种。在与伴侣发生性行为时使用乳胶避孕套也可以保护你免受乙型肝炎和丙型肝炎的侵害（注意：目前还没有丙型肝炎疫苗）。

给予肝脏它所需和应得的呵护很简单，你可以从采取以上措施开始。一旦你行动起来，这个重要的器官一定会回馈你，保护你免受威胁生命的疾病的影响。软件工程师、新手爸爸彼得通过遵循低碳水化合物、低糖的饮食计划，减少酒精的摄入量，每隔一天慢跑30分钟消除了脂肪浸润，减轻了压力。在6个月内，他的体重减掉了约4.5千克，人也更有活力了——他的肝酶水平已经完全正常。

在接下来的章节中，你将学习更多关于控制体重、做出明智的饮食决定，以及进行有益于肝脏（以及身体的其他部位）的运动的知识。不要担心，你通常不需要颠覆已有的饮食习惯，也无须彻底改变现有的生活方式。其中许多改变比你想象的容易得多。一旦开始转变生活方式，你会发现健康的生活方式比你想象的更容易坚持下去。当然，好的开始是成功的一半。向艾萨克·牛顿（Isaac Newton）爵士致敬，就像运动中的身体往往倾向于保持运动一样，培养好健康的生活习惯后你会倾向于保持它们，因为你会发现保持这些习惯非常轻松，它们带给你的感觉非常美妙。

第六章

# 动起来：运动对肝脏的保护作用

不久前，一位十几岁女孩的单身母亲丽贝卡因为肝酶水平异常被转诊至克利夫兰诊所，她46岁，是一个图书管理员。她的天冬氨酸氨基转移酶水平和丙氨酸氨基转移酶水平是正常范围上限的2~3倍，腹部超声检查结果显示她有脂肪性肝病。由于丽贝卡的乙型肝炎和丙型肝炎筛查结果为阴性，且她只少量饮酒（最多在周末喝2杯），也并没有慢性肝病家族史，所以她的脂肪肝的诱因显而易见：丽贝卡长期处于肥胖状态，她的BMI约为36。她在被转诊至克利夫兰诊所前不久刚被诊断患有2型糖尿病，她的甘油三酯水平很高（11.7毫摩/升），高密度脂蛋白水平很低（0.6毫摩/升）。BMI处于肥胖范围、患有2型糖尿病、血脂水平高，以及高密度脂蛋白水平低——这些因素组合起来指向了她有代谢综合征这一非酒精性脂肪肝的重要风险因素。

为了改善她的肝脏状况，丽贝卡被推荐改善饮食习惯与运动习惯。她被安排遵循地中海式饮食（你将在下一章了解更多关于这种饮食模式的信息）以及实行一套运动计划来增进健康，该运动计划包括每周做2~3次45分钟的训练，连续进行12周。为了坚持运动，丽贝卡选择在跑步机上进行间歇性训练——慢跑与步行交替进行。12周后，丽贝卡回到诊所进行随访。她的体重减掉了约4.5千克，BMI略有下降，但肝酶水平得到了极大的改善——她的天冬氨酸氨基转移酶水平恢复了正常，丙氨酸氨基转移酶水平已经下降到了只比正常范围上限略高，而非像她实行饮食计划与运动计划前那样高出正常范围上限2～3倍。

在谈到体重管理时，你可能意识到了，经常运动对减掉多余的体重很有帮助。我经常告诉病人，如果病人不愿意定期运动，多余的体重就很难减掉，减重的效果也很难维持，病情也难以好转。原因有以下几点。首先，运动时以及运动后的几小时内身体会持续消耗额外的热量（通常被称为"后燃效应"，学名为"运动后过量氧耗"）。你没看错——你的身体可以持续以很快的速度消耗热量，甚至在结束锻炼后依旧如此。其次，减重减掉的并非全都是脂肪，肌肉也在流失。即使在休息或进行日常活动（如烹饪、写作、开车等非运动项目）时，每千克肌肉组织消耗的热量也比脂肪组织多得多。因此，你不能仅依靠节食来快速减重——仅节食会让你失去较多的肌肉组织，而非较多的脂肪组织，你的代谢速率会降低，减重难度从而会增加。最后，定期运动不仅会让你的外表看起来更好，而且还能改善内脏的面貌！简单而言，运动对改善肝脏的外观有益，对其他内部器官同样如此。

众所周知，定期进行有氧运动可以增进心血管健康，还可以降低患2型糖尿病、高血压、乳腺癌、结肠癌、抑郁症、骨质疏松症，以及出现潜在炎症的风险。随着运动时间的逐渐增长，人的耐力会增加，肌肉会更强壮，免疫功能会得到改善，体重也能得到更好的控制。负重运动和力量训练会强健和保护骨骼，降低患骨质疏松症的风险。除了有减重这个好处，定期运动从各种方面来说也有益于肝脏。事实上，运动是真正的"特效药"。

# 健康锻炼，健康肝脏

　　研究表明，经常进行运动（包括有氧运动和力量训练）的人患非酒精性脂肪肝的风险会大大降低；要增加胰岛素敏感性和促进减重，进行大量的运动至关重要；运动还可以改善肝损伤。脂肪肝通常被看作代谢综合征在肝脏上的表现，而代谢综合征的症状包括肥胖和胰岛素抵抗，因此，多运动不仅有助于降低患脂肪肝的风险，还有助于逆转脂肪肝的发展。

　　事实是，胰岛素抵抗与肝脏中的脂肪堆积往往形影不离，它们很难独立存在。胰岛素抵抗直接关系到血液中葡萄糖水平升高和游离脂肪酸增加，这些会直接造成肝损伤。换句话说，胰岛素抵抗会引起脂肪在肝脏上堆积。

　　运动是解决方案的一部分，因为运动可以减轻胰岛素抵抗，防止脂肪在肝脏上堆积，以减弱脂肪在肝脏中停留的能力。另外，运动还可以增强肌肉细胞的氧化能力、肌肉利用脂肪的能力，从而防止多余的脂肪堆积在肝脏上。2006年印度的一项研究发现，定期进行中等强度的有氧运动有助于非酒精性脂肪性肝炎病人的丙氨酸氨基转移酶水平趋向正常，天冬氨酸氨基转移酶水平下降。

　　即使你已经超重和/或患有非酒精性脂肪肝，从现在开始运动也为时不晚。2015年澳大利亚悉尼大学的一项研究发现，各种强度和频率的有氧运动——无论是每周进行4次60分钟的中低强度运动，还是每周进行3次45分钟的高强度运动，抑或每周进行3次45分钟的中低强度运动，超重者和肥胖者的肝脏脂肪都减少了，即使他们的体重并没有出现明显下降。换句话说，进行任何强度的运动都对肝脏有益。2009年悉尼大学的另一项研究发现，在进行了4周的有氧单车运动后，肥胖者的脂肪组织体积减小了12%，肝脏中的甘油三酯水平减少了21%。日本筑波大学的一项研究中，169名患有非酒精性脂肪肝的肥胖中年男性参加了一项为期12周的减重计划。那些每周至少做250分钟中等强度运动的人，他们的肝脏状态得到了明显改善，主要表现在炎症、氧化应激和肝脏脂肪的减少。当然，每周250分钟的中等强度运动相当于每周进行5次50分钟的中等强度运动，对许多人而言强度略大，然而，即便每周只进行150分钟的运动，肝脏状态依旧可以得到改善。

## 不仅仅是体重问题

体重不减轻就能改善肝脏状态，这听起来不可思议——运动又是如何改善肝脏健康的呢？运动会影响肝脏中发生的化学反应。当久坐的人定期做有氧运动或力量训练后，他们的肝脏脂肪和腹部脂肪会明显减少，脂肪氧化率会增加，胰岛素敏感性会提高。定期运动还能提高三磷酸腺苷（adenosine triphosphate，ATP）的合成率与利用率，改善细胞内化学能量的传递速度，让所有肌肉组织和器官更好地运转。运动也被证实会影响一些人肠道菌群的多样性，对整个消化系统产生积极影响，进而可能对肝脏产生积极的连锁反应。正如上文提到过的，日本的研究发现，与限制性的饮食习惯干预相比，参加为期12周的运动减重计划的减重效果虽然不尽如人意，但对肝功能异常的肥胖中年男性而言，运动后其肝酶水平、胰岛素抵抗情况，以及炎症和氧化应激的标志物水平都得到了明显改善。

从定期运动中受益的不仅仅是患与肥胖相关的肝病的病人。即使体重在正常范围内的人也可以从运动中受益。2014年沙特阿拉伯的一项研究发现，慢性丙型肝炎病人在持续3个月每周进行3次40分钟的中等强度有氧运动（在跑步机上）后，他们的肝酶水平（如丙氨酸氨基转移酶水平、天冬氨酸氨基转移酶水平、$\gamma$-谷氨酰转肽酶水平）明显下降，同时他们的心理健康状况也得到了明显改善。众所周知，定期运动有助于预防乳腺癌、结肠癌和前列腺癌，但其对肝癌是否具有同样的预防作用仍有待确定。有一些研究表明运动对肝癌可能具有预防作用。例如，2013年德国的一项研究发现，每周至少进行5次20分钟或更长时间剧烈运动的中年人在随后10年中患肝细胞癌（成年人中最常见的肝癌）的可能性比不运动的同龄人低44%。2015年瑞士伯尔尼大学的一项研究发现，定期运动对患有非酒精性脂肪性肝炎的小鼠减缓病情向肝癌发展产生了积极影响；具体而言，运动会减少异常细胞的生长，并诱导异常细胞的凋亡（细胞自杀）。

除了有氧运动，力量训练也对肝脏有益。2011年英国的一项研究发现，患有非酒精性脂肪肝且久坐的成年人在进行了为期8周的力量训练后，肝脏中的脂肪减少了13%。2014年以色列的一项研究发现，非酒精性脂肪肝病人每周进行3次40分钟的力量训练（包括三组8～12次的腿部推举、胸部推举、坐位划船、背部下拉等练习）后，虽然他们的体重没有减轻，但是他们的肝脏脂肪明显减少，其他身体成分的比例也发生了可喜的转变。力量训练也可以带来其他与肝脏有关的好处。例如，对患有进展性肝病的病人而言，进行抗阻训练可以帮助他们缓解在进行肝移植前时经常出现的肌肉萎缩。

## 注意运动风险

当非酒精性脂肪性肝炎或其他肝病发展到肝硬化时，进行运动可能有风险。首先，肝硬化病人的耐力往往会降低，很难持续充分进行有氧运动。部分原因是肝硬化的相关症状——疲劳、身体机能下降、胰岛素抵抗、细胞层面的肝功能减退、心肺功能下降等——减弱了他们的运动能力，随着时间的推移，这种运动能力的变化会导致肌肉质量和力量的下降。

## 运动很重要，坚持不懈也很重要

就肝脏而言，每一次运动都很重要。这就是为什么肝病专家一致认为，定期运动是控制以及逆转非酒精性肝病发展的关键因素，也是让肝脏保持最佳工作状态，防止问题出现的关键因素。动物研究发现，中断运动1周似乎并不妨碍运动已经产生的益处，但长时间中断运动（例如4周）会导致整体代谢状况以及肝脏状况的恶化。

为了你的整体健康和肝脏健康，你最好制订并实现了一项稳定的有氧运动和阻力（或重量）训练的组合计划；这有助于减少肝脏中的脂肪，改善体内脂肪的氧化率，控制血糖水平。可以说，有氧运动搭配力量训练就像对肝脏中的多余脂肪打了一套组合拳。

此外，定期运动还可以减轻压力，改善睡眠质量和情绪（比如减轻抑郁和焦虑的情绪），并增强幸福感。多运动会让你每时每刻感觉更好，让身体拥有充足的能量来应对你对生活方式进行的其他调整。

# 你的"运动处方"

就整体健康而言，目前成年人最好每周至少进行150分钟中等强度的有氧运动（每天30分钟，每周5天）以及至少2天的力量训练。

有氧运动可以通过快走、慢跑/跑步、游泳、骑自行车、上有氧运动课（如踏板有氧运动、跆拳道或跳尊巴舞）或在健身房使用有氧运动器械（如椭圆机、划船机、跑步机或爬楼梯机）来完成。"中等强度"意味着心率和呼吸频率增加，但你仍然可以说出完整的句子；如果你气喘吁吁，一口气说不出一句完整的话，那么你的运动强度已经达到了"高强度"；如果你可以轻松地讲话，甚至可以唱歌，说明你的运动强度不够（即"轻度"运动）。

运动可以保护肝脏，也有助于增进心血管健康，从而可以长久地保障整体健康。根据2012年美国达拉斯·库珀研究所的研究，在中年时期心肺功能最健康的女性，在接下来的26年中患心脏病、糖尿病、慢性阻塞性肺病、肾病和其他慢性疾病的可能性比心肺功能不那么健康的同龄人患病的可能性低43%。这绝对是增进心血管健康极好的回报！

力量训练可以是自由重量训练、举重、自重训练（如俯卧撑和平板支撑）或这些训练的组合。力量训练旨在针对肩部、胸部、背部、手臂、腹部、臀部和腿部的所有主要肌肉群进行训练。这样不仅可以保护肝脏，还会增强肌肉力量、肌肉质量（但不是体积）和耐力，提高身体的代谢速率，甩掉多余的体重，更快地燃烧脂肪。力量训练并不像你想象的那样需要投入大量的时间。美国南伊利诺伊大学的一项研究发现，超重的成年人进行一套15分钟的力量训练后72小时内的静息能量消耗

（也就是热量燃烧效率）与进行三套中等强度运动时的热量燃烧速率一样。力量训练也会帮助身体对抗与年龄有关的肌肉萎缩（甚至肌肉松弛），肌肉萎缩在每个人身上都会发生，从30多岁开始出现。

把以上内容整合在一起，就形成了以下这份"一周运动处方"。

- 星期一：游泳或使用有氧运动器械（如跑步机、椭圆机、爬楼梯机或单车）30分钟。

- 星期二：快步走20分钟，再做1次力量训练。

- 星期三：45分钟的室内自行车、尊巴舞或踏板有氧运动课程。

- 星期四：快步走20分钟，再做1次力量训练。

- 星期五：使用有氧运动器械30分钟。

- 星期六：休息。

- 星期日：骑自行车、徒步旅行或打网球，至少30分钟。

（**注意**：该"运动处方"是在一天中努力进行更多活动之外进行的，除了"处方"中的运动项目，你还可以在去朋友家或去其他地方做杂事时选择步行而非开车，或尽可能地走楼梯而非坐电梯。）

如果你习惯了不运动或久坐不动，那么你可以慢慢开始实行运动计划，这样你的身体就有时间适应并达到我建议的运动时长或强度。你也可以将运动时间分散，可进行2次15分钟的骑行或散步，而非进行1次30分钟的运动。请记住：每一次运动都很重要！你只要比以前多动一点儿，身体和心灵就会获得很大的帮助。你可以留意自己增加运动量后的令人愉悦的改变——不管是情绪、活力、睡眠质量上的改善，压力减轻，肤色变亮，还是其他方面。你会让自己爱上运动，保持健康。

# 被遗忘的运动要素

作为一个全面的运动计划的一部分，在运动后花一些时间进行拉伸是明智之举。你可以在一天中逮住一些机会，如在办公桌前工作或看电视时，做一些简单的拉伸运动。

拉伸非常重要，因为随着年龄的增长，你的灵活性会渐渐降低。出现这种变化的生理原因如下：随着年龄的增长，肌腱（将肌肉连接到骨骼上的组织）的含水量减少，变得更僵硬，承受压力的能力下降；同时，韧带（连接骨骼与骨骼的弹性组织）的弹性变差，身体的灵活性从而降低。这不仅仅是站立时弯腰伸手能否触摸到脚趾的问题。灵活性降低会使你在日常活动（如你弯腰从地板上捡东西）中受伤。

好消息是，你可以通过持续的努力提高身体的灵活性。2015年美国韦恩州立大学的一项研究发现，久坐的成年人持续8周每周练3次瑜伽或进行3次拉伸训练后，他们的灵活性、移动性、平衡性和力量都得到了明显的改善——这些都是功能性健身的好处。

# 拓展身体极限

练瑜伽会给肝脏带来特定的好处，也给身体带来额外益处。2014年一项发表在《欧洲科学杂志》（*European Scientific Journal*）上的研究中，研究人员考察了20~50岁的成年人在接受一个半月瑜伽治疗后的效果，他们发现那些养成练瑜伽习惯的人丙氨酸氨基转移酶水平下降了，体重也下降了。2015年印度的一项研究发现，酗酒者在连续30天参加一项集中的瑜伽运动计划（包括每天进行90分钟的身心练习）

后，他们血液中的丙氨酸氨基转移酶水平和天冬氨酸氨基转移酶水平大幅下降了。

更重要的是，练瑜伽可以帮助人们管理饮食习惯和体重。2009年美国华盛顿大学的一项研究发现，定期练瑜伽可以提高人们进行正念饮食（包括放慢进食速度、意识到食物的营养、意识到进食是令人愉悦的、识别和尊重身体的饥饿感和饱腹感等）的能力；相比之下，步行或另一种中等强度的运动计划在鼓励参与者进行正念饮食方面并无效果。瑜伽中的正念练习可以帮助人们减轻压力，改善睡眠质量，帮助身体感觉更好、运转得更好。

据《瑜伽》（*Yoga Journal*）报道，练习某些瑜伽姿势对肝脏特别有益，因为它们可以刺激消化系统，促进排毒过程，增进整体健康。目前，许多健身房以及高级健身工作室都设有瑜伽课，这类课程适合从初学者到瑜伽"发烧友"的所有人群。课程内容包括放松的温和瑜伽、缓解疼痛瑜伽和孕期健康瑜伽；你如果只想在家里练瑜伽，可以购买瑜伽光盘，比照视频进行练习。

瑜伽专家认为以下四个常见瑜伽姿势和动作对肝脏特别有益。

·坐姿宽腿前弯式。

·坐姿侧身扭转I。

·坐姿侧身扭转II。

·坐姿婴儿式。

练习这些姿势和动作有助于改善肝脏功能以及整体健康，温和按摩、刺激肝脏，增加流向肝脏的血液。

这些姿势和动作很简单，你可以每天在家里练习。你需要一张结实的无扶手椅子，练习时最好身着宽松、舒适的衣服。请记住：练瑜伽不应该是痛苦的。在保持这些姿势或做这些伸展动作时，你要听从自己的身体，伸展到轻微紧张的程度即可。记住，要充分呼吸，从姿势和动作中获得最大的益处。你可以每天随时随地练习这些姿势和动作。

### 坐姿宽腿前弯式

坐在结实的无扶手椅子的前边缘，脊柱向上伸展，挺胸。脚平放在地板上，膝盖弯曲对准脚踝，保持脚趾和膝盖朝向正前方。打开双腿使之保持在舒适的"V"字形位置，脚踝在膝盖正下方。确保膝盖和脚趾朝向同一个方向。将手放在大腿上。吸气，让气体充满胸腔，而后沉入腹部，你应该感到腹部鼓起。做深呼吸。将头顶往天花板方向拉伸，脊柱向上伸展。呼气，在保持脊柱挺直的情况下上身慢慢向前屈曲，以髋部为折点，脊柱、颈部和头部保持在一条线上。保持1～2次呼吸或你觉得舒适的时间。返回挺拔的坐姿。重复2～3次。

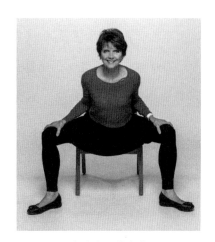

坐姿宽腿前弯式
图片来源：© 克利夫兰诊所

### 坐姿侧身扭转I

坐在结实的无扶手椅子的前边缘，脊柱向上拉伸并挺直，挺胸。脚平放在地板上，膝盖弯曲对准脚踝，脚趾和膝盖都朝向正前方。手自然地放在大腿上。吸气，让气体充满胸腔，而后沉入腹部，你应该感到腹部鼓起。深呼吸。将头顶往天花板方向拉伸，同时拉伸脊柱。呼气，随之将右手向后伸向椅背，左手移到右大腿上。轻轻地向右扭动上身。肩膀放松，下沉，远离耳朵。保持这个姿势1~2次呼吸或你觉得舒适的时间。恢复到面向前方的姿势。再次做几次深呼吸，让气体充满胸腔，而后沉入腹部，你应该感到腹部鼓起。深呼吸。头顶伸向天花板，脊柱高高向上拉伸。在下一次呼气时，将左手向后伸向椅背，将右手移到左大腿。轻轻地向左扭动上身。肩膀放松，下沉，远离耳朵。保持这个姿势1~2次呼吸或你觉得舒适的时间。恢复到面向前方的姿势。

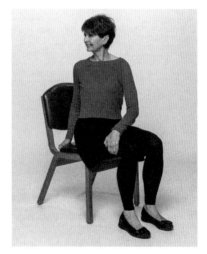

坐姿侧身扭转 I
图片来源：© 克利夫兰诊所

### 坐姿侧身扭转II

坐在结实的无扶手椅子的前边缘，脊柱向上拉伸并挺直，挺胸。脚平放在地板上，膝盖弯曲对准脚踝，脚趾和膝盖都朝向正前方。手自然地放在大腿上。吸气，让气体充满胸腔，而后沉入腹部，你应该感到腹部鼓起。深呼吸。将头顶往天花板方向拉伸，同时拉伸脊柱。呼气，随之将双手伸向椅背的上缘，同时轻轻地向右扭转全身，肩膀平行于地面，在此基础上，上身转向椅

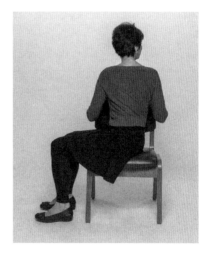

坐姿侧身扭转 II
图片来源：© 克利夫兰诊所

背，脸朝向右边。肩膀放松，下沉，远离耳朵。保持这个姿势1～2次呼吸或保持舒适的时间。恢复到起始位置。再次做几次深呼吸，让气体充满肋骨，而后沉入腹部，你应该感到腹部的鼓起。检查脊柱是否仍然垂直向上拉伸，胸部是否挺起。现在你需要将整个身体移坐到椅子左侧。在下一次呼气时，将双手伸向椅背的上缘，同时轻轻地向左扭转全身，肩膀平行于地面，在此基础上，上身转向椅背，脸朝向左边。肩膀放松下沉，远离耳朵。在这里保持1～2次呼吸或你觉得舒适的时间。恢复起始位置。

### 坐姿婴儿式

坐在一个结实的无扶手椅子的前边缘，拉伸脊柱并挺直，挺胸。脚平放在地板上，双腿并拢，膝盖弯曲对准脚踝，脚趾和膝盖都指向正前方。将手放在大腿上。吸气，让气体充满胸腔，而后沉入腹部，你应该感到腹部鼓起。深呼吸。将头顶往天花板拉伸，同时拉伸脊柱。呼气，上半身逐渐向前屈曲，靠近大腿并最终贴在大腿上。随着上半身的屈曲，你可以继续将手横向放在腿上（指尖相对），前臂横向交叠放在腿上或将胳膊自然下垂；依据手臂动

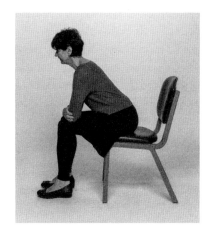

坐姿婴儿式
图片来源：© 克利夫兰诊所

作不同，你可以将胸腔贴在前臂、手或腿上。放松脊柱。然后放松头和颈部，下巴往胸部内收。在这里休息1～2次呼吸或你觉得舒适的时间。恢复坐姿。重复2～3次。

你已经了解了有氧运动和力量训练为什么以及如何改善肝脏外观了，现在是时候开始考虑制订适合你自己的运动计划了。你可以利用时间表来规划每周的常规训练。你要有冒险精神，在不同的环境下，与不同的朋友、邻居和其他熟人一起尝试不同的运动，看看哪些运动对你有吸引力，哪些运动让你感到舒服。如果到现在为止你的生活状态基本上还是像雕像一样"静止不动"，那么你可以循序渐进地开始运动，并随着身体机能的改变和体质的增强，增加运动的强度、时间和频率。记住：你要让运动有一些挑战性，但同时也要保持体力，让运动计划易于实行，这样你就能长期坚持下去，并让运动成为一种习惯。养成运动习惯之后，你的肝脏才会表达它的感激之情。

# 第七章

# 呵护肝脏的饮食模式

几年前，凯瑟琳因为想减重而找到了我。虽然她在十几岁到二十几岁时一直很苗条，但结婚后，照顾丈夫和三个孩子、本身压力很大的护理工作、家庭中看似"一团乱麻"的琐事导致她的体重急剧增加。在多年的"溜溜球"式减重后，她的体重超过了90.7千克。更重要的是，她的实验室检查结果，特别是她空腹时的血糖和血脂（胆固醇）水平表明她患有严重的代谢综合征，正如你已经了解到的，这可能损害肝脏。作为一名护士，她深知患代谢综合征会提高患心血管疾病的风险，但她没有意识到它也会损害肝脏。我们讨论了这个问题后，凯瑟琳减重的动力猛增，因为作为一名护士，她非常明白肝脏对她的健康和生活有多重要。

人们来找我时最常问的问题之一是："最好的饮食模式是什么？"这是一个简单的问题，但答案并不固定，部分取决于个人目标。无论他们是想减重还是想增肌，是想改善骨骼、心脏健康还是想达到另一个与健康有关的里程碑，都没有一个适合所有人的万能计划。但是，有一些饮食模式能满足多种健康需求，包括保持肝脏的健康。你可能看过迈克尔·波伦（Michael Pollan）的《为食物辩护：食者的宣言》（*In Defense of Food: An Eater's Manifesto*）一书中的这句话："要吃天然食物；不能吃太多；以植物为主。"这也是一句肝脏喜欢的话！

# 地中海饮食

长期以来，地中海饮食被认为是地球上最健康的饮食模式之一，我推荐给凯瑟琳（以及第三章中的丽贝卡）的饮食计划遵循了许多地中海饮食的原则。该饮食模式包括食用大量水果和蔬菜、全谷物、豆类、坚果、种子、橄榄油、鱼或其他海鲜，以及饮用适量的葡萄酒和食用适量的乳制品。坚持遵循地中海饮食的人往往比那些遵循美国标准饮食（我喜欢称之为"西方灾难"饮食）的人更健康，体重更轻，因为后两种饮食模式会对健康产生不利影响。

地中海饮食是逆转代谢综合征的发展和改善肝脏状况的绝佳方法，原因有以下几点。它不含促进炎症发展的食物（如高果糖玉米糖浆、含添加糖的饮料、精制碳水化合物食品，以及大多数饱和脂肪和反式脂肪），这些食物会在各个方面（包括血糖水平、胆固醇水平和血管功能）损害肝脏以及心血管的健康。此外，它里面的红肉含量很少，这一点很重要，因为食用过量的牛肉、羊肉、猪肉和其他红肉也会损害肝脏；第二章所述的那些有铁过载性疾病遗传易感性或有患血色素沉着症风险的人尤其要注意这一点。

地中海饮食含有助于调节血糖水平和控制血脂水平的食物，这很重要，因为降低患心血管疾病和糖尿病的风险往往与增进肝脏健康齐头并进。遵循地中海饮食可以提高血液中的抗氧化剂水平，帮助整个身体（包括肝脏）对抗氧化应激以及具有破坏性的轻度炎症。地中海饮食也是一个可持续的饮食计划，因为该计划中的食谱不仅美味、有饱腹感，而且易于遵循——该饮食模式不依赖于复杂的热量计算公式，而计算热量往往使许多人放弃尝试减重。

与凯瑟琳一样，遵循地中海饮食的病人通常会看到他们的血糖和血脂的水平、C反应蛋白（一种内部炎症的标志物）水平发生了巨大的变化。许多超重的病人在遵循地中海饮食后都减轻了至少10%的体重，这也有利于逆转非酒精性脂肪肝的发展。2015年一项对营养素摄入和脂肪肝的关系的研究综述表明"坚持地中海饮食6周会让肝脏脂肪明显减少"。2015年意大利的一项研究发现，患有非酒精性脂肪肝的超重者在遵循为期6个月的地中海饮食后，肝脏中的脂肪含量发生了巨大的积极的变化。对许多人而言，无论肝脏脂肪含量是在采用地中海饮食后的6周内减少，还是6个月内减少，为了肝脏和整体健康，这种饮食模式都值得尝试和坚持。

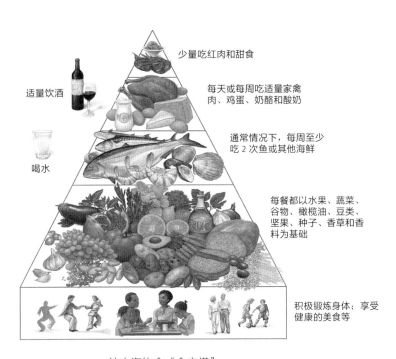

地中海饮食"金字塔"

图片来源：© 奥德维斯保护与交流信托基金

# 低升糖指数饮食

遵循低升糖指数饮食也可以增进肝脏健康，该效果主要通过减轻胰岛素抵抗实现。升糖指数可以衡量食用某种食物后血糖水平升高的速度。低升糖指数（小于或等于55）食物被消化、吸收、代谢的速度更慢，这会让血糖和胰岛素水平升高的数值更低、升高速度更慢。相比之下，中等升糖指数（56~69）和高升糖指数（大于或等于70）食物会导致血糖水平迅速上升。众所周知，食用高升糖指数食物会刺激胰岛素的产生，而胰岛素又会促进脂肪堆积，特别是腹部的脂肪堆积，进而增加肝脏中的脂肪。

食用低升糖指数食物，如全谷物、豆类、蔬菜、大部分水果（食用自然、完整的水果，而非果汁！）、含有益脂肪的食物后，血糖水平的升高速度往往比较缓慢。这意味着食用这些食物有助于血糖水平和胰岛素水平在这段时间内保持相对平稳（食用中等升糖指数、高升糖指数食物会造成用餐后血糖水平飙升）。低升糖指数饮食严格限制食用淀粉类食物（如白米、白面）、添加糖的食物（如蛋糕、饼干和其他烘焙食品），这些食物的升糖指数往往很高，食用后会导致血糖水平和胰岛素水平迅速飙升。这一点很重要，因为正如你已经知道的，身体无法处理胰岛素在非酒精性脂肪肝的发展中扮演着重要角色。

遵循低升糖指数饮食可以减轻肝脏承受的压力。美国得克萨斯大学西南医学中心的一项小型研究发现，患有非酒精性脂肪肝的肥胖者持续2周将碳水化合物摄入量减少到每天20克以下后，他们的肝脏脂肪减少了42%。这比仅仅减少饮食热量的效果明显得多。

## 简短回顾肥胖与肝脏的关系

研究人员发现，随着美国人肥胖率和糖尿病发病率的飙升，非酒精性脂肪肝的发病率也在飙升。其原因并不神秘：肥胖——尤其是"苹果型肥胖"（向心性肥胖）——的结果是胰岛素抵抗。出现胰岛素抵抗时，身体无法有效利用自己产生的胰岛素，这会导致葡萄糖在血液中堆积，而非被细胞吸收。

肝脏在此刻开始发挥作用：血液中多余的葡萄糖会被送到肝脏进行处理并以糖原的形式被储存下来，成为身体的燃料之一（你可以将肝脏想象成放在车库里的那个额外的冰箱——你知道的，这就是你用来储存更多食物的冰箱）。如果血液中过多的葡萄糖涌入肝脏，肝脏就会被迫加班，血液中的甘油三酯水平就会升高，肝脏中便会出现脂肪堆积。此刻，身体内最兢兢业业的器官便遭到了沉重的打击——自由基的形成、促炎症因子的增加，以及氧化应激会损害肝脏！

你如果想坚持低升糖指数饮食，那么请食用高纤维食物，如豆类、坚果、完整的全谷物和蔬菜，身体需要更长的时间来消化这些食物。单独摄入蛋白质对血糖水平几乎没有影响，在饮食中加入富含蛋白质的食物可以帮助身体控制血糖水平。我经常告诉病人当他们吃单糖含量较高的食物时，要为消化营造"竞争氛围"。你可以将苹果搭配无糖杏仁酱或花生酱食用；将菠萝块与奶酪一同食用，或将菠萝块混入酸奶中食用；你也可以在半块鸡胸肉上倒一点儿法老小麦。在这三种情况下，身体会"竞争"消化蛋白质或有益脂肪，而非只消化碳水化合物，这样会让血糖水平上升得更慢。

43岁的莫妮卡是一家小型社区医院的病历管理员，与14岁的儿子一起生活。在5年前离婚后，她的体重明显增加了。她把体重增加归咎于离婚的压力以及在办公桌前久坐。进行了年度体检后，莫妮卡发现实验室检测结果显示自己的肝酶水平异常。她从不大量饮酒，也不使用违禁药物，但她的BMI是41（属于"明显肥胖"的范围）。超声波扫描结果显示她的肝脏出现了弥漫性脂肪浸润。

她被介绍至一位营养师处，该营养师建议她遵循低升糖指数饮食，每餐的饮食包括富含蛋白质的瘦肉、含健康碳水化合物的食物（如豆类和藜麦），以及含有益脂肪的食物（如特级初榨橄榄油、坚果和种子）。作为一个咖啡爱好者，莫妮卡被鼓励继续保持饮用咖啡的习惯，但她只能饮用不加奶精和添加糖的黑咖啡（这样会让咖啡成为低升糖饮品）。因为她体内的维生素D水平很低（维生素D水平低与脂肪肝的快速发展有关），所以营养师建议莫妮卡每天服用维生素D补充剂。营养师还建议她增加运动量，争取每天走12 000步。6个月后，她的体重下降了约5.4千克，肝酶水平完全恢复正常；以前有点儿高的甘油三酯水平也恢复到了正常范围。

## 有益肝脏健康的"超级明星"

无论你遵循的是地中海式饮食、低升糖指数饮食，还是其他饮食模式，以及无论你是否患有非酒精性脂肪肝，特定的营养素和食物都能够增进肝脏健康。它们往往也是所有健康饮食模式的重要组成部分。它们包括以下成分和食物。

## 某些植物化学物质

植物化学物质广泛存在于水果、蔬菜、坚果和全谷物中，其中一些可以增进身体健康，有助于预防癌症、心脏病和其他威胁生命的疾病。吲哚、番茄红素、木质素、白藜芦醇、花青素和槲皮素是对肝脏特别有益的生物活性物质，这就是为什么你会在第九章和第十章的饮食计划中发现含有这些物质的食物的身影。根据2013年的一项研究综述，摄入花青素（存在于黑莓、接骨木果、覆盆子、黑葡萄、茄子等果蔬的表皮中）有助于预防肝脏出现脂肪堆积和炎症，对抗肝脏中的氧化应激。槲皮素是一种存在于柑橘类水果、苹果、洋葱、欧芹、橄榄油和深色浆果（如葡萄、深色樱桃）中的类黄酮，可用于抑制丙型肝炎感染。2015年中国的一项研究发现，摄入大剂量的槲皮素可以缓解高脂饮食造成的肝损伤（尤其是脂肪堆积造成的损伤）。如第五章所述，在美国，营养补充剂在上市前未经过美国食品药品监督管理局的测试和批准，因此我建议你首先通过食用食物——尤其是五颜六色的水果和蔬菜，摄取这些有益的化合物。你如果需要服用营养补充剂，请选择可靠的产品，并遵医嘱服用。

## 咖　啡

让咖啡爱好者感到欣慰的是，经常饮用咖啡可以降低患2型糖尿病、心脏病、脑卒中、胆石症、帕金森病和其他疾病的风险，且能够降低过早死亡的风险。饮用咖啡还有另一个好处：保持丙氨酸氨基转移酶、天冬氨酸氨基转移酶和γ-谷氨酰转肽酶的水平处于较低的状态，这对那些过量摄入酒精、肥胖、吸烟和/或患有慢性病毒性肝炎的人群同样有效。此外，在对美国国家健康和营养调查的饮食摄入调查问卷进行了四轮分析后，美国疾病控制与预防中心下属的美国国家卫生统计中心得出结论，非酒精性脂肪肝的发病率降低与摄入咖啡因有独立关系。2005年日本对两项具有前瞻性的队列研究的分析中，研究人员发现饮用咖啡与患肝癌的风险存在明显的反向关系。与不饮用咖啡的人相比，每天喝1杯或更多咖啡的人患肝癌的可能性低42%。

由于咖啡由数百种不同的物质组成，因此研究人员无法确定是特定物质具有这些有益的作用，还是多种化合物的协同作用（如强大的抗氧化和抗癌作用）保护了肝脏。饮用黑咖啡还是奶咖由你自己决定，最好饮用过滤咖啡——过滤在很大程度上可以滤掉咖啡醇和咖啡豆醇这些油性物质，摄入这些物质会提高体内胆固醇水平。

### $\omega$-3脂肪酸

来源于鲑鱼、金枪鱼、核桃、亚麻籽、奇亚籽等食物的多不饱和脂肪酸对心脏健康、大脑健康和其他身体功能至关重要。因为摄入$\omega$-3脂肪酸有助于改善血脂水平和减少身体内的促炎症因子，因此也有益于保持肝脏健康。事实上，俄勒冈州立大学的一项研究发现，一种叫作二十二碳六烯酸（docosahexaenoic acid，DHA）的$\omega$-3脂肪酸对预防脂肪肝可能有重要价值。此外，血液中$\omega$-3脂肪酸水平低已经被证实是非酒精性脂肪肝的一个直接风险因素。目前，美国正在着手进行一项大型多中心研究，尝试使用另一种$\omega$-3脂肪酸——二十碳五烯酸（eicosapentaenoic acid，EPA）来治疗非酒精性脂肪性肝炎。

# 脂肪的真相

脂肪素来声誉不佳，但事实上，摄入有益脂肪可以为身体提供诸多好处。它可以帮助人维持更长时间的饱腹感，并协助身体吸收脂溶性维生素（如维生素A、维生素D、维生素E和维生素K），还会让食物更美味。但摄入某些脂肪会对身体产生较大的消极影响。

例如，摄入存在于一些肉类、乳制品和加工食品中的反式脂肪会严重扰乱血脂水平，最终损害肝脏。判断一种包装食品是否含反式脂肪的唯一方法是阅读成分表。

为了降低患心脏病的风险，我建议你避免使用含饱和脂肪的油类，如棕榈油、棕榈仁油和棉籽油。

为什么人们在谈到脂肪时应该重视饮食细节？众所周知，肥胖虽然是脂肪肝的主要风险因素之一，但并非每个超重或肥胖的人都会患上非酒精性脂肪肝——在过去，人们一直不知道原因。2015年南卡罗来纳医科大学的一项研究中，研究人员对这一点进行了揭秘。研究人员给两组小鼠投喂了高脂食物——一组投喂富含饱和脂肪的食物；另一组则投喂富含不饱和脂肪的食物。两组小鼠都长成肥胖状态后，只有被投喂富含饱和脂肪的食物的小鼠出现了非酒精性脂肪性肝炎等肝炎。经过进一步研究，研究人员发现是特定脂质分子（1-磷酸鞘氨醇）水平升高导致了肝炎；而以前的研究发现，饮食中过量的饱和脂肪会提高1-磷酸鞘氨醇水平。把这几点联系起来，你就会明白为什么一些肥胖者会患上非酒精性脂肪性肝炎了——主要是他们饮食中的饱和脂肪在"作怪"。

摄入有益脂肪的重点在于摄入大量单不饱和脂肪酸（存在于牛油果、橄榄油、坚果和种子中）以及多不饱和脂肪酸（如 $\omega$-3脂肪酸）。你的心脏和肝脏会非常感激你食用富含这些营养素的食物。然而，请记住，1克脂肪的热量高于1克蛋白质或碳水化合物的热量，因此，即使是有益脂肪，你也要适度摄入，以便较好控制摄入的热量（和体重）。

### 膳食纤维

摄入两种不同类型的膳食纤维——可溶性膳食纤维和不可溶性纤维——对保持整体健康都有益处。可溶性膳食纤维存在于一些置于液体中会膨胀的食物（如燕麦、扁豆、亚麻籽）中，可以降低胆固醇水平和患心脏病的整体风险，也是一种保持肠道健康的重要物质。另一方面，不可溶性纤维存在于坚果、糙米和水果皮中，可以增加排泄物的体积，加快食物通过胃肠道的速度。这两种类型的膳食纤维都对肝脏有益。2007年巴西的一项研究发现，非酒精性脂肪肝病人连续3个月每天补充10克可溶性膳食纤维（以补充剂的形式）后，他们原本较高的肝酶水平降低了，他们的BMI、腰围、胰岛素抵抗和胆固醇水平也有所改善。研究还发现，摄入足够的膳食纤维可以降低患2型糖尿病（包括胰岛素抵抗）的风险、保持胆固醇和甘油三酯的水平处于较低的状态，以及更好地控制体重——这些都可降低患肝病的风险。

### 益生菌

益生菌在促进肠道健康方面发挥着重要作用，对肝脏也有积极影响，部分原因在于肠道和肝脏关系密切（一些研究人员在提到肠道菌群影响肝脏并对慢性肝损伤起到修复作用时使用了"肠道—肝脏轴"这一术语；你可以在第三章和第四章看到关于肠道—肝脏轴的内容）。事实上，研究人员在患有非酒精性脂肪肝、肝硬化和与酒精性肝病的病人中发现了肠道菌群的改变。好消息是，研究表明，补充益生菌以重塑健康的肠道菌群对非酒精性脂肪肝以及其他肝病具有积极影响。在肝脏健康方面，补充益生菌有助于遏制轻度炎症以及肠漏综合征。这也是你在家里储备酸奶（如开菲尔）等发酵食品（如味噌、泡菜、豆豉和酸菜）或服用益生菌补充剂的另一个好理由。

几年前，珍妮丝，这名35岁左右的已婚女性找到我，因为她一直饱受消化问题的困扰——她交替出现腹泻、便秘、腹部痉挛、腹胀和胃痛的症状，几年来还一直有头痛的症状。珍妮丝略微超重（她的BMI为28），她也想减重。检查后，我发现她对麸质和酪蛋白敏感，所以我建议她戒掉她每餐必吃的全麦面包和所有乳制品。仅仅几周内，她的症状就得到了改善，但没有达到我们所希望的程度，因此我在她的治疗方案中加入了益生菌补充剂和另一种含多种消化酶的补充剂来帮助她减轻胀气，并更好地吸收营养。在服用了这些补充剂1个月后，珍妮丝头痛的症状消失了，消化系统的症状也得到了显著改善。消化系统功能的改善无疑也帮了她的肝脏一个大忙，因为这些器官、系统之间的联系错综复杂。一个额外的收获是，珍妮丝的体重减轻了约2.3千克。

## 大豆蛋白

采用富含全大豆（而非加工过的大豆）的饮食可以给健康带来许多积极影响，包括让肝脏受益。研究发现，大豆中的生物活性物质（大豆异黄酮）可以通过调节脂肪代谢改变肝脏中的基因表达，从而改善肝脏中的脂肪酸氧化，继而预防和治疗非酒精性脂肪肝，减少肝脏中堆积的脂肪。大豆异黄酮还被发现可以减少促炎症因子，改善葡萄糖耐量[1]。最好食用以全大豆制成的食物，如豆腐、毛豆、豆豉和味噌，而非大豆片或含大豆成分（如大豆分离蛋白成分）的能量棒。

### 香　料

除了为饭菜增加风味，姜、姜黄（含活性化合物姜黄素）、咖喱粉、辣椒（含赋予辣椒辣味的辣椒素）等香料，以及胡芦巴的种子还可以帮助增进肝脏健康。这主要是因为它们具有抗氧化特性，但在某些情况下也是因为它们抗炎、改变基因表达的能力和/或它们能加强解毒酶活性的特性。例如，2014年7月发表于《肠道》（Gut）杂志上的一项实验室研究发现，姜黄素可以阻止丙型肝炎病毒颗粒进入肝细胞；2013年中国的一项研究发现，姜黄素在实验室环境中会阻止肝癌细胞的生长；同年，中国的另一项研究发现，每天给患有酒精性脂肪肝的小鼠喂食基础姜油有助于保护它们的肝脏免受疾病的损害；2011年日本的一项研究发现，食用胡芦巴种子可以抑制大鼠肝脏中由高脂、高糖饮食造成的脂肪堆积。

### 绿　茶

虽然在流行的减重保健品中添加浓缩绿茶提取物一直存在争议（因为饮用过量的绿茶被认为是急性肝衰竭的潜在诱因之一），但适量饮用绿茶是安全的，甚至是对肝脏有益的。根据2008年《肝脏国际》

---

1 葡萄糖耐量指身体对血糖水平的调节能力。——编者注

杂志的一篇医学文献综述，一些证据表明了适量饮用绿茶可能降低患肝病，尤其是肝癌的风险。这些好处可能源自绿茶中的多酚类物质，该类物质已经被证明可以减少基因损伤，降低血脂水平。绿茶中的儿茶素可辅助治疗病毒性肝炎。我的建议是直接饮用热的或冷的绿茶。

### 维生素E

维生素E是一种抗氧化剂，可以保护身体免受自由基的损害，在饮食中加入足够多的含这种脂溶性维生素的食物可以增进肝脏健康。研究表明，摄入维生素E有助于降低肝酶水平，预防非酒精性脂肪肝，减少肝脏上纤维组织的发展。因此，你要食用一些含植物油的食物（如坚果、种子）、全谷物和鸡蛋，因为这些食物富含维生素E。

有一点很重要：过量摄入这种脂溶性维生素可能引起健康问题，尤其是对患有心脏病或服用血液稀释剂的人而言。更重要的是，一些医学文献的文献综述显示，过量摄入维生素E会增加全因死亡率（而其他文献未证实这种关联），2011年克利夫兰诊所的一项研究发现，每天补充400 IU的维生素E会显著提高健康男性患前列腺癌的风险。因此，在服用维生素补充剂前请咨询医生。

### 胆 碱

胆碱是维持身体正常生理功能所需的基础营养素之一，能维持肝脏的许多功能。胆碱在极低密度脂蛋白（very low-density lipoprotein，VLDL；肝脏输送甘油三酯的一种形式）的代谢中起着重要作用。当体内的胆碱储存量低时，脂肪会在肝脏中堆积；这会损害线粒体的正常功能，减少脂肪酸的氧化，还可能使肠道菌群出现有害的改变。无论从哪个方面来看，缺乏胆碱都是个坏消息。更重要的是，一些研究表明，缺乏胆碱可能为非酒精性脂肪肝和肝癌的发展创造条件，而胆碱水平高可能有助于身体预防这些疾病。胆碱存在于鸡蛋、贝类、家禽、花生、小麦胚芽和全大豆食物中。

除了增进整体健康和维持肝脏功能，以上"超级明星"成分和食物还有助于扭转或阻止非酒精性脂肪肝的发展。它们的益处不止这些。它们还可以产生积极的连锁反应，有利于减轻体重，预防或减轻2型糖尿病，降低患心脏病、脑卒中和其他疾病的风险。换句话说，通过坚持以全谷物、蔬菜、水果、豆类、坚果和有益脂肪（如橄榄油）为主，搭配鱼类/其他海鲜、乳制品，偶尔少量食用红肉的饮食习惯——你就会正中"吃出最佳健康"（包括改善肝脏健康）的靶心。摄入大量有利于健康的植物化学物质、具有抗炎功效的$\omega$-3脂肪酸、保护肠道的益生菌和食用其他健康食物，能够帮助身体恢复最佳状态。

下一章将教你制定增进健康的策略。在第三部分，你会读到以营养学知识为基础的护肝饮食计划、瘦肝饮食计划（The Skinny Liver Diet）。你可以根据你的目标——减重或保持目前体重——来选择你喜欢且适合你需求的饮食计划。无论选择哪种计划，你如果能够坚持食用计划中的美味健康食物，就会在不知不觉间为身体提供充足的能量，在保护肝脏健康的同时享受食物的风味。

## 呵护肝脏健康的补充剂

为了保持肝脏健康，有两种补充剂值得服用。

### 维生素D补充剂

在美国，缺乏维生素D的情况比许多人认为的更普遍——维生素D的总体缺乏率为42%，其中非裔的最高，其次是西班牙裔的。除了一系列健康问题（如心脏病、糖尿病、多发性硬化症、抑郁症和某些癌症），各种肝病，如肝硬化、丙型肝炎和慢性胆汁淤积型肝炎（胆汁的流动量减少或停止流动）的恶化也与缺乏维生素D有关。

在这种情况下，补充维生素D有助于改善肝脏健康。2014年伊朗的一项研究发现，非酒精性脂肪肝病人每2周服用1次大剂量维生素D补充剂4个月后，体内反映有害自由基活性的标志物水平显著下降了，高敏C-反应蛋白（一种系统性炎症的标志物）水平也显著下降。2013年日本的一项研究发现，慢性丙型肝炎病人补充维生素$D_3$（一种有效的身体免疫反应优化剂）可以改善他们对抗病毒疗法和其他抗感染疗法的反应。

### 益生菌补充剂

虽然服用益生菌补充剂对各种肝病的影响的研究结果不一，但至少有证据表明服用益生菌补充剂是有益处的。例如，2005年意大利的一项研究发现，将益生菌*VSL#3*用于治疗非酒精性脂肪肝或酒精性肝硬化可让病人的肝功能有所改善，并减少促炎症因子。2011年西班牙的一项研究发现，非酒精性脂肪肝病人连续每天服用含保加利亚乳杆菌和嗜热链球菌的益生菌补充剂3个月后，丙氨酸氨基转移酶水平、天冬氨酸氨基转移酶水平以及$\gamma$-谷氨酰转肽酶的水平都大幅下降了。其他研究发现，在治疗肝硬化时服用益生菌补充剂可以防止因严重肝病而导致的脑功能下降（肝性脑病）。

　　益生菌补充剂有多种形式，有些需要冷藏于冰箱中，有些则不需要。因此，你要选择适合自己的补充剂，并按照产品说明将其储存于合适的地方。你可能想购买含多种有益菌菌株的补充剂，但你要先与医生或营养师讨论、确定最适合你目前的治疗状况和健康状况的菌株；毕竟，不同的菌株有助于解决不同的健康问题。如果你还没有准备好服用益生菌补充剂，你还可以饮用/食用那些含活性益生菌的乳制品和发酵食品，如味噌、豆豉、酸菜和康普茶，来增加益生菌的摄入量。

# 回到厨房：重塑饮食习惯

从基本的、实用的角度来看，食物提供了维持生命所需的营养素，人体器官（包括肝脏）细胞所需的燃料，以及人们进行日常生活所需的能量。但食物的作用远不止这些。它们也是人产生愉悦感、惬意感和满足感的源泉，也是庆祝好消息、表达爱意和关心其他人的一种方式。食物是一种"社会货币"和文化认同方式。其作用还有很多。事实上，人们生活在一个以食物为中心的社会，食物已经被纳入了几乎所有你可以想到的社交场合。鉴于这些现实情况，也难怪对许多人而言，改善自身的饮食习惯具有非常大的挑战性了。毕竟，没有人喜欢自己想吃的食物被拿走或感觉自己被庆典及社交活动排除在外。

好消息是，你无须这样做。你可以通过遵循健康的饮食模式，在吃到许多自己喜欢的食物的同时仍然维持正常的体重、保持自己的肝脏健康和整体健康。这并不像听起来那么困难，但实现起来确实需要一些计划和毅力。第九章和第十章的两个饮食计划基本都遵循了第七章中的饮食模式，主要是地中海饮食——食用大量富含抗氧化剂的水果和蔬菜、鱼/其他富含 $\omega$-3脂肪酸的食物、含益生菌的发酵食品，等等。但那两个饮食计划也含其他食物，以在改善健康状况的同时"取悦"味蕾。

因为这两个饮食计划都是为保护肝脏设计的，所以它们可能要对你现有的饮食进行特定的、出乎你意料的调整。调整的内容包括以下几点。

### 警惕大多数白色食物

你可以保留豆腐、花椰菜、洋葱、白豆和棕榈心。但是，白面包、普通意大利面、白米（精米）、饼干等食物需要被剔除——食用这些食物会使胰岛素和血糖的水平飙升，随着时间的推移，患胰岛素抵抗和肝损伤的风险会升高。

注意：你可以食用豆类面食，如用黑豆、红扁豆和毛豆制成的面食，它们现在很热门，属于潮流食品；因为这些食物含蛋白质（每份约20克）和膳食纤维（通常每份超过10克），且其中的碳水化合物比传统面食少，所以食用它们通常不会造成胰岛素水平或血糖水平疯狂飙升。

### 早餐不是一个可有可无的选择

早餐是必选项！我建议你每周吃几顿用富含蛋白质的食物（如鸡蛋）和蔬菜组成的早餐，因为摄入蛋白质有助于遏制餐后一段时间内的食欲，而食用蔬菜则可以为一天的健康饮食打下基础（你需要提高每日的农产品食用量）。在其他日子里，你可以用健康的全谷物或富含益生菌的食物为身体提供能量。再搭配上咖啡或绿茶，你便拥有了一份能让你活力满满的早餐！

### 将反式脂肪视为毒药

反式脂肪本质上都是毒素，因为它们对血管有害，会损害肝脏。你要养成阅读食品成分表的习惯，避免食用成分表中有"部分氢化油"字样的食品。另外，远离油炸食品（如炸薯条、洋葱圈、马苏里拉奶酪棒）。

### 优化宏量营养素的食物来源

将简单的碳水化合物替换为复杂的碳水化合物（如全谷物和蔬菜），将高脂的蛋白质来源替换为瘦肉、鱼、豆腐、鸡蛋、豆类，以及去皮家禽肉，将不健康的饱和脂肪替换为健康的富含单不饱和脂肪酸和多不饱和脂肪酸的食物（如有机冷压橄榄油、牛油果、坚果和种子）。健康的碳水化合物、蛋白质和有益脂肪会"取悦"肝脏，但精制碳水化合物食品、高脂的蛋白质来源、反式脂肪和饱和脂肪则会"激怒"肝脏（也许还会让它发炎！）。

### 日常饮食的五彩搭配

颜色鲜艳的水果和蔬菜含抗氧化剂和有益健康的植物化学物质。色彩不同的食物（蓝莓、橙子、红番茄、黄甜椒、菠菜、紫茄子等）通常含不同类型的植物化学物质。在饮食中，农产品的颜色越多，往往越有益健康。

### 吃到不饿就住嘴

在一些文化中，有一个概念叫作"腹八分"：吃饭吃八分饱就好。如果你还没有试过这个方法，那么我建议你尝试一下：细嚼慢咽、用心地好好咀嚼食物，并注意身体发出的信号。这会帮助你在不吃过多的食物、摄入过多热量的情况下有饱腹感（同时也免除了计算热量的任务）。

### 食用成分少于六种的食品

这一方法将帮助你减少摄入高度加工食品中的添加剂、防腐剂、填充物和其他人工成分。如果成分表中含你不知道的成分，那么你就要在购买和吃下去前三思。一般而言，成分表相对较短的食品往往更健康且营养更丰富——坚持食用这样的食品！

## 尽可能吃有机食物

有机食物往往价格更贵，但也并不总是贵很多，而且在饮食方面增加成本往往是值得的。毕竟将杀虫剂的摄入量降到最低对身体，特别是肝脏有好处。做到这一点的最好方法之一是查阅美国环境工作组的农药残留物测试数据。下列12种农产品最容易存在严重的农药残留：草莓、苹果、桃驳李、桃子、芹菜、葡萄、樱桃、菠菜、普通番茄、甜椒、樱桃番茄和黄瓜——这些食物值得你多花钱购买有机品种。相对而言，比较干净的农产品则有：牛油果、甜玉米、菠萝、卷心菜、冷冻甜豌豆、洋葱、芦笋、杧果、木瓜、猕猴桃、茄子、甜瓜、柚子、哈密瓜、花椰菜——如果你想省一点儿钱，你可以选择以传统方式种植的农产品。

## 在厨房忙起来

遵循"多在家做饭，少外出就餐"的习惯可以更好地控制食物的原材料品质和分量。在外面吃饭很容易摄入过量的热量、碳水化合物和脂肪——这对肝脏、体重和身体的其他部分而言都是负担。你可以计划每周至少有6天晚上在家里吃饭。除了准备健康的食材，你还可以在烹饪时添加对肝脏有益的香草和香料，如姜黄、肉桂和生姜，你可以在附录A的食谱中找到它们的身影。在与病人的合作中，我发现他们如果在饭菜中加了自己喜欢的香草、香料，则更可能将健康的饮食计划坚持下去。虽然我在附录A的食谱中提供了选择香料的建议，但你完全可以随意添加你喜欢的天然调味料——几乎所有的香草和香料都对健康有益，所以加点儿它们不会出错！

**将水视为"最好的朋友"**

饮用更多的水意味着减少碳酸饮料、果汁等饮料的饮用量——对你的钱包和热量预算而言，这是很实惠的改进。我的建议是尽可能避免以液体的形式摄入热量，因为相比于消化固体食物，身体消化等量的液体食物时消耗的热量更少、摄入的热量更多。因此，喝饮料可以迅速增加热量摄入，从而增加体重。此外，饮用纯净水有助于身体保持在最佳运转状态，有助于调节水和电解质平衡，促进消化，等等。

附录D是一份"健康肝脏周记"，可以帮助你记录自己正在做出的改变、遇到的挑战，以及如何用不同方式处理遇到的问题。

## 禁忌食品

正如第四章所述，食用某些食物会促进内部炎症，增加脂肪量，并导致进一步的肝损伤（如肝纤维化和肝硬化），严重损害肝脏。你在减重或改善健康状况时，以下五种食物和成分应列入禁忌名单。

### 添加糖

包装食品中的白砂糖、蜂蜜、甘蔗汁、浓缩果汁、任何种类的糖浆和常见的以"糖"结尾的物质，通常都是添加糖。你可以在包装食品（如饼干、工业调味品、碳酸饮料、果汁、燕麦棒和麦片）的成分表中看到它们。食用含添加糖的食品会导致血糖水平和胰岛素水平飙升，直接给肝脏带来压力。食品中的工业果糖应该算得上是最凶残的"健康杀手"之一，因为工业果糖（如高果糖玉米糖浆和结晶果糖）可在肝脏中直接转化为脂肪，导致炎症和肝损伤的恶化（不用过于担心新鲜水果中的果糖；因为水果含膳食纤维，食用水果对血糖水平和胰岛素水平的影响并没有那么大）。

### 过量的酒精

偶尔喝杯红葡萄酒是可以的。但是，摄入过多的酒精会给肝脏带来巨大的压力。大多数人都意识到了这一点，但"过量"的门槛可能比你想象得要低："过量"的酒精意味着女性每天饮用超过1杯酒，男性每天饮用超过2杯酒。如果你患有非酒精性脂肪肝并且超重，那么摄入酒精带来的额外压力可能使你的肝脏不堪重负。

### 反式脂肪

从营养学上讲，反式脂肪（存在于许多包装过的烘焙食品、奶糖和油炸食品中）没有摄入的价值。更糟糕的是，2010年美国辛辛那提大学医学院的一项研究表明，摄入反式脂肪会导致肝纤维化。

### 过量的钠

对已经有肝损伤（例如脂肪肝或肝炎）的人而言，摄入过量的钠可能进一步损害肝脏。由于人们饮食中的大部分钠来自加工食品（如罐头、沙拉酱、咸味零食），遵循全食物饮食（第九章和第十章的饮食计划）而非食用包装食品，会帮助你大大减少钠的摄入量。减少盐的用量似乎很难，但如果你更多地使用香草和香料，你就会发现自己不再那么想念盐的味道了，食物也变得更美味了。

### 精制谷物

精制谷物在加工过程中损失了大部分营养，并且会引起类似身体对单糖的反应：血糖和胰岛素的水平飙升，直接给肝脏带来压力，随后两者的水平又迅速下降了——就像坐过山车一般。你要远离精米、面包和面食。

## 合理的食物替换

为了让肝脏（以及身体的其他部分）处于最佳工作状态，你需要在饮食中进行一些简单的替换。你可以试着逐步替换食物；渐渐地，你会发现自己越来越习惯于吃对肝脏有益的食物，而且还会发现这些食物的味道确实更好。

以下是你可以替换并选择的食物。

| 需要被替换的食物 | 用来替换的食物 |
| --- | --- |
| ·精米 | ·糙米 |
| ·精制白面包或小麦面包 | ·全麦或全麦面包 |
| ·速食燕麦片 | ·钢切燕麦 |
| ·白面/小麦面条 | ·全麦/豆类面食 |

| 需要被替换的食物 | 用来替换的食物 |
| --- | --- |
| ·面粉玉米饼 | ·玉米、杏仁或糙米 |
| ·精制白饼干或小麦饼干 | ·无麸质/种子基饼干 |
| ·普通面包圈 | ·全麦英式松饼 |
| ·葡萄干 | ·杏干 |
| ·果汁 | ·完整的水果 |
| ·冰山莴苣 | ·深色绿叶蔬菜（菠菜、羽衣甘蓝、瑞士甜菜、芥菜） |
| ·氢化植物油 | ·特级初榨橄榄油或有机初榨菜籽油 |
| ·脂肪含量高的红肉 | ·瘦肉或鱼 |
| ·鸡腿肉 | ·鸡胸肉 |
| ·裹着牛奶巧克力的坚果和种子 | ·生的坚果和种子 |
| ·用蜂蜜烘烤的坚果 | ·无糖肉桂或可可果 |
| ·市售汉堡包 | ·自制黑豆汉堡包 |
| ·养殖的海产品 | ·野生捕捞的海产品 |
| ·含添加糖或三氯蔗糖的酸奶 | ·全脂/低脂酸奶或不含添加糖的开菲尔 |
| ·加工干酪 | ·陈年奶酪，如帕玛森奶酪 |
| ·卡布奇诺或摩卡咖啡 | ·黑咖啡（可添加无糖杏仁奶和甜叶菊） |
| ·奶茶拿铁 | ·热绿茶 |
| ·碳酸饮料 | ·含天然香料的无糖苏打水 |
| ·甜茶 | ·加柠檬的无糖冰茶 |

| 需要被替换的食物 | 用来替换的食物 |
|---|---|
| · 含添加糖的鸡尾酒 | · 红葡萄酒 |
| · 市售沙拉酱 | · 优质的橄榄油和香醋 |
| · 甜酱油 | · 减钠低糖酱油 |
| · 番茄酱 | · 纯黄芥末酱或第戎芥末酱 |
| · 蛋黄酱 | · 牛油果/鹰嘴豆泥酱 |
| · 奶油类酱料或调味品 | · 无添加芝麻酱 |
| · 市售人工香料包 | · 柠檬或酸橙汁 |
| · 牛奶巧克力 | · 黑巧克力（可可含量>72%） |
| · 市售奶昔 | · 混合了牛奶、香蕉和可可的自制奶昔 |
| · 普通布丁或木薯布丁 | · 自制奇亚籽布丁 |
| · 水果派 | · 水果蘸黑巧克力 |
| · 含三氯蔗糖甜味剂的产品 | · 含甜菊糖的产品 |
| · 普通意大利面 | · 金丝南瓜意面或螺旋蔬菜意面 |
| · 市售水果冰沙 | · 含蛋白质的自制绿色冰沙 |
| · 糖浆煎饼 | · 全麦法式吐司配浆果 |

## 合理的厨房改造策略

对许多人而言，厨房是家庭的中心，是全家人主要的"聚会"场所，也是你最可能和家人吃饭和交流的地方。为了给肝脏提供有助于保持其健康的食物，你需要停止食用对肝脏无益的食物，并将厨房布置成一种倡导健康饮食习惯的地方——健康的食物在这里唾手可得。这就是厨房改造策略的最重要的目标。你不需要装修公司或木匠的帮忙，只需要有条不紊地规划厨房内的空间，让它变得有利于达到你保护肝脏的目标。

为此，明智的做法是避免厨房台面上出现诱人的垃圾食品，因为它们可能在你不是特别饿的时候诱发你的进食冲动。所以，你要将饼干罐放在紧闭的橱柜里！你如果想用一些食物来点缀台面，可以考虑将颜色鲜艳的水果摆放在碗里。2012年美国圣波拿文都大学的一项研究发现，当水果被放在厨房台面上一个显眼的碗里时，人们会增加对这些营养丰富的食物的食用量。

2015年秋天，一个名叫AJ的20岁年轻人被母亲送到了我这里。AJ是肥胖症病人（BMI大于40）。他正准备返校读大学，并准备搬进学校宿舍，购买和烹饪自己的食物——他希望以此减掉一些去年在学校食堂吃饭时增加的体重。我们做的第一件事是教他打造健康的厨房，包括教他基本的打理冰箱和储藏室技巧，以便在他匆忙的时候快速做出健康的饭菜（避免点外卖）。然后，我们去了杂货店。在那里，我主要教他找到有助于减重的食物，挑选富含蛋白质的瘦肉（如野生鱼类和草饲牛肉）和农产品，找到含有益脂肪的食物、全谷物和必要的罐头。在我们对厨房进行了改造之后，AJ对减重比以往任何时候都更有信心。

当我们一年后再次见面时，AJ仅仅通过改变饮食习惯就减掉了约22.7千克。过去的一年内，他还减少了饮酒量，并交到了一个喜欢和他一起做饭的女朋友。AJ的大学生活出现了转机，他也变得更好（更健康）了。

以下是整理厨房中两个主要区域——冰箱和储藏室的最佳方法。在开始整理之前，请购买好三明治袋等其他控制食物分量的分装容器，这样你就可以把某些食物放在单独的"隔间"里；如果想将厨房改造策略中一些建议付诸实践，那么你就需要这么做。

### 冰　箱

请记住一个原则：确保冰箱和冰柜保持适当的温度，让易腐食品保持新鲜。冷藏室应保持在4.4摄氏度以下，冷冻室要在-17.8摄氏度以下。不要只依赖设备的温度控制功能；买一个便宜的电子温度计，这样你就可以随时了解冰箱和冰柜的温度了。从杂货店回家后，你要立即将易腐物品储存起来，遵守"2小时规则"：不要将肉类、海鲜、鸡蛋、乳制品或其他需要冷藏的物品在室温下放置超过2小时。天气炎热时，这些食物在室温下最多放置1小时（这些规则也适用于储存剩菜和外卖）。

接下来让我们看看用冰箱储存食物的最佳方法。

### 提前备菜

我经常从病人那里听到的一个借口是"没有时间准备要食用的新鲜农产品"。为了让食用新鲜食物变得简单，我建议你购买整根有机胡萝卜或芹菜梗，将它们洗净、去皮、切开后储存起来。你可以用纸巾包裹它们，并将它们放在透气的塑料袋中，放入冰箱的保鲜室里（这类食物最多可以保存5天）。这可以让你在有进食冲动的时候快速将它们做成零食解馋，也可以为你之后几天的备餐过程节省时间。

### 有策略地使用分装容器

将健康的食物放在透明的容器里，将不健康的食物放在不透明的容器里。这样一来，健康的和准备好的食物会很容易被看到，而不太健康的蛋糕或油炸食品则不会被看到。如果你的冰箱或冰柜有足够的空间，那么我建议将剩饭、剩菜一份份地储存在较小的容器中，这样你就可以在准备吃饭的时候直接拿出1份加热，而非从一大份食物中分出1份。

### 保持富含蛋白质的食物触手可及

将小分量的富含蛋白质的食物——如奶酪串、酸奶、装在单独并且可重复密封食品袋中的花生酱球（食谱见附录A）、煮熟的鸡蛋——放在容易拿到的地方，这样你就可以快速获取1份即拿即食的零食。

### 把农产品放在显眼的地方

看不见的东西往往是想不起来的东西。因此，与其把五颜六色的水果和蔬菜放在抽屉里，不如把它们放在架子上，放在一眼就能看到的地方（靠近酱料，如鹰嘴豆酱和牛油果酱的地方）。相反，抽屉可以用于存放不健康的食物（如没吃完的意大利面或甜点）。这与杂货店利用商品摆放策略促进销量的原则相同。

### 明智地使用冰箱门的储藏空间

不要把鸡蛋或乳制品摆放在冰箱门上的挂盒里，因为这些食物容易变质。你要将对肝脏有益的调味品，如辣酱（含辣椒素）、黄芥末（含姜黄）、辣根、鱼酱和无麸质酱油储存在冰箱门的挂盒中，以方便取用。

### 填满冷冻室

这里是储存水果冻干和蔬菜冻干的完美场所，你可以即拿即食。放在这里的食物也会悄悄过期，你会在清理冷冻室时遇到这种情况。为了预防这种情况的出现，你要确保把蔬菜和瘦肉放在前面和中间，这样你就很容易记起它们的存在。无论何时你都要储存至少一种蔬菜冻干（如西蓝花冻干），如果冰箱里的新鲜农产品吃完了而你来不及买新的，那么你就可以吃它。如果你经常带着午餐上班，那么你可以考虑把单份的午餐放在分装容器里，方便打包。

## 尽量不浪费食物，但你要知道什么时候该扔掉它！

在判断食物是否真的变质时，大家往往都有大大的疑惑。2011年美国食品营销协会的一项调查发现，91%的消费者表示曾在食品过了"销售截止日期"后将其扔掉，因为他们担心食物已经变得不安全了。这里有一个令人惊喜的消息：食品标签上许多花里胡哨的日期，如"销售截止日期""最佳食用日期"和"最佳赏味期限"，只是制造商对食品何时处于最高质量的预估，而非食品是否安全的标志。只有"保质期"与食品变质的时间有关。所以，如果一种食品已经过了保质期，那你就应该扔掉它。

对需要冷藏的易腐食物，你要牢记一些常规的经验法则。

· 冷藏牛奶通常在"最佳赏味期限"之后的2~3天内依旧可以食用；请将其放在冰箱冷藏室中温度最低的地方。

· 冷藏鸡蛋在"最佳赏味期限"之后的几周内可以安全食用。

· 未开封的冷藏酸奶和冷藏松软干酪在"最佳赏味期限"

后的14天内依旧可以饮用/食用。

- 冷藏的生鱼、新鲜家禽肉和牛肉应在购买后的2天内煮熟并食用。

- 冷藏午餐肉应在打开包装后的3~5天内食用；熟食店的肉也是如此。

你如果仍无法判断某种食物是否适合食用，那么就让感官告诉你。如果食物的颜色变得很奇怪或质地发生变化，或如果食物闻起来有腐烂或酸败的气味，那么你最好的选择是把它扔进垃圾桶或用来堆肥——而非通过品尝判断其能不能吃。

## 储藏室

你最好坚持"保质期长的食物放在后面，保质期短的食物放在前面"的摆放策略。在营养学和食品科学课程中，我学到的食品摆放技巧之一就是最不易变质的食物应该被放在储藏室的深处，而那些最容易变质的食物应该被放在储藏室最显眼的地方。为了帮助你选择食物，你也可以将这个原则用于摆放健康（低热量、低糖）的食物。如果你的橱柜或储藏室有长方形的容器，那么你就可以在容器前部存放小份分装的坚果和无添加爆米花，在后部存放黑巧克力棒。这三种食物都很健康，但无添加爆米花和坚果更适合作为现成的、相对健康并且随手可得的零食，而黑巧克力则适合作为偶尔解馋的零食，这就是为什么你应该为食用黑巧克力添加一些"寻找成本"。

以下是其他改造储藏室的聪明方法。

## 尽量减少种类

变化也许是生活的调剂，但在涉及食物时，可选择的种类太多可能使你吃得更多，而且更容易选择吃不健康的食物。因此，你应该限制自己储存的食物种类，特别是对饼干等休闲食品和加工谷物食品；把更多的位置留给天然食物。这样会帮助你坚持更健康的饮食习惯。

## 请记住：批发食品意味着分量大！

是的，批量购买食物可以帮助你省钱，但也可以使你吃得更多——这不是你想要的结果。解决办法是把一大袋的无添加爆米花或一大盒麦片分成独立的分量，装在小袋子里。如果你想进一步激励自己，你可以用记号笔在袋子上写一些话——比如"品尝味道"或"慢慢咀嚼"——这将帮助你对你的预计摄入量负责任。

## 储备主食

为了保持健康食材唾手可得，以便你快速做好美味、有营养的饭菜，请在储藏室里装满以下必需品。

- 健康的罐头或利乐包[1]食品（注意包装成分）：无糖番茄酱/番茄丁/番茄泥罐头、无糖南瓜泥罐头、野生鲑鱼罐头、沙丁鱼罐头、金枪鱼罐头；低钠黑豆/花豆/红豆/鹰嘴豆/扁豆/无脂炒豆罐头、有机椰奶罐头、低钠肉汤罐头。由于许多罐头的内壁含双酚A，所以请你注意罐头的包装材料。你也可以选购用利乐包包装的健康食品。
- 面食：豆类（如黑豆、红扁豆和毛豆）制成的面食、糙米制成的

---

1 利乐包是一种用于盛装液体食品的包装形式。——编者注

面食、全麦面食。

- 大米和全谷物：糙米、红米、黑米、菰米、青麦仁、法老小麦、大麦、去壳古斯米、小米。

- 健康零食：亚麻籽饼干、斯佩尔特小麦椒盐饼干、生的无糖椰子片、（只用健康的油类、盐或用空气爆开的）无添加爆米花。

- （开封前不需要冷藏的）植物奶：无糖杏仁奶/腰果奶/亚麻奶。

- 含有益脂肪的油：橄榄油、椰子油、牛油果油。

- 醋：香醋、苹果醋、白葡萄酒醋、米醋。

- 香草和酱料：牛至、迷迭香、姜黄/咖喱粉、黑胡椒、百里香、肉桂、小茴香、辣椒粉、辣椒酱。

- 坚果和种子：无盐生杏仁/花生/生腰果/开心果、无糖花生酱/杏仁酱/腰果酱、奇亚籽、亚麻籽。

- 其他：植物蛋白粉、乳清蛋白粉、干豌豆和其他豆类。

## 热量的疑难杂症

你可能听过"1焦耳就是1焦耳。"（A calorie is a calorie.）的说法，在你摄入超过了所需热量的热量后，剩余的热量会以脂肪的形式储存起来。这种说法并不能说是错的，但现实情况是，虽然所有的热量都能转化为能量，但并非所有的热量都平等——某些器官（如肝脏）对消耗的热量特别挑剔。对肝脏和心脏而言，富含膳食纤维的食物（如全谷物、豆类、蔬菜和水果）、富含抗氧化剂的食物（如水果和蔬菜）、富含优质蛋白的食物（如鱼、其他海鲜、去皮鸡胸肉/火鸡胸肉、鸡蛋、豆类、坚果、种子和低脂乳制品）和有益脂肪（如单不饱和脂肪和多不饱和脂肪）所提供的热量胜过其他食物。因此，这些食物应该占你饮食的90%；另外10%的食物提供的热量可被认为是"可自由支配的"热量，这些食物（如一勺冰激凌或一块生日蛋糕）可在聚会或偶尔的放纵时食用。

　　改善健康状况和减重的旅程始于食用正确的食物（那些增进健康的食物）和避免食用错误的食物（那些会刺激你的食欲、增加体重和有损于健康的食物）。本书概述的饮食计划的重点不是控制热量，而是提高营养密度；因为食用健康的食物不仅能给身体提供热量，让你有饱腹感，还能让你不容易暴饮暴食。因此，如果有营养的食物能在你的饮食中占据中心位置，你能注意它们对身体产生的影响（包括你的感受和身体机能），那么随着时间的推移，你就会感到自己对垃圾食品等不健康的食物的渴望减少了。这种良性循环真的会让你更强大，而且很可能让你上瘾。

### 储备一些新的食物，比如青麦仁和味噌

　　以下的一些食物可能对你（和你的肝脏）而言是新食物。它们中的大多数都可以在杂货店、超市或天然食品店中被找到。所有这些食物（通常是散装的，价格较低）都可以在购物网站上找到。以下是一些简短的指南，用来介绍这些不寻常的食物以及它们的食用方法。

- **杏仁粉**：杏仁粉是一种不含麸质的"面粉"，由经过焯水、去皮、被磨成细粉的杏仁制成。杏仁粉的脂肪含量比普通中筋面粉高，但碳水化合物含量较低。此外，它还含大量维生素E，平均每份含约6克蛋白质。你可以在杂货店买到杏仁粉，但更好的选

择是自己在厨房里用生杏仁和搅拌机制作杏仁粉。

- **杏仁蛋白饼干**：这些饼干不是由谷物，而是由杏仁（和其他坚果）、种子和香料制成的，是一种松脆、可口的零食，并且含大量的蛋白质。许多杂货店都有这种饼干；它们通常被放在无麸质食品附近。

- **"原始"谷物**：斯佩尔特小麦、小米、大麦、糙米、青麦仁、法老小麦、卡姆小麦等谷物被认为是"原始"谷物，因为自从人类开始食用它们以来，数千年来它们几乎没有被改造过。它们与很多商业作物（如普通小麦和玉米）形成了对比。由于农业中的选择性育种，很多作物的原始形式已经发生了巨大变化。"原始"谷物和全谷物是膳食纤维的极好来源，通常也含较高的蛋白质和微量营养素。这些谷物中的大多数与精米一样容易烹饪，是为你的膳食增加营养、增添风味的很好的精米替换品。另外，我也推荐藜麦、荞麦、苋菜籽。

- **豆制面食**：你在许多传统的杂货店都可以买到豆制面食，这些面食完全由黑豆、大豆、小扁豆或其他豆类制成。食用豆类面食既能增加膳食中的蛋白质和膳食纤维摄入量，还能减少精制碳水化合物食品的食用量。它们的食用方法与传统面食的相似，但质地可能因豆类的不同而不同。它们完全不含谷物！

- **黑米**：黑米的味道像混合了坚果和泥土。它富含膳食纤维和B族维生素。研究表明，它可能比蓝莓或黑莓含更多具有抗癌功效的抗氧化剂。你可以在大多数健康食品商店找到黑米，并用它代替食谱中的其他类型的米。

- **西蓝苔**：市场上常见的西蓝苔是普通西蓝花和芥蓝的杂交品种。

西蓝苔的花头较小，花茎较长、较细。与普通西蓝花相比，西蓝苔的味道稍甜，口感较嫩。它的营养成分与普通西蓝花相似，可以炒、蒸或烤。你可以在农产品区买到。

- **糙米玉米饼**：糙米玉米饼由糙米粉（代替了小麦粉）与玉米粉混合制成，是全谷物的替代品，含大量膳食纤维，同时具有与传统玉米饼相同的益处。你可以在许多健康食品店的面包区或传统杂货店的无麸质产品区中找到这种食品。

- **可可粉**：可可粉是用于制作巧克力的烤可可豆磨成的粉末。在不使用巧克力风味添加剂的情况下，可可粉可以给奶昔和冰沙提供巧克力的味道。可可粉的味道比牛奶巧克力更丰富、更苦涩，是钾、锌和抗氧化剂的良好来源。健康食品商店有袋装或瓶装的可可粉。

- **奇亚籽**：奇亚籽是西班牙鼠尾草的种子。除了富含蛋白质和膳食纤维，奇亚籽还是一种 $\omega$-3 脂肪酸的良好的植物来源，有很好的增进健康的功效，可以加在冰沙、米饭、菜肴中。它还可以用来为汤和酱汁增稠，因为它浸泡在液体中会膨胀，并且让液体呈凝胶状。与亚麻籽不同，奇亚籽不需要被磨碎就能让人体吸收其中的 $\omega$-3 脂肪酸。如今，你可以在大多数杂货店找到奇亚籽。

- **干椰丝**：也被叫作"脱脂椰丝"，是干燥的椰丝。你可以随意将其添加到冰沙、沙拉中或用于烘焙。在大多数杂货店里，干椰丝是按袋出售的；健康食品店可能会出售散装干椰丝。在购买之前，你要检查成分，选择无糖产品。

- **毛豆**：毛豆是在变硬之前就被收割的嫩黄豆。我在烹饪毛豆时，通常保留它的豆荚，直接煮或蒸，然后加盐食用。毛豆经常出现在亚洲菜肴中，在美国也是相当受欢迎的配菜或零食。它们是一种很好的沙拉配菜（你甚至可以做毛豆酱）。大多数杂货店都会出售新鲜的或冷冻的毛豆。

- **火麻籽仁**：火麻籽仁是火麻籽的内核部分，或者说是去了壳的火麻籽，非常易于消化。火麻籽仁有着浓郁的，类似于松仁的坚果风味，是 $\omega$-3脂肪酸和 $\omega$-6脂肪酸极佳的植物来源，也是一种完全蛋白质[1]。你可以将它们随意放进沙拉、蛋白质奶昔、燕麦片或其他形式的餐食中以增加营养。

- **（风味）橄榄油**：你可以选购各种特级初榨橄榄油，包括一些具有额外风味（如罗勒、柠檬、大蒜或迷迭香）的橄榄油。因为这些橄榄油可以在几乎不增加食物热量的情况下增添风味，所以它们是一类自制沙拉酱的很好的食材。

- **豆薯**：豆薯是一种根茎类蔬菜，看起来像土豆和萝卜的结合。豆薯有一种微甜的味道，生吃时口感脆爽，与荸荠相似。豆薯富含维生素C和膳食纤维，脂肪含量很低，切成丝或薄片的豆薯是沙拉或卷饼的极佳配菜。大多数杂货店的农产品区均会售卖豆薯。

- **开菲尔**：开菲尔是以牛奶为基底的发酵食品，是益生菌和蛋白质的重要来源。它的味道与希腊酸奶相似，但质地更稀薄，像饮料一样稠。它既可以被直接食用，也可以被混合进冰沙中食用。你可以在大多数杂货店买到开菲尔，开菲尔通常储存于乳制品的瓶子中。你还可以买到不含乳制品的开菲尔。

- **韭菜**：与细香葱、大蒜、洋葱和大葱一样，韭菜也是葱属植物的

---

[1] 完全蛋白质指所含必需氨基酸种类齐全、含量充足、相互比例适当，能够维持生命活动和促进生长发育的蛋白质。——编者注

成员（它们看起来像特大号的细香葱）。将它们切段生吃、炒制或烤制，可以真正激发出韭菜原本的独特风味。你可以单独食用它或将它添加到许多不同的菜肴中。你可以在大多数杂货店的农产品区找到它的身影。

· **牛奶替代品**：对那些不能（或不想）喝牛奶的人而言，饮用牛奶替代品是个不错的选择。各种牛奶替代品随处可见——由于营养成分高，它们越来越受欢迎。此外，它们通常热量较低，糖分较少（只要你选择无糖牛奶替代品）。无糖香草杏仁奶尤其美味，每杯的热量只有大约30焦耳，且口感细腻。其他的牛奶替代品有豆奶、椰奶、腰果奶和米奶。许多牛奶替代品都储存在利乐包内，在打开之前无须冷藏。

· **味噌**：味噌是一种以发酵的大豆为主原料，加入盐、大米、麦芽提取物等发酵而成的咸味酱，有红色、棕色、黄色或白色之分。它通常用于制作味噌汤，但也可以添加到沙拉中、作为牛油果肉的调味品，甚至可以添加到炖菜和其他的汤中。它是异黄酮、B族维生素、益生菌和酶的重要来源之一。

· **营养酵母**：营养酵母通常在素食饮食中作为奶酪的替代品，营养酵母是一种失活的酵母，呈片状，在健康食品商店有售。它不像活酵母那样会让面包和其他烘焙食品发酵；相反，它可以作为食材代替帕玛森奶酪。它吃起来有一种混合了奶酪和坚果的味道。

· **蛋白粉**：食用蛋白粉是一种增加蛋白质摄入量却不增加脂肪摄入量的简单方法。蛋白粉的种类很多，从植物蛋白粉（如大豆蛋白粉和豌豆蛋白粉）、乳清蛋白粉，到蛋清蛋白粉，通常用于制作冰沙，也可用于制作酸奶或能量棒。在选购蛋白粉时，你要选购那些成分表较短的蛋白粉，要避免选购含你不认识的成分的蛋白粉和那些含人工香料、甜味剂、色素、风味添加剂的蛋白粉。蛋白粉通常在健康食品店或大型百货公司有售。

· **藜麦**：藜麦味道温和，可以用与烹饪大米类似的方式进行烹饪。近年来它在美国越来越受欢迎，很多杂货店都有出售。

· **海洋蔬菜**：紫菜、螺旋藻等海藻的营养价值很高，你可以随意将其添加到蛋白质奶昔、沙拉、炒菜和其他菜肴中。脱水海藻在大多数杂货店中以不同大小的包装出售（你可以在国际食品和民族特色食品货架上找到它）。不同类型的海洋蔬菜有不同的味道，但大多数的口感相当温和，你可以像烹饪其他绿色蔬菜一样烹饪它们。在附录A的食谱中，你会发现海洋蔬菜中紫菜、螺旋藻的烹饪方法。

· **螺旋蔬菜**：螺旋切菜器是一种可以在家庭用品商店或网上购买的廉价设备，可以将新鲜的蔬菜（如西葫芦、胡萝卜和黄瓜）切成螺旋形的、看起来像面条一样的片或丝。螺旋蔬菜有很好的口感，特别是用来替换普通意大利面的螺旋蔬菜意大利面。

· **发芽的种子**：已经开始发芽或已经发芽的种子含很多营养素。你可能很熟悉苜蓿芽或豆芽的制作方法。许多其他豆类和种子（如包括扁豆、豌豆、鹰嘴豆和葵花籽）的芽也可以用这种方法得到并使用它们的芽。此外，一些全麦面包含发芽的种子。发芽的种子是制作沙拉和三明治的很好的食材之一。

· **芝麻酱**：芝麻酱是由芝麻制成的糊状物，含大量的铜、镁、钙、锌，这些矿物质是保持身体最佳状态所必需的。芝麻酱是用于制作鹰嘴豆泥的食材之一，它还可以作为单独的酱料和炖菜、汤、腌制食品的调味品，甚至是烘焙食品的辅料。你可以在大多数杂货店找到它。

- **豆豉**：豆豉是一种由大豆制成的富含植物性蛋白质的食品。豆豉比豆腐更硬，有坚果的味道。它是一种发酵食品，是益生菌的最佳食物来源之一。你可以在大多数杂货店的（冷藏的）素食区找到它。

- **山葵粉**：山葵粉是寿司的重要组成部分，具有强烈的辛辣味。山葵被晒干后会被制成粉末，可以随意地被添加到调味品、腌制物和酱汁中。你可以在香料商店、亚洲食品店和一些健康食品商店买到它。

- **萨塔（Zaatar）**：这种源自中东的美味混合香料由盐肤木籽、百里香、盐和芝麻组成。你可以将其撒在面饼、鸡蛋或蒸的蔬菜上，也可以将其混在腌料中，或将其撒在特级初榨橄榄油中，作为全麦面包的蘸料。盐肤木籽和百里香除了可以提供美味的风味，还可以降低食源性疾病的发病率。你可以在香料商店、中东食品店和许多杂货店的香料区买到萨塔。

## 把你的健康饮食带在路上

虽然营造一个健康的家庭环境对养护肝脏至关重要，但你不可能每天都待在家里或舒适的、理想的环境中。你有工作，有旅行计划，有社会责任，有各种日程安排，这些都会使你离开原本的环境，处于其他环境中。为了呵护肝脏，你需要用工具和策略武装自己，帮助自己在外面的世界中生存下来。为了在食用别人烹饪的食物后你（和你的肝脏）不受到损害，请你采取以下步骤。

### 提前计划

许多餐厅现在会在网上公布菜单和菜肴的营养信息，让你能根据自己的健康饮食计划选择合适的餐馆和菜肴。选择菜品丰富的餐厅，避免选择自助餐或油炸食品占所有产品的一半以上的餐厅。选好了一家餐厅后，你需要提前打电话给餐厅询问以下问题："厨师能否根据特定的饮食需求或要求调整菜肴？"或"我可以自己带沙拉酱吗？"

### 尽可能预订菜肴

你如果到了餐厅后发现要等1小时才有座位，你很可能突然感到非常饥饿，即使你提前吃了点心。你可能先去吧台点一杯饮料，也可能在等位时吃点儿开胃菜。当你看到和闻到其他食客吃的菜肴时，你甚至可能改变你的点餐计划。结果是你健康饮食计划被抛之脑后，因为你不能立即坐下来用餐。提前订座订餐可以避免出现这种情况（你也可以带上1份小零食，比如一袋1人份的杏仁，以备不时之需）。

### 先吃健康零食

你饥肠辘辘地出现在餐厅时很容易暴饮暴食（尤其是当你没有预订，不得不等位时）。这就是提前吃点儿小零食是明智之举的原因。吃点儿含蛋白质和复合碳水化合物的食物（如低脂酸奶、浆果、鹰嘴豆泥和小胡萝卜）有助于你在进入餐厅后保持克制。

## 建立一个成功的"餐桌"模式

首先，你要成为餐桌上第一个点菜的人，因为你在点菜时会受到同伴的影响，哪怕你是独立的成年人而非高中生。研究表明，如果你和一群人在一起吃饭，先点菜可以让你点自己想吃的菜，避免被别人的想法影响而随大流点菜。为了减少分量，你可以找到一个盟友，与他分享一份主菜。不要犹豫，制订你自己的健康饮食计划。人们通常认为有配菜就需要有主菜，但是，你可以用几个吸引你的配菜组成一组健康的、以植物为基础的膳食，而非点一个主菜。

## 勇于咨询服务员（但不要故意为难别人）

你如果想确定某道菜里到底有什么，就不要羞于提问。即使餐厅称某道菜含"清淡的酱汁"，你也不要相信表面上的描述，而要问问菜里具体有什么。此外，不要害怕提出特殊要求。例如，你可以要求将一块鱼进行烧或烤而非油炸，要求面食中多一些蔬菜少一些面，要求单独盛装酱汁而非直接浇在菜上，或要求用橄榄油而非黄油烹调。

## 细嚼慢咽

保持你在家里一直坚持的正念饮食的习惯，放慢用餐速度，在两口之间放下叉子，并享受用餐的其他重要时刻——与同伴的谈话和相互陪伴。你如果要饮酒，就要限制饮酒量在1杯鸡尾酒或葡萄酒或啤酒内，并在饮酒时多喝几口水。

## 对甜点要挑剔

如果有人问你是否想看甜点菜单，请你礼貌地拒绝，说自己在吃完美味佳肴后已经很饱了。如果一定要吃甜点，请你选择新鲜水果（如混合浆果）或鲜榨果汁冰沙。你可以与同伴共享一道更丰富的甜点，只吃几口即可。人人都应该偶尔放纵一下，关键是要限制食用量。

通过改造厨房，定期将美味的、对身体有益的食物纳入健康饮食计划，并在餐厅中巧妙地用餐，你便能为身体提供正确的燃料，从而获得最佳的感受和身体功能。改善饮食习惯无论是为了减重，还是为了保护肝脏（以及身体的其他部分），你都要把本章的原则付诸实践。在接下来的两章中，你将了解到一些更细致的信息，学会让这些策略为你的个人目标服务。

第三部分

# 养护健康肝脏

# 第九章

# 护肝饮食计划

　　许多人认为改善饮食习惯意味着自己会常常感到饥饿，或不得不放弃自己喜爱的美味食物。事实并非如此！正如你在前面的章节中所看到的，你完全可以坚持健康的饮食计划，在摄入大量营养素的同时享受丰富的乐趣，保护肝脏、增进整体健康和保持正常的体重。正如你所了解到的，爱肝、护肝的关键饮食习惯在于食用大量富含营养素，尤其是富含抗氧化剂的食物，为肝脏提供营养，并避免食用可能伤害这一重要器官的食物。

　　本章的4周计划是为了帮助你保持正常的体重，而第十章的4周计划是为了帮助你减重。尽管热量计算不是其中的一部分，但如果你对本章的计划所含的热量感到好奇，我可以告诉你，该计划包含的热量为每天1 600～2 000焦耳：早餐、午餐和晚餐各400～500焦耳，零食和点心一共400～500焦耳。如果你的体重在正常范围内（或接近正常范围）——无论你的体重一直都比较稳定，还是你之前减重了而现在想保持目前的体重——并且想改善肝脏健康，你就应该选择坚持这个计划。

　　本章的饮食计划和食谱包含丰富的、增进健康的食物。它们很美味，容易制作，而且能让你吃饱。通过避免使用可能"冒犯"肝脏的食物，并给肝脏提供有益于它的健康的食物，你会以令人难以置信的方式增强这个珍贵的器官"幕后魔术师"的能力，这个魔术师掌控着你的健康状况。本章的4周计划列出了80多种膳食和零食供你选择。这些佳肴将为你的每一口饭提供丰富的营养（你的味蕾也会得到极大的满足！）。

以下是对饮料和零食的简单说明。

### 饮　料

多喝水和热量低的饮料（如加了柠檬或酸橙片的苏打水或冰茶），你如果喜欢喝热茶和咖啡，也可以喝这些饮料。

### 零　食

你需要吃零食吗？坚持食用你已经了解的护肝食物，如坚果、水果、鹰嘴豆泥，甚至黑巧克力。

如果你想减重，那么你最好的选择是坚持第十章的饮食计划。祝你胃口好！

你在附录A中可以看到一些标有"**LYL**"（即"Love-Your-Liver"的缩写）的食谱。它代表此餐食适用于本章的饮食计划。

## 第一周

### 星期一

早餐：1杯用无糖杏仁/腰果牛奶煮熟的钢切燕麦片，加肉桂
　　　粉、1把核桃、1/2杯香蕉片

午餐：1份青豆藜麦碗*（标"*"餐食的食谱见附录A）

晚餐：约113.4克水煮三文鱼、1/2份烤菜蓟*、1/2杯菰米抓饭

零食：1个中等大小的苹果加1汤匙无糖花生酱或3根切成条状的胡萝卜、1/2杯白豆豆泥*

## 星期二

早餐：约226.8克酸奶冰沙（将1/2杯酸奶、1/2杯蓝莓和/或覆盆子、1茶匙蜂蜜放入搅拌机搅拌至糊状；你也可以加1茶匙乳清蛋白粉）

午餐：2杯炒白菜、1/2杯蒜香豆腐*、1杯煮熟的糙米

晚餐：1杯全麦意大利面条、3个菠菜火鸡肉丸*、1杯脱水甘蓝、1杯无糖番茄酱配适量蒸西蓝花

零食：1个牛油果布朗尼小蛋糕*，或者约28.3克豆类坚果/1杯低脂酸奶、1/2杯覆盆子和1汤匙奇亚籽

## 星期三

早餐：早餐卷饼（将1个用1汤匙橄榄油炒制的鸡蛋、1/2杯番茄碎、2汤匙欧芹、1/4杯黑豆包在全麦/糙米玉米饼里）

午餐：1杯杧果、1份牛油果和黑豆沙拉*、1汤匙火麻籽仁

晚餐：1杯简易玉米汤*、约113.4克用1汤匙橄榄油煎制的金枪鱼、1份蒲公英青菜沙拉配发芽南瓜子*

零食：约226.8克绿色冰沙*，或者用1汤匙杏仁酱配10～12块全麦饼干

## 星期四

早餐：酸奶冻（将1杯低脂原味希腊酸奶、1/4杯蓝莓、1/4杯

覆盆子、1/4杯黑莓、约28.3克核桃碎混合）

午餐：约113.4克烤鸡肉、1杯煮熟的西蓝花、1杯煮熟的藜麦

晚餐：2个鱼肉卷饼*、1/2杯烤玉米片，配以1/2杯萨尔萨辣
　　　酱、1/4杯牛油果酱*。

零食：绿茶和1个中等大小的橙子或苹果

## 星期五

早餐：佛罗伦萨鸡蛋三明治（将1个用1茶匙橄榄油煎制的鸡
　　　蛋、1/4杯菠菜夹在2片全麦面包中）

午餐：天贝三明治（将用1汤匙橄榄油煎过的约113.4克天贝
　　　夹在2片全麦酸面包中）、1杯烤抱子甘蓝*

晚餐：1个奇亚籽扁豆汉堡包*（在其中一块全麦面包坯上铺上
　　　1/2杯菠菜、1片番茄、2汤匙罗勒碎）、1杯烤红薯条

零食：1/2杯烤甜菜片*或约28.3克生杏仁

## 星期六

早餐：炒鸡蛋（1个鸡蛋加2个蛋白）、约113.4克烟熏三文
　　　鱼、1/2杯新鲜草莓

午餐：1杯用无糖杏仁奶煮熟的藜麦，加适量苹果碎、1/4茶
　　　匙肉桂粉、约28.3克山核桃碎

晚餐：蔬菜皮塔饼（烤炉里烤熟的2个全麦皮塔饼；每个皮塔
　　　饼涂1/4杯低糖比萨酱，配2汤匙马苏里拉奶酪、3片菠
　　　菜叶）、2杯蔬菜沙拉，淋上2汤匙黑醋汁

零食：1/4杯毛豆豆泥*配10～12块全麦饼干或1块中等大小

的西葫芦松饼*

**星期日**

早餐：2片肉桂黑莓法式吐司（用全麦面包蘸2个可生食鸡蛋，在全麦面包上涂抹用肉桂粉、2汤匙低脂酸奶、2茶匙椰子油制成的酱料，再放上1/2杯新鲜黑莓）

午餐：花生酱和水果卷（在全麦面包上涂抹2汤匙无糖花生酱，并在上面放1/2杯草莓片或香蕉片）；加了肉桂粉或约170.1克低脂酸奶的1/2杯苹果

晚餐：1杯芦笋甜椒腰果炒鸡肉*、1杯煮熟的青麦仁或藜麦

零食：半根香蕉，切片，淋上约28.3克融化的黑巧克力或1/2杯西瓜

## 第二周

**星期一**

早餐：1杯麦片碎，配2汤匙核桃碎、1/2杯蓝莓、1杯无糖杏仁奶

午餐：全麦面包、野生三文鱼（烤或煎），配芝麻菜番茄酱（将1杯芝麻菜、1/2杯樱桃番茄、2汤匙浸泡过柠檬的橄榄油混合）

晚餐：约113.4克烤鸡胸肉、1杯甜菜、1杯橙子沙拉、适量煮熟的藜麦

零食：15块无麸质杏仁蛋白饼干、1/2杯低脂松软干酪，或者

1杯低脂原味希腊酸奶配1/2杯覆盆子、1汤匙蜂蜜或1把核桃

**星期二**

早餐：1杯隔夜燕麦粥*、杏仁酱

午餐：豆豉三明治（将用1汤匙橄榄油煎过的约113.4克豆豉夹在2片全麦酸面包中，抹上2汤匙牛油果酱*，加1/2杯菠菜）

晚餐：混合1杯煮熟的糙米、1汤匙浸泡过大蒜的橄榄油、1/2杯红芸豆、约1汤匙红芸豆罐头中的酱汁；在平底锅中加热混合物，加2杯甘蓝碎，直到甘蓝发软为止

零食：2个花生酱球*，或者1个有机蜜脆苹果（"蜜脆"为苹果品种的名字）配2汤匙无糖花生酱、2汤匙肉桂粉

**星期三**

早餐：用1汤匙椰子油炒制的鸡蛋（1个全蛋和1个蛋白）、2片全麦吐司、1/2杯草莓

午餐：1杯黑豆汤*、2汤匙低脂原味希腊酸奶、2汤匙野韭菜碎

晚餐：约141.7克野生三文鱼（烤），配1/2杯毛豆意大利面、2汤匙罐装香蒜酱、1杯蒸西蓝花

零食：约28.3克70%可可黑巧克力、1/2杯黑莓，或者3杯半（只加了油和海盐的原味）爆米花

**星期四**

早餐：1块全麦英式松饼配2汤匙天然腰果酱、1/2杯苹果碎

午餐：将2杯混合蔬菜或菠菜甘蓝蔬菜组合、1/2个切碎的牛
　　　油果、1/4杯橙色甜椒碎、2汤匙发芽南瓜子，2.5汤匙
　　　橄榄油、1汤匙无花果香醋、约113.4克烤鸡肉片混合

晚餐：豆腐卷（将前一天午餐中黑豆汤的1/2杯黑豆、1/2杯用
　　　1汤匙橄榄油炒过的豆腐块混合，放在2个玉米饼中），
　　　在上面点缀低脂切达奶酪、葱、番茄碎

零食：1/4杯鹰嘴豆泥*配15个无麸质/种子饼干或1杯胡萝卜
　　　条，或者1根奶酪串配1个梨子

**星期五**

早餐：酸奶冻（1杯低脂原味希腊酸奶，配1/2杯混合浆果、
　　　1茶匙枫糖浆、2汤匙杏仁片）

午餐：火鸡和瑞士甜菜卷（将约113.4克无硝酸盐火鸡肉片与
　　　瑞士甜菜条卷在一起，卷好后加1片有机白切达奶酪和
　　　1.5汤匙牛油果酱*）

晚餐：1杯柠檬黄豆芝麻菜意大利面*配2汤匙火麻籽仁

零食：1杯低脂松软干配1汤匙蜂蜜，或者配1/2杯覆盆子、
　　　1~2把生杏仁片

**星期六**

早餐：2小块蔬菜煎饼*、1片发芽谷物面包[1]、一点儿橄榄油

---

1　即用发芽小麦制成的面包。——编者注

午餐：1杯甜菜橙子沙拉\*，配全麦小面包、约85.0克野生三文鱼（烤或煎）

晚餐：2片简易蔬菜比萨\*

零食：1杯水果沙拉配2汤匙核桃碎或2个花生酱球\*

## 星期日

早餐：1个水煮蛋、1/2个切片的牛油果、1个用1汤匙橄榄油烤制的全麦英式松饼

午餐：1杯无糖杏仁奶煮熟的钢切燕麦、1把杏仁片、1/2杯苹果碎

晚餐：2杯螺旋状的西葫芦丝、1杯无糖番茄酱，2汤匙帕玛森奶酪、约113.4克烤鸡肉/野生鲑鱼

零食：6颗用黑巧克力酱包裹的杏干，或者1根香蕉配1汤匙无糖花生酱

# 第三周

## 星期一

早餐：辣味早餐卷饼（将1个鸡蛋、1个蛋白、3汤匙低脂切达奶酪混合炒熟后放在玉米饼中，配1/4杯萨尔萨辣酱、1/4杯玉米粒、一勺辣酱）

午餐：奶油花生藜麦碗配红薯\*

晚餐：三文鱼饼（使用野生冷冻品种），配适量西蓝花、1/2杯煮熟的糙米

零食：烤大蒜（切几瓣大蒜，将其淋上橄榄油，放在约204.4摄氏度的铝箔纸中烤25分钟），配6~8块杏仁饼干、适量甜椒或1/4杯鹰嘴豆泥*

**星期二**

早餐：让你充满活力的绿色冰沙*

午餐：杏仁酱和覆盆子三明治（将1汤匙杏仁酱和1/4杯覆盆子/梨片夹在2片全麦面包上）

晚餐：2杯南瓜意面、1杯无糖番茄酱、3个菠菜火鸡肉丸*（准备南瓜意面：将南瓜沿纵向切成两半，去掉种子；在南瓜瓤上刷上特级初榨橄榄油，然后将南瓜皮朝下放在烤盘上用约204.4摄氏度烘烤30~45分钟或直至南瓜瓤变软；用叉子将南瓜瓤刮成丝状）

零食：1把开心果、1个小苹果或1/4杯葫米干

**星期三**

早餐：将1杯麦片碎、3汤匙核桃、1汤匙奇亚籽、1/2杯草莓、1杯无糖杏仁奶混合

午餐：1.5杯低钠素食扁豆罐头汤，配1杯菠菜碎、1个小全麦酸面包卷

晚餐：约113.4克烤鸡肉、1杯烤抱子甘蓝*、1/2杯煮熟的黑豆意大利面，配1/4杯罐装香蒜酱

零食：1个苹果、1根干酪，或者1~2把烤花生

**星期四**

早餐：1杯煮熟的钢切燕麦，1/2杯新鲜浆果、2汤匙核桃

午餐：用1汤匙橄榄油烤的113.4～141.7克三文鱼，配1杯蒸西蓝花、1/2杯煮熟的藜麦

晚餐：1杯红扁豆汤*、1/2杯咖喱花椰菜*

零食：2块素食松露球*/芹菜梗，配2汤匙杏仁酱、1汤匙亚麻籽

**星期五**

早餐：将1个全蛋、2个蛋白、1/2杯香菇、1/4个洋葱一起炒熟，切碎后与1片全麦吐司一起食用或用糙米卷包住食用

午餐：敞开式牛油果三明治（1片全麦吐司，上面放1/2个切片的牛油果、1/4杯西蓝苔、3汤匙鹰嘴豆泥*；你也可以加1/4杯生红洋葱片）

晚餐：1.5杯富含姜黄的烤蔬菜（用2汤匙橄榄油、1汤匙柠檬汁、1.5茶匙姜黄、盐和胡椒粉腌制切片的红辣椒、蘑菇、洋葱、西葫芦，然后烤熟），放在1杯煮熟的麦片上

零食：1根捣碎的香蕉，配1汤匙无糖脆皮花生酱、1汤匙巧克力酱或1杯樱桃

**星期六**

早餐：石榴冻（将1杯低脂原味希腊酸奶、1汤匙蜂蜜、1茶匙香草提取物、3汤匙山核桃碎混合，在上面添加1/2杯石榴籽）

午餐：烤茄子三明治（将茄子切成薄片，刷上浸泡过大蒜的橄榄油，然后烤或炒一下；将其放在2片烤好的发芽谷物面包中，配3汤匙牛油果酱*、1/2杯菠菜）

晚餐：2片西葫芦松饼*、1份简单的绿色沙拉，淋上2汤匙黑醋汁

零食：1个中等大小的猕猴桃、2~3个中等大小的无花果干，或者1份全麦脆饼、1/2杯毛豆豆泥*

**星期日**

早餐：3个直径约10.2厘米的荞麦煎饼，配1/2杯覆盆子、1/2杯蓝莓和2茶匙枫糖浆

午餐：1.5杯黑豆汤*、8片全麦饼干

晚餐：约113.4克烤鸡胸肉配1杯烤紫萝卜（见烤根茎类蔬菜拼盘*食谱）、1/2杯煮熟的藜麦

零食：1罐沙丁鱼配8块全麦饼干或1杯烤甜菜片*

## 第四周

**星期一**

早餐：1杯麦片碎，配1/4杯无糖椰子丝、3汤匙麻籽、1杯无糖杏仁奶

午餐：1杯炒蘑菇甘蓝沙拉*、1/2杯方块天贝

晚餐：2杯蔬菜和虾串（将虾和切块的甜椒、番茄、洋葱混合，用盐和胡椒粉调味）、1杯煮熟的糙米

零食：3.5杯无糖爆米花，或者1杯混合浆果、1/2杯低脂希腊
　　　酸奶


**星期二**

早餐：1杯热带早餐碗*

午餐：1.5杯羽衣甘蓝和苹果沙拉*

晚餐：1杯黑豆意大利面、1杯蒸西蓝花、1汤匙浸泡过大蒜的
　　　橄榄油、113.4～141.7克鸡胸肉（烤制，用盐和胡椒
　　　粉调味）

零食：1/2杯烤甜菜片*，或者2个花生酱球*


**星期三**

早餐：1个煎蛋，配1片全麦英式松饼、1片低脂切达奶酪

午餐：1杯煮熟的扁豆、113.4～141.7克烤野生三文鱼、
　　　1/2杯胡萝卜丝

晚餐：1大块花椰菜"牛排"*、1杯豆腐（用1汤匙椰子油
　　　炒，用盐和胡椒粉调味）

零食：1杯全麦/斯佩尔特小麦椒盐饼干，配1/4杯鹰嘴豆泥*或
　　　1/4杯健康小零食（由等体积的发芽南瓜子、生腰果、
　　　杏仁、黑巧克力屑制成）


**星期四**

早餐：1杯隔夜燕麦粥*，直接食用或在微波炉中加热后享用

午餐：红薯（用微波炉/烤箱加热1个中等大小的红薯，直到熟

透；切开，然后加1/2杯黑豆、1/4杯低脂切达奶酪、1/4杯原味希腊酸奶）

晚餐：金枪鱼馅饼*（使用全麦皮塔饼饼皮），配1/2杯西蓝苔或1杯蒸西蓝花

零食：8颗杏干配1/4杯黑巧克力酱，或者1/2杯撒着肉桂粉的梨块/苹果块

**星期五**

早餐：1个鸡蛋（用1茶匙橄榄油煎一下，放上1/2杯西蓝苔，用盐和胡椒粉调味）配1~2片发芽谷物面包

午餐：1块三文鱼肉（冷鲜的野生鱼），煮熟后放在全麦面包上，配甘蓝菠菜沙拉（将1杯甘蓝、1杯菠菜、2汤匙橄榄油、2茶匙无花果香醋混合，用1茶匙蜂蜜、盐和胡椒调味）

晚餐：3个甜菜鸡肉卷饼*

零食：1根南瓜条*，或者1杯烤玉米片配1/2杯萨尔萨辣酱

**星期六**

早餐：将炒鸡蛋（1个全蛋加2个蛋白）放在糙米卷里，撒上低脂切达奶酪

午餐：奶油花生藜麦碗配红薯*

晚餐：1杯毛豆意大利面，配1杯无糖番茄酱、3汤匙帕玛森奶酪、1杯蒸西蓝花

零食：将1个煮熟的鸡蛋、1/2个切片的牛油果混合，淋上几

滴橄榄油，用盐和胡椒粉调味，或者1杯低脂酸奶配1/2杯黑莓、1茶匙蜂蜜

**星期日**

早餐：香蕉开放式三明治（将1根香蕉沿纵向切开，每个切面各涂上1汤匙杏仁酱，配1茶匙樱桃干、1茶匙火麻籽仁）

午餐：1杯黑莓青麦仁沙拉*、3个奇亚籽火鸡肉丸*

晚餐：1杯螺旋状的西葫芦丝（用橄榄油炒一下，用盐和胡椒粉调味）、3只烤大虾（烤前淋上浸泡过柠檬的橄榄油，配1杯芝麻菜）

零食：1个加肉桂粉烤制的苹果，或者1杯脆皮鹰嘴豆*

# 第十章

# 瘦肝饮食计划

如果你想减重，那你就来对地方了——呃，看对了章节！不过，我不打算骗你。减重并不容易，我的许多病人都很清楚这一点。但它也不像看起来的那么难。瘦身并非非黑即白的过程，而是一段"灰色"的过程，重要的是摆正心态。为了减轻体重并保持减重的效果，你不仅需要改变饮食习惯，也要改变生活中其他方面的一些习惯。这就是长期减重成功的关键——我保证：你可以抓住这个关键点，并认真执行下去，开启更健康的人生。在工作中，我已经帮无数人成功减轻了体重，改善了健康状况，我也会帮助你做到这两点。

为减重努力是值得的，因为减重会产生许多积极的连锁反应——对肝脏、心脏、大脑，以及几乎所有其他器官都有益处。如果你超重，那么减轻体重，即使只减掉很少的体重，也能给肝脏带来巨大益处：减少肝脏的炎症、纤维组织（纤维化）和脂肪堆积，减少胰岛素抵抗和其他代谢综合征的标志物；后者可以改善非酒精性脂肪肝。正如你现在所知道的，逆转脂肪肝恶化的两个最佳方法是改变饮食和运动方面的习惯，减轻体重。研究发现，减重可以让非酒精性脂肪肝病人的非酒精性脂肪肝完全消失。减重的作用真的很惊人！

从基础生理学角度来看，除了让从食物中摄取的热量少于正常身体机能和身体活动消耗的热量，减重没有其他诀窍。你只需要将重点放在"杠杆"的右边（消耗的热量多于摄入的热量），就能实现减重的目的。如果重点转向错误的一边（摄入的热量太多，而消耗的热量太少），多余的热量就会以脂肪的形式储存起来——这对肝脏和腰围而言是个坏消息！

如果你想要保持稳定、可持续的减重节奏，那么我建议你将每天减重目标设定为制造500焦耳的热量缺口。这会让你的体重每周至少减轻0.5千克（相当于3 500焦耳），这个减重速度是稳定且具有持续性的。你既可以通过每天减少500焦耳的日常饮食热量，用运动多消耗500焦耳热量，也可以采取较温和的方法，即将通过饮食摄入的热量减少250焦耳，将通过运动消耗的热量增加250焦耳。我认为后一种方法是最好的，因为：①通过饮食摄入的热量减少250焦耳并不像减少500焦耳那样会对身体的各个系统造成冲击；②将运动纳入减重计划有助于防止肌肉流失，并为肝脏和心血管系统提供额外保护。好消息是：实施本章的计划时，你不需要计算热量；在这项计划中，我已经为你完成了这项工作。

以下的减重计划会每天为你提供1 200~1 600焦耳的热量，帮助你持续减重，且不会使你感到体力透支。如果你的目标是体重每周减轻0.5千克，你还设定了合理的、可实现的长期目标，那么你的减重计划就会成功实现。如果你设定的最终目标是减掉约18.1千克，那么一个好的方法是先争取在接下来的2个月内减掉约4.5千克，然后再计划迈向下一个里程碑（再减约4.5千克）。研究表明，逐步和稳定减重的人更能长期保持健康的体重。一旦达到了目标体重，你就可以进行护肝饮食计划（见第九章），然后终身保持该计划中健康的饮食习惯。

多年来，我见惯了人们在减重过程中的挣扎，积累了让人们更容易坚持减重的宝贵策略。信不信由你，减小人们减重动力的往往是一些小事，比如常吃（高脂、高热量的）三明治酱、常使用让饭菜更美味的工业调味品、选择热量太高的饮食、两餐之间的时间间隔太久（这会让你更想吃零食），抑或其他因素。我已经将这些教训纳入本计划的考虑范围之内，这样你就不必考虑这些问题了。

除了减少热量摄入（与你现在消耗的热量相比），该减重计划还含大量富含益生菌的食物、富含抗氧化剂的水果和蔬菜、富含膳食纤维的全谷物、有抗炎特性的 $\omega$-3脂肪酸（鱼肉爱好者，欢呼吧！）。该计划不含对肝脏、心血管等有害的促炎食物（如添加糖、精制碳水化合物食品、大多数饱和脂肪和反式脂肪），而含有助于调节血糖水平和控制血脂水平的食物，这非常重要，因为降低患心血管疾病和糖尿病的风险往往与增进肝脏健康齐头并进。你会看到适量含有益脂肪的食物（特别是坚果和橄榄油）、能增进健康的香草等保证膳食美味、有营养的香料。所有这些食物都是为了改善肝脏状况，同时帮助你减重——体重减轻可以增进这个重要器官的健康。

离婚后，67岁的梅丽莎准备减重（她超重了约9.1千克，脂肪主要集中在腹部）并继续自己的生活，这也是她几年前找到我的原因。她是5个成年孩子的母亲，同时在各种非营利组织中做志愿者，日程安排十分紧凑。因此，梅丽莎的饮食基本上依赖于冰箱和微波炉，白天的几顿饭都是加热就能吃的冷冻食品，晚餐则是参与的活动所提供的餐食。除了偶尔练练瑜伽，她没有运动或进行压力管理的习惯。她每周至少有5个晚上会在活动中饮酒。

为了帮助她减重，我鼓励她吃天然食物（而非冷冻食品），教她找到活动中的菜单所包含的营养信息，让她能获得最健康的膳食。梅丽莎做的第一件事就是参加健康食物烹饪课程。渐渐地，她的饮食模式向植物性饮食转变，饮食逐渐充满了五颜六色的水果、富含膳食纤维的蔬菜、富含有益脂肪的食物，并且饮食不含添加剂和防腐剂。在烹饪课程上，她认识了一些喜爱跑步的女性，在几个月内，梅丽莎完成了她人生中第一个5公里长跑比赛。她还开始用智能手机记录自己的膳食。

## 有用的提示！

以下是一些有用的策略，可以帮助你在本章的饮食计划中保持正确的方向。

**向信任的人倾诉**：告诉你最亲近的家人和朋友你的健康状况改善计划和减重目标，要求他们支持你的行动，帮助你规避你想抵制的诱惑。你如果能具体告诉他们如何帮助你（例如不给你带甜食），那就更好了。希望这种积极主动的请求能够抵御来自其他人的无心阻挠。

**用餐前喝一大杯水**：你可能知道，在用餐前饮用浓稠的液体，如汤或蔬菜汁，可以抑制用餐时的食物摄入量——水也可以起到这样的作用。2010年美国弗吉尼亚理工学院暨州立大学的一项研究发现，在减重人群中，每餐用餐前喝约473.1毫升水的超重的成年人会从膳食中摄入更少的热量，其12周后减轻的体重比不喝水的同类人多44%。研究人员指出，这可能是由于在用餐前喝水会减轻饥饿感，增加饱腹感。

**提醒自己这不是最后的用餐机会**：你如果发现自己想继续吃东西，但你实际上已经吃饱了，就请按下用餐的"暂停键"。你的大脑可能还没有跟上你的胃，没来得及接收到"我饱了"的信号；许多人吃得太快，以至于忽略了胃向大脑发出的饱腹感信号。做点儿别的事情，然后再感受一下自己有没有吃饱。如果在用餐结束1小时后仍然感到饥饿，你可以吃一点儿健康的零食。

我们合作了6个月后，梅丽莎的胆固醇水平下降了，糖化血红蛋白HbA1c（血糖水平的标志之一，其水平可以反映过去2~3个月内的平均血糖水平）水平下降了，而且她的体重减轻了约12.2千克。她看起来状态非常好——她说她感觉自己转变成了"一个更强大、更健康、更有活力的自己"。在讲述自己鼓舞人心的成功故事的时候，梅丽莎将她的减重和积极转变归功于她学会了健康地烹饪和进食、明智地外出就餐，以及在关注健康的朋友那里获得宝贵的支持。

本章提供了一个为期4周的瘦肝饮食计划，可以帮助你减重并预防或逆转非酒精性脂肪肝的发展。以下是你在看该计划的菜单时要谨记的一些准则。

- **蛋白质是每份早餐的核心。** 富含蛋白质的食物，如鸡蛋、低脂乳制品（例如酸奶）和豆腐，而非加工肉类，是早餐的重要组成部分，原因有以下几个：它们易于制作，富含营养素（如鸡蛋中的胆碱；缺乏胆碱已经被证明会对肝脏产生不利影响），而且可以填饱肚子，产生饱腹感，有助于控制血糖水平。一些研究表明，早上吃鸡蛋有助于对抗肥胖，也会帮助你减少一天中对垃圾食品的渴望（顺便说一下，你不需要出于健康而避免吃鸡蛋，因为吃鸡蛋似乎并不像人们曾经认为的那样会对胆固醇水平产生不利影响；如今，人们已经知道饱和脂肪和反式脂肪才是升高血液中胆固醇水平的元凶）。有研究表明，在早餐时摄入蛋白质有利于成功减重。

· **瘦肝饮食计划是低糖的饮食计划，且不含精制谷物**。在该计划中，你享受的所有食物都是全食物，即没有经过加工的食物。所以，请遏制在某些食物（如咖啡或酸奶）中加糖或人工甜味剂的冲动。这一原则也适用于一些你不得不购买的食品，如花生酱（你可以阅读成分表，确保花生酱不含添加糖）。该计划也不建议你食用非天然无脂食品（如无脂沙拉酱、布丁或饼干），因为为了弥补去除脂肪而损失的味道，这些食品几乎是"泡在糖里"制成的。该计划会帮助你剔除饮食中过多的添加糖，并训练味蕾和大脑减少对糖的渴望。

· **使用能改善肝脏健康的香草和香料对食物进行调味**。许多食谱中都有这些香草和香料的身影，诸如百里香、迷迭香、小茴香、牛至、欧芹、罗勒、生姜、肉桂、大蒜等美味的香草、根茎食物香料。你可以酌情将它们添加到食物中。请牢记：根据美国圣路易斯大学的一项研究，摄入姜黄素可以预防或治疗晚期脂肪肝造成的肝损伤；根据伊朗的一项研究，食用肉桂可以降低非酒精性脂肪肝病人胆固醇水平异常、炎症标志物水平和肝酶水平的升高程度；黑胡椒中的胡椒碱会阻止新的脂肪细胞的生成，对肝脏和身体的其他部分有益。因此，尽情在食物中添加这些香草和香料吧。

· **允许自己吃"欺骗餐"**。但不要将其变成一顿具有欺骗性的周末大餐。减重时，保持饮食习惯的一致性很重要，但偶尔放纵一下也是可以的。我告诉我的病人，每周吃1次"欺骗餐"是没问题的，他们可以吃一顿任何他们想吃的东西，但要控制在合理的分量内。我的一个病人会在每个星期六的晚上吃1份奶酪汉堡包和薯条，而另一个病人会在星期五和她的儿子一起吃1小份热软糖圣代。在该计划中加点儿愉快的放纵，实际上可能有助于你保持长期健康。

· **让自己慢下来**。要细细咀嚼食物，在吃两口饭之间放下餐具，你会吃得更慢，让胃有足够的时间向大脑发出已经吃饱的信号。这样，你会摄入更少的热量，并获得足够的满足感。肠道也会有充分的时间分泌胃泌素和瘦素，这些激素会在你吃得太多之前向大脑发送"饥饿"和"饱腹"的信号。我经常问病人，他们如何知道自己何时应停止进食，我最常听到的答案是"当盘子里的食物吃完了"或"当我吃饱了"。更健康的饮食习惯是吃到你不再饥饿（而非真正的饱）就停止，这种习惯会对体重产生积极影响。细嚼慢咽，在吃两口饭之间停顿一下，这么做会帮助你达到减重目的。

· **有选择地喝饮料**。多喝水和热量低的饮料（如加了柠檬或酸橙片的苏打水或冰茶）。喝热茶和咖啡也是可以的。在适度的情况下，喝咖啡对肝脏特别有益，可以帮助肝脏减少炎症。所有这些饮料都可以帮助身体减掉多余的体重，只要你不添加人工甜味剂，它们的热量就很低。

---

**有用的提示！**

当对某种特定食物（通常是甜的或咸的食物）的渴望发作时，人们往往认为这是一个信号，表明自己的身体需要这种特定的食物。但这并不正确。产生对那些食物的渴望只是意味着人们出于心理原因想要吃这种特定的食物。为了防止强烈的食欲将你为瘦身付出的努力付诸流水，你一定要经常吃全食物，保持一定的饥饿感，补充充足的水分。

当食欲出现时，你需要冷静一下，看看它是否会自然消失，并在这期间做一项分散你对食物的注意力的事情。如果它没有就此善罢甘休，那么你可以试着吃健康的食物来满足它：为了满足对甜食的渴望，你可以吃一个多汁的杧果；为了满足对咸食的渴望，你可以喝一碗味噌汤；如果你无法消除对巧克力的渴望，那么你可以吃一小块无添加的黑巧克力、一个素食松露球或几颗含可可粉的肉桂风味烤杏仁——并细细品味其味道。然后立刻收手！

· **清醒时，每4小时吃一点儿东西**。无论是吃饭还是吃零食，每4小时吃点儿东西有助于保持血糖水平的稳定，并帮助你避免过度饥饿后出现的暴饮暴食。营养专家警告人们，不要空腹外出吃饭、看电影或去杂货店，因为饥饿感非常强大：它可以指挥你将手伸向含大量淀粉和添加糖的食物，而食用这些食物会使血糖水平升高，血糖水平快速上升几乎会立即让你感觉良好；你在非常饥饿的时刻很难想到可能吃个西蓝花就不会饿。一个好的体重管理计划的一环，是避免让自己陷入极度饥饿的状态。

· **选择低热量密度的食物**。多吃蔬菜、水果、全谷物和瘦肉。你可以通过吃低热量密度的食物来帮助自己减少进食量。饮用/食用含大量水或空气的食物（如汤和冰沙）会起到同样的作用。这个原则是该计划的重要组成部分，该计划里的食物虽然热量密度低，但也能让你吃饱。

- **给自己5分钟的等待时间**。有时，你只需要用一个计时器就能终结食欲，因为许多对某种食物的渴望会在5~10分钟内消失。因此，如果你把定时器设定在这个时间区间，并在这期间分散自己的注意力——叠衣服、处理电子邮件、整理最近的照片或完成另一项任务，那么你对饼干、薯片或其他食物的渴望便很可能在计时器响起时消散。

- **永远告别坏习惯**。诚然，老习惯很难改变，但你如果想一劳永逸地减重，就必须把老习惯抛之脑后。2011年《新英格兰医学杂志》（*New England Journal of Medicine*）上发表的一项研究中，美国哈佛大学医学院的研究人员发现，如果人们在减重后又增加薯片和含糖饮料的饮食量、减少运动、增加看电视的时间、使睡眠时间过长（每晚超过8小时）/过少（少于6小时），那么他们在未来几年内极可能出现体重小幅增长。最令人震惊的是，研究人员发现，人们在遵循这些有害习惯后的几个月内就可以看到体重的变化。减重的底线应该是：你如果想永远摆脱多余的体重，就一定不要使坏习惯回到你的日常生活中。

## 控制食物的精明策略

改善饮食结构和减重的关键并不仅仅在于你吃什么种类的食物，还在于控制食物的分量。人们生活在一个饮食量普遍过大的时代，这不是什么秘密，但这并不意味着你也要这么做。为了自己的腰围和肝脏，你可以使用以下五种方法。

## "缩小"盘子和碗

布赖恩·万辛克（Brian Wansink）博士和他在美国康奈尔大学的同事对盘子的大小如何影响人们的进食量和食物的分量进行了广泛的研究。他们一再发现，盘子越大，人们在上面放的食物就可能越多，他们吃得就可能越多。把盛主菜的盘子换成较小的盛沙拉的盘子会在满足视觉和食欲方面创造奇迹。用小碗取代大碗亦是如此。

## 用现实生活中的物品将分量可视化

随身携带量杯和量勺是不现实的，但是你可以想象一下与日常物品相关的适当分量大致是多少。这里有一些例子：1份鱼肉看起来像一本支票簿那么大；1份鸡肉的大小类似于一副扑克牌或你的手掌那么大；1份米饭、面食、豆类和蔬菜的体积像一个拳头那么大；1份水果的体积像一个网球那么大；2汤匙花生酱的体积像一个乒乓球那么大；1份油的体积像拇指那么大。

## 购置三明治袋

与其直接吃装在包装盒里的麦片、全麦饼干或椒盐卷饼，不如把它们分装到可重复密封的三明治袋里，然后将它们放在储藏室的盒子里。想吃时，与下意识地从袋子里抓取食物相比，每次只取1份食物能帮助你控制零食的食用量。当然，你也可以购买单份包装的物品，但这样的预算更高。

## 吃零食时，选择吃起来更"费劲"的食物

吃带壳的花生或开心果、用炉子而非微波炉去爆爆米花，以及吃需

要去皮和/或切开的食物（例如橙子或杧果），可以消除下意识进食的机会。此外，将这些食物准备好再吃进口中的过程会自然地减缓吃的速度，这反过来有助于减少食物的食用量。

### 避免家庭式设置

与其把餐具放在餐桌上，不如把它们放在炉子旁或厨房柜台上。把饭菜放在盘子里，然后将盘子端到餐桌上——这是一个简单的调整，可以帮助你控制饮食量，并阻止你仅仅因为食物在餐桌上而下意识地吃第二份食物。你如果觉得有必要在餐桌上放点儿吃的，那就放点儿沙拉或含少量/不含淀粉的蔬菜（如蒸西蓝花或芦笋），因为这些食物很难吃得太多（吃它们比较容易产生饱腹感，它们的热量相对较低）。你如果想更进一步克制不停从锅碗中夹点儿食物的冲动，可以在用餐后迅速将剩饭剩菜储存在冰箱里，以备在下一餐食用。

## 4周膳食计划

话不多说，以下是一个4周膳食计划，它将向你的肝脏展示它应得的爱，同时帮助你减重。祝你胃口好！

你可以在附录A中看到一些标有"**SL**"（即"Skinny Liver"的缩写）的菜谱。它代表此餐食适用于本章的饮食计划。

## 第一周

**星期一**

早餐：1个煮熟的鸡蛋、1片牛油果切片，切碎后包在糙米玉米饼或卷饼中

零食1：1个中等大小的苹果、1汤匙无糖花生酱

午餐：1/4杯鹰嘴豆泥*、3根胡萝卜、1/2个全麦面包火鸡三明治（约113.4克火鸡肉、3片牛油果切片、1片番茄）

晚餐：约113.4克烤三文鱼，配1杯蒸蒜蓉西蓝花、1/2杯煮熟的藜麦

零食2：1/2个葡萄柚、约28.3克（一小把）杏仁

**星期二**

早餐：1/2杯用无糖杏仁奶煮熟的老式燕麦、2汤匙杏仁片、1/4杯黑莓

零食1：1/2杯野生蓝莓、1杯原味低脂酸奶，撒上1茶匙肉桂粉

午餐：西葫芦法老小麦沙拉*、3只烤大虾

晚餐：约113.4克草饲瘦肉，放在芥菜制成的汉堡包面包坯里，配1/2杯（约8份）红薯薯条*

零食2：1/2杯隔夜奇亚籽布丁*

**星期三**

早餐：3个炒蛋白，配2汤匙罐头辣椒、1/2杯萨尔萨辣酱

零食1：约28.3克（一把）开心果

午餐：2根全麦面包条/4片全麦麦片吐司、约113.4克火鸡胸肉（配2杯芝麻菜、1/4杯芹菜梗、2汤匙小红莓干、1茶匙柠檬汁、1汤匙特级初榨橄榄油）

晚餐：1.5杯炖鹰嘴豆汤*，配1杯蒸瑞士甜菜、4块全麦皮塔饼（1个小皮塔饼切成4块）

零食2：1/4杯混合小零食（混合葵花籽、杏仁、杏干，切碎）

## 星期四

早餐：1/2杯草莓片、1片全麦吐司配1汤匙杏仁酱

零食1：1/4杯鹰嘴豆泥*、1/2杯红甜椒条

午餐：2杯小菠菜沙拉，配约113.4克煎豆豉、1汤匙罗勒风味特级初榨橄榄油

晚餐：用2汤匙大蒜末、2汤匙姜末、1/2杯豆腐块、1/2杯豌豆、1/2杯胡萝卜丝炒1/2杯煮熟的糙米

零食2：1/2杯覆盆子、1汤匙70%可可黑巧克力碎

## 星期五

早餐：蛋白质冰沙（无糖蛋白粉、1/2根香蕉、1杯杏仁奶、冰块，混合后用搅拌机打碎）

零食1：1/2杯蒸毛豆

午餐：1/2杯鸡肉沙拉*放在1个糙米蛋糕上，配1/2杯羽衣甘蓝和苹果沙拉*

晚餐：1份香草烤三文鱼配抱子甘蓝*

零食2：4颗美卓椰枣（美卓为椰枣的品种）

**星期六**

早餐：红甜椒西葫芦蛋白煎饼（用3个蛋白、1/2杯红甜椒丁、1/2杯
　　　西葫芦碎制成）

零食1：2根芹菜梗，表面涂上1汤匙坚果黄油，再撒上1茶匙亚麻籽

午餐：1个素食汉堡包、2杯菠菜沙拉、1/4杯黑莓、1/4杯覆盆
　　　子，淋上2汤匙混合有1汤匙黑醋的浸泡过柠檬的橄榄油

晚餐：约113.4克烤金枪鱼/牛排，配1/2杯蒸西蓝花、1/2杯古斯米

零食2：3杯不含添加糖的爆米花


**星期日**

早餐：无皮法式咸派\*，配1/4杯韭菜碎、1/4杯晒干的番茄碎

零食1：6个全核桃、1个橙子

午餐：希腊沙拉（2杯深色绿叶蔬菜、3个碎橄榄、1/4杯番茄碎、
　　　1/4杯黄瓜碎、1汤匙飞达奶酪、2汤匙黑醋汁）、约113.4克
　　　烤鸡肉条

晚餐：花椰菜脆皮比萨\*，配1杯无糖番茄酱、1杯菠菜碎

零食2：1/2杯野生蓝莓、1杯低脂希腊酸奶

## 第二周

**星期一**

早餐：蔬菜罗勒煎蛋卷（1个全蛋、1个蛋白、1/2杯番茄碎、1/2杯
　　　罗勒碎、1/4杯低脂松软干酪）、1/2个梨

零食1：1.5杯"芝士"（营养酵母）爆米花

午餐：1/2杯长鳍金枪鱼沙拉*、1个糙米饼、加了香醋的小份沙拉

晚餐：1杯三豆辣汤*、2汤匙低脂切达奶酪

零食2：1/2根香蕉配1汤匙巧克力酱


**星期二**

早餐：冰沙碗（1杯低脂纯酸奶、1/4杯蓝莓、1/4杯覆盆子、2汤匙核桃碎）

零食1：1杯野生蓝莓

午餐：1杯苹果、梨和豆薯华尔道夫沙拉*、1杯简易玉米汤*

晚餐：约113.4克阿琳三文鱼*（煎或烤），淋上1茶匙特级初榨橄榄油，配6朵西蓝花、1/2杯煮熟的糙米

零食2：1小包（约9.9克）烤海藻零食


**星期三**

早餐：1个淋有1茶匙橄榄油、撒有适量胡椒粉的煮熟的鸡蛋、1片烤过的发芽谷物面包、1片牛油果切片、1个柑橘

零食1：1个花生酱球*

午餐：将2杯芝麻菜、1/4杯帕玛森奶酪片、2汤匙樱桃干、2汤匙开心果、1汤匙柠檬汁特级初榨橄榄油混合

晚餐：1杯泰式花生金丝南瓜*、4个烤鸡胸肉串（沙嗲式烤串）

零食2：1/2个葡萄柚


**星期四**

早餐：快速鸡蛋烧（将3个蛋白、2汤匙低脂切达奶酪搅拌后倒入模

具中，在微波炉中加热1分钟）

零食1：6个核桃

午餐：1个金枪鱼馅饼、1杯蒸菠菜、1/2杯水果沙拉

晚餐：1杯烤根茎类蔬菜拼盘*、2杯芝麻菜，淋上2汤匙浸泡过柠檬的特级初榨橄榄油

零食2：1/2杯隔夜奇亚籽布丁*、1/4杯黑莓


## 星期五

早餐：1个煮熟的鸡蛋、1杯老式燕麦、1/2杯苹果碎、1/2杯覆盆子

零食1：8块亚麻籽饼干配1汤匙杏仁酱

午餐：2杯脆皮鹰嘴豆沙拉*配2汤匙黑醋汁

晚餐：约113.4克辣味火鸡汉堡包*、10根烤芦笋

零食2：1/2杯巧克力浓缩咖啡豆腐慕斯*


## 星期六

早餐：2个直径约10.2厘米的富含蛋白质的煎饼（用无糖荞麦煎饼粉、1汤匙豌豆蛋白粉制成）、1/2杯覆盆子

零食1：约28.3克（一把）开心果

午餐：约113.4克鸡肉沙拉*（放在全麦皮塔饼中）、1杯蒸西蓝花

晚餐：约113.4克烤鳟鱼，配1杯烤抱子甘蓝*、1个中等大小的烤红薯

零食2：将1/2杯覆盆子、1汤匙核桃碎、1茶匙黑巧克力酱混合

**星期日**

早餐：豆腐炒饭（用1汤匙橄榄油炒1/2杯特硬的豆腐、1/2杯炒蛋清，用姜黄粉调味）配1/2杯蓝莓

零食1：1个中等大小的苹果配1汤匙无糖花生酱

午餐：1.5杯菠菜豆腐味噌汤*、3～4个海带结、1/2杯豌豆、1/2杯胡萝卜

晚餐：1杯鸡肉西蓝花泰式炒金边粉*

零食2：1/4杯脆皮鹰嘴豆*

## 第三周

**星期一**

早餐：2个蔬菜藜麦法式咸派*

零食1：1个中等大小的苹果配1汤匙无糖花生酱

午餐：约113.4克烤鸡肉，配2杯罗曼沙拉、1/2杯蓝莓、1/2杯樱桃番茄，淋上浸泡过柠檬的橄榄油

晚餐：3个奇亚籽火鸡肉丸*、1/2杯黑豆意大利面，配1/2杯无糖意大利面酱、1份混合绿色沙拉

零食2：1个烤小苹果，撒上肉桂粉

**星期二**

早餐1：3片烟熏三文鱼、1个全麦薄面包圈、1汤匙低脂奶油芝士

零食1：6～10块全麦饼干、2汤匙黑豆腐乳

午餐：1杯南瓜汤*，配1/2杯煮熟的藜麦、1/2杯打蔫的菠菜

晚餐：1个三文鱼饼*、2杯混合色拉，淋上2汤匙黑醋汁

零食2：3杯空气爆米花

**星期三**

早餐：用1茶匙特级初榨橄榄油、1.5茶匙姜黄粉炒2个鸡蛋

零食1：1杯低脂松软干酪、1/2杯桃子块

午餐：1杯煮熟的钢切燕麦片、1/2杯苹果碎，撒上1茶匙肉桂粉

晚餐：约113.4克烤草饲小牛排，配1杯烤花椰菜、1杯蒸西蓝花

零食2：2个美卓椰枣，配1茶匙无糖花生酱

**星期四**

早餐：隔夜奇亚籽布丁*，配1/4杯山核桃碎、1/4杯杏干碎（可以
　　　加入1汤匙蜂蜜以增加甜度）

零食1：1/4杯撒着芝麻的鹰嘴豆泥*、12片烤玉米片

午餐：约85.0克野生三文鱼罐头、1杯羽衣甘蓝香蒜酱和大麦沙拉*

晚餐：1.5杯菠菜豆腐味噌汤*配2个糙米球*

零食2：约28.3克巧克力片*

**星期五**

早餐：1个水煮蛋、约56.7克烟熏三文鱼、1个糙米饼

零食1：1杯炒蘑菇甘蓝沙拉*

午餐：1杯西蓝花沙拉*，撒上1汤匙南瓜子

晚餐：1/2杯黑豆、1杯煮熟的藜麦、1/2杯牛油果块，淋上1茶匙
　　　特级初榨橄榄油

零食2：1个橙子

**星期六**

早餐：含蛋白质的甘蓝冰沙（1杯甘蓝丝、1杯苹果碎、1杯黄瓜碎、1勺豌豆蛋白粉）

零食1：5条沙丁鱼鱼干、5～6块全麦饼干

午餐：1杯杧果藜麦沙拉*，配8～12片烤玉米片、1/2杯萨尔萨辣酱

晚餐：1杯咖喱豆腐腰果西蓝花炒饭*、1/2杯煮熟的黑米

零食2：1/2杯隔夜奇亚籽布丁

**星期日**

早餐：将1个煮熟的鸡蛋、1杯蒜蓉菠菜、1片低脂切达奶酪包在糙米卷或玉米饼里

零食1：1杯低脂原味希腊酸奶、1/2杯香蕉，撒上肉桂粉

午餐：1杯低脂松软干酪、1/2个苹果（切丁）、1/2杯菠萝、1/4个核桃，撒上肉桂粉

晚餐：波多贝罗蘑菇三明治*、1/2杯（约8根）红薯薯条*

零食2：约28.3克（1把）肉桂风味烤杏仁*

## 第四周

**星期一**

早餐：1个炒蛋、1片发芽谷物吐司，涂上牛油果酱*

零食1：1个中等大小的苹果、1汤匙无糖花生酱

午餐：1.5杯烤甜菜沙拉*

晚餐：约113.4克烤金枪鱼牛排、2杯蒜蓉菠菜、1杯煮熟的麦片，
　　　淋上1汤匙浸泡过大蒜的特级初榨橄榄油

零食2：6个核桃、4个杏子

## 星期二

早餐：1个花生酱卷（用1汤匙无糖花生酱、1片香蕉、1茶匙蜂
　　　蜜、1个糙米卷制成）

零食1：1/4杯黑豆鹰嘴豆泥*、2个中等大小的斯佩尔特小麦椒盐
　　　饼干

午餐：1杯咖喱扁豆汤*、1/2杯红甜椒丁

晚餐：约113.4克香煎芝麻豆腐*，配1/2杯海藻沙拉*、1个蔬菜春卷

零食2：1个小苹果、1汤匙无糖花生酱

## 星期三

早餐：奶酪蛋包（炒1个蛋白、2汤匙低脂切达奶酪，然后将其塞进
　　　1/2个全麦皮塔饼中）

零食1：1杯低脂原味希腊酸奶、1/2杯新鲜覆盆子

午餐：1杯抱子甘蓝沙拉*、1个全麦面包素食汉堡包

晚餐：1个中等大小的红薯、1/2杯煮熟的火鸡肉、1/2杯蒸西蓝花

零食2：约28.3克肉桂风味烤杏仁*

## 星期四

早餐：钢切燕麦片（用1杯无糖杏仁奶煮1/2杯燕麦）、1/2杯新鲜

草莓片

零食1：2杯空气爆米花

午餐：1杯南瓜汤*、1/2杯全麦面包片、6块全麦饼干

晚餐：1/2杯煮熟的糙米、1杯烤青豆/花椰菜、约113.4克烤鸡胸
　　　肉，用1.5茶匙姜黄粉调味

零食2：1/2个葡萄柚


**星期五**

早餐：西南豆腐炒饭（炒1/2杯豆腐块、1个全蛋、与1/2个红甜椒
　　　碎，用姜黄粉调味），包在糙米卷里

零食1：1个苹果、1汤匙无糖花生酱

午餐：1杯西蓝花沙拉、1杯切好的香煎芝麻豆腐*

晚餐：约113.4克烤三文鱼、1杯蒸青豆、1个小全麦卷

零食2：巧克力酱包核桃（6个核桃蘸约14.2克黑巧克力酱）


**星期六**

早餐：苹果肉桂冻（用1杯原味低脂酸奶、1茶匙香草精、1/2杯苹
　　　果碎、2汤匙山核桃、1茶匙肉桂粉制成）

零食1：1/2杯混合浆果，撒上2汤匙杏仁片

午餐：1/2杯长鳍金枪鱼、7块全麦/无麸质饼干、小份沙拉

晚餐：迷你菠菜那不勒斯比萨（1/2全麦英式松饼，烤熟后浇上无
　　　糖番茄酱，撒上小菠菜叶和马苏里拉奶酪）、淋了2汤匙黑
　　　醋汁的小份沙拉

零食2：1个花生酱球*

**星期日**

早餐：用不粘锅烤的1片法式吐司（将1个鸡蛋打散，将1片全麦无麸质面包浸泡在鸡蛋液内，直至完全渗透，撒上肉桂粉）、1/2杯草莓片

零食1：1/2杯西瓜

午餐：花生酱和香蕉卷（在1个糙米卷上抹1汤匙无糖花生酱，然后用糙米卷卷1/2根香蕉片）

晚餐：1杯野生虾黑豆沙拉\*、1杯蒸西蓝花

零食2：1/2杯巧克力浓缩咖啡豆腐慕斯\*

## 动力工具！

如果你没有适当的辅助工具，再好的计划也会失败。为了给减重计划的成功创造条件，更顺利地达到减重目标，你可以利用以下工具，让饮食习惯和运动习惯更容易改善。

- **一台精准的秤：** 每周至少称1次体重。为了精准监测减重进展，你要和体重秤交朋友。每周上一次体重秤可以帮你发现偷偷增加的体重（你可以马上解决问题）；看到你所做的改变有积极的结果可以激励你继续坚持良好的习惯。2014年芬兰的一项研究发现，试图改善健康状况的人每天称体重会让他们的体重下降，如果他们中断称体重的时间超过1个月，他们的体重往往会增加。用卷尺监测腰围和臀围也很方便。

- **一张压力管理策略表：** 有效减轻压力是成功减重的一个重要部分，因为当你压力大时，身体的皮质醇水平会升高，这反过

来会促进体重增加，尤其会增加腹部脂肪的堆积。因此，如果在你减重的过程中压力占据了上风，你就会与自己的目标背道而驰。管理压力的第一步是识别自己的压力触发点（附录B有一份压力触发记录表）；第二步是用能有效减轻压力的工具武装自己。正如《蓝色地带》（*The Blue Zones*）一书的作者丹·布特纳（Dan Buettner）所说，长寿的人已经找到了"放下"以及摆脱压力的方法。"日本冲绳人每天都会花一些时间来纪念他们的祖先；希腊伊卡利亚岛人经常打盹；意大利撒丁岛人习惯于享受快乐时光。"把对自己有效的压力管理策略列出来——不管是洗个豪华泡泡浴、和心爱的狗玩耍、听柔和的音乐、在大自然中散步，还是其他活动——然后把这张策略表贴在家里显眼的地方。你的精神状态和身体（包括肝脏）将感激这种提醒。

· **一个活动追踪器**：美国密歇根大学的研究发现，记录自己一天走了多少步会激励你走更多步。你可以使用一个简单的计步器或一个更精密的设备来监测自己的步数和睡眠模式。无论选择哪种方式，你都要定期佩戴活动追踪器，并将数据导入智能手机中的减重应用程序，以激励自己保持运动习惯。多年来，有研究发现，持续的自我监测（饮食习惯和运动习惯）有助于人们减掉多余的体重并保持健康的体重。附录D"健康肝脏周记"会帮你记录你正在做的事情、面对的挑战，以及你可以做出怎样的改变。

# 第十一章

# 化零为整

内森，一名40岁的勤奋律师，两个孩子的父亲，结婚5年后，体重增加了很多，以至于他现在不得不购买比以前大两号的裤子。他总是感到饥饿，且无法控制食欲。内森经常晚睡早起：工作到凌晨1点是常事；他需要早上6点起床，才能较体面地准时赶到公司。当他找到我时，他的低密度脂蛋白水平较高，而高密度脂蛋白水平太低；他对此感到非常担忧，因为他的父亲在50多岁时死于心脏病发作。最重要的是，强烈的疲惫感让内森想控制自己的饥饿感，改善饮食习惯，并恢复以往充沛的精力。

我建议他先优化食用的谷物（用全谷物取代精制谷物），减少红肉的食用量，并将普通市售碳酸饮料换成天然风味的苏打水。内森还开始每周步行上班至少3天。在做出这些改变后，他的精力开始恢复，体重也有所下降，但饥肠辘辘的感觉以及旺盛的食欲仍然存在。在深入了解了他的睡眠习惯后，我敦促内森优先考虑每晚睡至少7小时，因为睡眠不足会加重饥饿感，从而扰乱激素水平。开始实施我的这个建议之后，他多余的赘肉逐渐消失了，患心脏病的风险也降低了。

正如内森所发现的，改善多种生活方式往往比只采取一种措施更有影响力。在他的案例中，更健康的饮食习惯、有规律的运动和更好的睡眠结合，让他收获了更大的益处（更健康的体重以及更充沛的精力），这是仅靠改变饮食习惯所不能实现的。在遵循保护肝脏的饮食计划和运动计划之初，你也是想通过多种方式来增进这一重要器官的健康和自身的整体健康。

换句话说，现在是时候制订一个对自己有效的完整护肝计划了。为了推动变革之旅，本章为你提供了一个为期4周的日程表，列出了将不同方式组合在一起的护肝方法；你可以在今天、明天，以及可预见的未来，为肝脏创造一个健康的生活方式。为了帮助你进行这一系列的调整，请使用附录D"健康肝脏周记"。

## 第一周 动起来！

研究表明，定期运动在治疗肝病方面发挥着重要作用，各种类型的运动以不同的方式为身体恢复健康提供了帮助。本周的重点是让你准备好并有动力投身到对肝脏有益的运动中。循序渐进，每次进步一点点。

### 第1天：获得许可

接受全面检查，了解自己的身体是否已经做好准备，是否能够开始进行运动计划。一定要告诉医生一切你的健康问题或所患的慢性疼痛，并询问医生这些问题是否会对运动类型有任何限制。你如果没有得到"马上就能运动"的许可，就要找到阻碍你运动的问题并尽力解决它。

### 第2天：重新定义"运动"

如果你不喜欢在健身房运动或进行剧烈的让你出汗的运动，那就进行自己喜欢的活动，如跳舞、做园艺、散步、骑自行车或其他事情。你能定期坚持下去的运动才是适合你的，而非你最好的朋友或邻居推崇的运动。你要弄清楚如何让运动变得更有趣：你可以通过创建一个欢快的歌曲播放列表，边运动边听歌或邀请一群朋友一起远足、散步。

### 第3天：饭前进行短暂运动

2014年新西兰的一项研究发现，在餐前30分钟进行一项短暂的运动，比如先进行1分钟的高强度斜坡行走，再进行1分钟的慢走，交替进行6次（或在高强度斜坡行走、慢走和阻力运动之间交替），有助于改善胰岛素抵抗病人的血糖控制能力；研究人员将这种方案称为"运动零食"。我的建议是，除了进行常规运动，你可以每周尝试在晚餐前做几轮这种短暂的高强度运动；你也可以在休息日进行该方案。

### 第4天：在闲暇时间变得强壮

在看自己最喜欢的电视节目（或广告），甚至在与朋友通电话时，做一套深蹲、慢跑、肱二头肌训练、肱三头肌训练、正面/侧面平板支撑综合训练，以塑造肌肉群、增大力量、训练肌肉。与其坐着看书，不如边听电子书边踩动感单车或在跑步机上行走。每次运动都很重要！

### 第5天：制订运动日程表

把运动纳入日程表会促使你把这项活动所用的时间当作神圣的时间，并认真运动。你可以今天花几分钟来安排未来30天的有氧运动、力量训练和其他运动项目，并发誓要奔赴这些增进健康的"约会"。

### 第6天：开始追踪

买一个计步器或用智能手机追踪自己的步数，除了已定的运动计划，你还可以将每天的步行目标设置为每天走10 000步。你可以通过外出时选择走路、把车停在离商店入口较远的地方、使用走楼梯取代乘电梯来实现这一目标。一旦这一活动开始了，你就要坚持下去——这是你每天必做的事情。

### 第7天：拉伸身体

结束运动后，花几分钟从头到脚拉伸身体的主要肌肉群，扩大动作幅度，减轻运动后的肌肉酸痛。这样，你将为下一次运动做好准备，并且帮助自己坚持运动计划。运动后的拉伸往往会被遗忘，但它会影响你在日常生活中的感受、活动和身体功能。克利夫兰诊所的网站为你提供了很好的基础拉伸指南，你也可以参考杰伊·布拉尼克（Jay Blahnik）所著的《整体拉伸》（*Full-Body Flexibility*）一书。

## 第二周 排毒与家居大清理

肝脏的"纯净"始于环境和饮食的清洁。本周的重点是消除家用清洁产品以及食物中的毒素，增加家庭生活对肝脏的友好度。

### 第1天：储藏室大清理

扔掉加工食品（如盒装通心粉/奶酪、用精制面粉制作的饼干、垃圾零食和任何含添加糖的食品），清理储藏室。扔掉成分表前五种成分中有对肝脏有害的成分（所有添加糖）的食物；扔掉不是全谷物的谷物；

扔掉与天然状态相差甚远的所谓的"健康食物"（如无脂沙拉酱，或含人工甜味剂的食物）；扔掉不含天然膳食纤维的零食。

### 第2天：冰箱大改造

购买食品时，你不必百分之百地选择有机食品。我的建议是使用美国环境工作组的"农产品选购指南"——"十二脏"和"十五净"（见第四章）——来决定哪些食物值得你以更高价格购买有机品种。我也建议你购买有机乳制品，避免摄入不必要的激素。我还建议你购买有机家禽肉和有机草饲牛肉，降低摄入抗生素、激素和被细菌感染的风险。

将最健康的食物放在冰箱的前面和最显眼的位置。例如，在最称手的架子上放一壶清水（你可以在里面加入浆果、黄瓜、柑橘片、薄荷等）——你可以用它解渴，也可以在不是真的饿的时候用它来减轻饥饿感。你如果实在戒不了喝碳酸饮料，就请选择不含人工甜味剂的品种。将切好的新鲜蔬菜（胡萝卜、青椒、芹菜等）放在手边，就近放一盒鹰嘴豆泥或杏仁酱，吃零食就会变得简单又健康。其他可以放在视线范围内的食物有煮熟的鸡蛋、原制奶酪，以及混合浆果。

### 第3天：清理家用清洁产品

仔细检查家用清洁产品，扔掉那些含有毒化学物质的产品（产品标签上有"危险""警告"或"注意"字样就是一种提示）。使用有机或成分天然的清洁剂取代这些产品（提示：标签上的成分越少越好，特别是你不知道的成分越少越好）；水溶性的清洁剂通常危害较小。此外，用玻璃或陶瓷容器取代塑料水瓶和食物存储盒——因为塑料容器通常含双酚A。

### 第4天：选择野生鱼类

尽可能选择野生鲑鱼、虹鳟鱼、鲶鱼和其他野生捕捞的鱼，因为一些养殖的鱼会被一种叫作多氯联苯的有毒化学物质污染。为了避免接触另一种常见的环境污染物——汞，你可以选择低汞鱼，如凤尾鱼、鳕鱼、鲈鱼、狭鳕、白鲑、沙丁鱼、鳎鱼、罗非鱼、淡水鳟鱼、虾；如需更完整的清单，请查阅美国自然资源保护协会发布的《鱼类的汞含量以及消费指南》（*Consumer Guide to Mercury in Fish*）。

### 第5天：换掉补充剂

打开药柜、厨房橱柜或存放补充剂的地方，扔掉那些含已经被证实会导致肝损伤的成分的补充剂。此外，检查所有补充剂瓶子上的有效日期，扔掉所有已经过期的补充剂。

### 第6天：小分量饮食

开始用沙拉盘或甜点盘取代主餐盘吃饭，这样即便取了第二份食物，你依旧会自然而然地减少食物分量。将手边的一些日常用品作为分量参考，可以帮助你确定肉、鱼、鹰嘴豆泥、奶酪或油的大致分量。

记住：1份（约85.0克）肉类的分量约是一副扑克牌的大小；1份（约85.0克）鱼的分量约是一个支票簿的大小；1份（约28.3克）坚果的分量约是一个高尔夫球的大小；约28.3克奶酪的分量约是三个骰子的大小；1汤匙油或鹰嘴豆泥的分量约是一个扑克牌筹码的大小。

### 第7天：拥抱四季

在厨房里储备顺应时令的、新鲜的香草、根茎类食物和蔬菜。在冬天，你可以选择南瓜和萝卜；在春天，你可以储备菜蓟、芦笋、罗勒、蕨菜、野韭和百里香；在夏天，你可以购买新鲜的玉米、秋葵、茴香和西葫芦；在秋天，你可以购买橡果、抱子甘蓝、羽衣甘蓝、柠檬草和瑞士甜菜。

## 第三周 再次爱上你的床

睡眠时间是身体的充电时间，身体细胞在那时会自我更新，并将新知识巩固到记忆中。一旦忽视睡眠，不给自己的身体和思想提供它们所需要的休息和"娱乐"时间，身体最终就会释放压力激素并进入压力过大的状态。本周，你会专注于恢复自己与床的联系。

### 第1天：和家人一起制订睡前规则

弄清楚家庭中每个人需要的睡眠时间，然后相应地制订就寝和起床时间。在就寝前的30分钟到60分钟，为孩子和自己培养轻松的入睡习惯——可能包括悠闲地洗澡、播放柔和的音乐、阅读书籍，等等。保持就寝时间和起床时间的一致性，为家庭中的每个成员创造更好的睡眠环境，每晚均如此。如果宠物经常在夜间吵醒你，你就要训练它们到自己的床上或笼子里睡觉，而非和你在一起；如果无果，你就要考虑把宠物从卧室里赶出去了。

### 第2天：创造一张催眠床

提高夜生活的质量的明智之举是将卧室打造为一个梦幻般的环境。评估自己的床垫，看看它的舒适性和支撑性如何；在醒来时你应该感到神清气爽，获得了良好的休息，而非感到浑身僵硬或疼痛（如果现实确实如此，那么你是时候买一个新床垫了；根据美国国家睡眠基金会的研究，大多数床垫的寿命约为8年）。选择软枕头还是硬枕头由你决定，但当它们完全变形或表面变得凹凸不平时，你应予以更换。选择让你感到舒适的床单，无论其材质为棉、聚酯纤维、丝、亚麻、竹纤维、混合材料或冬季用的法兰绒；同样，你可以根据自己的喜好选择羊毛或棉质的毛毯。

### 第3天：调暗灯光

注意，明亮的灯光会干扰身体释放褪黑素。2011年美国波士顿布列根和妇女医院的一项研究发现，人们睡前暴露在标准的室内光线下时，身体释放褪黑素的时间比待在昏暗的房间里短了约90分钟。这就是为什么做一个照明评估以确保卧室不会太亮是明智之举；一旦到了就寝时间，卧室的光线就应该尽可能地接近漆黑。为了做到这一点，你可以在灯上装上调光器，并在睡前几小时将灯光调暗。你也可以把所有发出光线的电器从卧室移走。如果你闹钟的灯光很亮，你可以将其放在床对面，调整闹钟的朝向，或考虑换成一个起床时可以模拟早晨太阳光的时钟。如果来自路灯或附近建筑物的灯光悄悄从窗外进入了卧室，你可以考虑安装遮光窗帘来隔绝不需要的光线。如果你的浴室与卧室相连，请把浴室门关上，选择感应夜灯来为卧室提供足够的光线，以便看清你要去的地方。

### 第4天：管理温度

今天你需要找到适合自己的卧室温度——不热也不冷——以及适合

打盹的衣着。根据美国国家科学基金会的研究，很多人发现保持卧室凉爽——约18.3摄氏度——是最适合睡眠的温度。你需要好好选择睡衣或其他适合睡眠的衣物，这些衣物的面料需要亲肤，无论是棉、丝、缎，还是竹纤维（低过敏性）。在气温较冷的月份，法兰绒睡衣可以帮助你在打盹时保持温暖；你如果睡觉时容易发热或盗汗，那么吸汗睡衣是你最好的选择，因为它可以将水分从皮肤上吸走。

### 第5天：消除干扰

在即将就寝时使用手机、平板电脑、电子阅读器，甚至电视，都会让你入睡困难。为什么呢？这些设备发出的光线可能抑制身体释放让人进入睡眠的褪黑素。解决办法是在就寝前至少1~2小时实行"零电子设备"规则；这便意味着就寝前的至少1~2小时不看电子邮件、电视、电子阅读器、笔记本电脑或手机。相反，你可以选择一种放松活动，帮助自己从工作日的疲惫中解脱出来，让自己安心入睡。如果无法做到睡前1~2小时切断自己与电子设备的联系，那么你至少要在就寝时将电子设备从卧室中移除。

### 第6天：把控刺激物

找出会对你的睡眠产生影响的刺激物，并将其剔除。记住：晚上喝茶、咖啡或吃巧克力味、咖啡味的冰激凌/酸奶，都可能干扰你的睡眠。因此，你最好在睡前4~6小时内避免食用/饮用这些食物和饮料。同样，香烟中的尼古丁也有刺激作用，你至少要在晚上避免吸烟（我建议你无论如何都尽量避免吸烟）。此外，请记住，虽然摄入酒精一开始确实会让你感到瞌睡，但几小时后酒精的刺激作用便会显现，使你无法进入深度睡眠——这是另一个保持最低酒精摄入量的好理由。另外，请记住，一些助眠药含对乙酰氨基酚和苯海拉明（一种有镇静作用的抗组胺药）；无论你服用的是日间配方还是夜间配方的助眠药，摄入大剂量的对乙酰氨基酚都对肝脏有害，尤其在其与酒精结合时。

### 第7天：犒劳自己

为了给更好的睡眠创造条件，你还要建立舒适且能让自己内心平静的夜间仪式。你可以洗个热水澡、做伸展运动/练瑜伽、听舒缓的音乐、使用芳香疗法、深呼吸、冥想、阅读一本不太刺激的令人身心愉悦的书。放松身心的活动会帮助你快速进入梦乡。

## 第四周 找到"减压阀"

生活中的压力不会直接让你生病、感到焦躁或厌烦，但你应对压力的反应会如此！在第4周，你将获得可以更好地认识和管理压力所需要的工具（你可以使用附录C"触发压力情况记录表"帮助自己）。

### 第1天：调整呼吸方式

人生来就知道如何呼吸，但信不信由你，许多人的呼吸方式并不正确（他们的呼吸太浅）。深呼吸是减轻压力最有力的解药之一。当用鼻子慢慢地、深深地吸气，下腹部鼓起时，空气会充满肺部；然后用嘴慢慢地呼气，氧气与流出的二氧化碳会获得恰当的交换；这种呼吸会减缓心率，降低血压，让你放松下来，达到极度平静的状态。每天休息2~3次，每次5~10分钟，在休息期间检查一下自己的呼吸情况，并坚持进行深呼吸。这会让你更好地管理压力、减轻压力。

### 第2天：冥想休息

冥想可以产生强大的镇静和缓解压力的效果——在任何时候、任何地方都能进行，且无需任何费用。克里斯塔，一名拥有两个孩子的46岁的家庭主妇，向我寻求帮助已经6个月有余。她的目标是减掉约6.8千克，即她怀孕后多出来的体重。尽管她羞于承认，但她的生活充满压力。除了两个年幼的孩子，她生病的母亲与他们住在一起，克里斯塔的丈夫每周有4~5天都在出差。克里斯塔已经减少了热量摄入，但她经常因为情绪波动大而进食（通常是甜食），并不断为自己没有时间或精力锻炼开脱。她的一些借口是合理的，但她的孩子每周至少有3天都由保姆照顾，而且她家里还有一个面积不小的健身房。

显然，压力管理对她而言的确是一个挑战。她最终同意去见一位正念专家进行1次治疗。此后，克里斯塔开始每天冥想3次，并进行呼吸练习和意象引导练习。几个月内，她开始重新锻炼，饮食习惯和饮食量也有所改善。当我问她是什么原因让她做出这样的改变时，她认为是冥想帮助自己变得更容易接受为减重所需要采取的措施。她意识到自己一直在放任自己，而这种放任使她遭受了之前她从未意识到的在体重管理方面的挑战。

以下是一个简单的冥想步骤。每天练习2~3次，可有益身心，帮助你保持冷静和专注。

1.找到一个安静、平和的地方——一个房间或只是房间的一个角落——一个你可以独处的地方。

2.坐在直背椅上或盘腿坐在地板上，背部挺直，双手放在膝盖或大腿上，闭上眼睛。

3.要想通过基础的冥想清理思绪，就一定要专注于自然节奏的呼吸；当思绪涌上心头时，任其自然游走，不要判断或思考，就当它们是漂浮在溪流上的树叶，要将自己的注意力放到呼吸上。

### 第3天：在大自然中散步

除了常规的运动计划，你可以在绿色区域——如公园、树林或小路——散步，帮助自己减轻压力。为了最大限度地增加体验感，你可以调动自己的感官：观察周围的花朵、树叶、野生动物或景色；摘下耳机，听听鸟鸣或风吹过树梢的沙沙声；闻闻你许久不曾闻的玫瑰、丁香或金银花香；享受阳光的温暖或微风轻拂皮肤的清凉。在大自然中度过一段时光可以让思绪远离日常烦恼，将大脑带入一个宁静的地方。即使外面很冷，你也可以在社区周围走走，欣赏一下阳光以及风景。

### 第4天：利用想象力进行午间思绪漫游

你可以利用意象引导的力量，将自己的思绪引导到一个更平静的地方，帮助自己迅速放松。你可以试试以下这个10分钟的练习。

1.在一个安静的空间里找到一把舒适的椅子，以舒适的姿势坐下。

2.闭上眼睛，慢慢地深呼吸，想象自己能想象到的最放松的地方，无论是附近有平静、清澈的海洋的热带岛屿，还是有巍然风光的山顶。

3.在想象到这个放松的场景时，试着调动自己所有的感官想象这个地方的风景：你会听到什么声音，会闻到什么气味，以及气流轻抚过皮肤的感觉。沉浸在这些感觉中，让自己的思绪远离现实，享受一场当之无愧的精神小假期。

### 第5天：创建一个减压工具包

列出一份可以帮助自己减轻紧张情绪的可靠策略清单——可以是写日记、听舒缓的音乐、给老朋友打电话、做渐进式肌肉放松练习，等等。把清单贴在冰箱上，当压力大到爆表时，你可以采用其中一些健康的策略，而非因为情绪原因而进食。

### 第6天：确定一个喜欢的爱好充实生活

你的爱好可以是编织、绘画、拍照、烹饪或做其他事情。让头脑投入真正吸引你的有趣活动中，可以让你进入"心流"——一种精神状态。在这种状态下，你可以完全沉浸在正在做的事情中，忘记时间的流逝，这种方式天然具有缓解压力的效果。更重要的是，处于这种最佳状态的活动往往益处颇多，可以给你带来宁静和满足感。找出可以让你有这种感觉的活动，努力定期抽出时间来参与其中。

### 第7天：确定自己的得力助手

你要知道你有一个可靠的、可以无条件支持你的人，当收到陷入困境、感到狼狈或需要坚持健康的生活方式转变的建议时，这个人可以帮助你更好地管理压力，帮助你向健康目标迈进。最好寻找一个以你的最佳利益为重的人，他可以成为你的啦啦队，鼓励你坚持下去，激励你对自己的行动负责。这个人如果与你一样拥有共同的健康目标，就再理想不过了。有时，即使是一个网友也能激励你取得巨大成就。2012年美国密歇根州立大学的一项研究发现，与那些独自应对挑战的人相比，一个在虚拟世界的伙伴可以帮助参与者坚持更久的平板支撑，工作更努力。这意味着，如果你正在努力寻找一个可以共同应对挑战的人，找一个在线教练或在社交媒体中寻求帮助也是可行之计。

你可以按照每周、每日的方式逐步"升级"自己的生活习惯，这样会让这项工作看起来不那么艰巨，也更易于管理。你可以在你前一天实施的策略的基础上，继续以一种向上协同的模式进行调整，从而积极地强化自己取得的成果。每天坚持执行，不知不觉中你便会养成健康的习惯，这会改善肝脏以及其他身体部位的状态，包括你的头脑。你的努力终将转化为更健康的体魄，更充沛的精力。坚定信心，帮助自己长期坚持肝脏保护计划吧。

# 第十二章
# 其他治疗方法

几年前，59岁的计算机工程师吉姆来到克利夫兰诊所的肝脏科做检查，因为他出现了腹部不适。多年来，他的肝酶水平一直异常，BMI为45，被诊断为重度肥胖，这种身体状态首先让他患上了脂肪肝。腹部超声检查结果显示，吉姆的肝脏表面纹理粗糙，这符合肝硬化的特征。幸运的是，他没有出现肝硬化并发症，如腹水、胃肠道出血或因体内毒素积聚导致的精神错乱（一种被称为肝性脑病的情况）。

那个时候，他的肝脏似乎正在对它所遭受的损伤进行适度的代偿，肝脏依旧拥有足够好的功能。但如果吉姆没有采取强有力的措施扭转损伤，情况便会恶化，届时可能出现肝衰竭或需要进行肝移植。幸运的是，这位已婚的两个孩子的父亲在改善自己健康状况方面动力满满，因为他想活得更久一些，想与子孙们共享天伦。为了启动康复计划，吉姆选择接受胃旁路手术，在手术后的3个月内，他的体重减掉了约20.4千克。

体重大幅下降让吉姆之前升高的血压恢复了正常，他可以停止服用手术前一直服用的降压药物了。在手术后6个月及1年的时间节点，吉姆回到肝脏科进行复查，在2次检查中他的肝酶水平都很正常。在2年的随访中，他进行了肝活组织检查，结果显示，肝硬化已经恢复到了较为温和的第三期纤维化状态——这个状态依旧需要他和医生保持持续关注，但同时也是朝着病情好转迈出的重要标志。

总之，非酒精性脂肪肝的治疗通常不涉及服用药物或进行手术。正如你所看到的，该病的治疗过程主要基于生活习惯的改变：优化饮食习惯、多运动、减掉多余体重。但是，如果单凭改变生活方式无法达到减轻体重以及减少肝脏中的脂肪的目的，那么你可能需要像吉姆那样采取更强有力的措施。

# 用药事宜

现实情况是：目前在美国，用于治疗非酒精性脂肪肝或非酒精性脂肪性肝炎的特定药物还未获得批准。但对那些通过改变生活方式或减轻体重没能改善病情的严重非酒精性脂肪性肝炎病例，药物在某些情况下可以提供应有的帮助。

### 胰岛素增敏剂和降脂药

首先，服用胰岛素增敏剂和降脂药可能有益于非酒精性脂肪肝、糖尿病或胆固醇水平异常的病人的肝脏。正如你已经了解到的，胰岛素抵抗和代谢综合征通常会导致非酒精性脂肪肝和非酒精性脂肪性肝炎，因此，服用增强胰岛素敏感性的药物，如二甲双胍、吡格列酮和罗格列酮，可能有一定效果。2005年意大利的一项研究中，针对没有患糖尿病的非酒精性脂肪肝病人，研究人员分别让病人每天服用2克二甲双胍、补充800 IU维生素E、进行减重饮食计划，并对三种方式的效果进行了比较。12个月后，三组病人的天冬氨酸氨基转移酶水平都得到了改善，同时体重也减轻了，但服用二甲双胍组的效果最好，有56%的病人体内的丙氨酸氨基转移酶水平恢复了正常；服用二甲双胍的一部分病人进行了肝活组织检查，医生发现肝脏中的脂肪量和肝纤维化程度明显下降。大多数没有患糖尿病的非酒精性脂肪性肝炎病人有葡萄糖不耐受（或胰岛素抵抗），他们服用二甲双胍还有一个好处，那就是可以降低非酒精性脂肪性肝炎发展为糖尿病的风险。然而，由于其他研究并没有发现给非酒精性脂肪肝或非酒精性脂肪性肝炎病人服用二甲双胍的明显益处，所以其效果并不能百分百保证。

另一类名为噻唑烷二酮类的胰岛素增敏剂也引起了人们相当大的兴趣，其中包括吡格列酮、罗格列酮等药物，可用于治疗非酒精性脂肪性肝炎。与二甲双胍一样，这些药物可以让肝脏对胰岛素更敏感，降低肝酶水平。噻唑烷二酮类药物治疗肝脏中的脂肪浸润的疗效似乎比治疗肝脏炎症、气球样变或纤维化的效果更好。遗憾的是，停止服用这类药物后，它们对肝脏的有益影响也会渐渐消失，这表明病人想维持治疗效果就必须长期服用噻唑烷二酮类药物。这一点引发了人们的担忧，因为人们对罗格列酮的长期安全性存疑，尤其是在治疗心血管疾病、充血性心力衰竭、膀胱癌和骨质疏松方面的安全性；由于出现心脏问题的风险升高，在欧洲，罗格列酮已经不再出售，其在美国的使用也受到了严格管控。

另一种用于治疗2型糖尿病的药物利拉鲁肽被发现有益于非酒精性脂肪性肝炎的治疗。从理论上讲，这种长效药物可以通过改善胰岛素抵抗来减少肝脏中的脂肪并降低肝酶水平，且有一些证据表明其真实性。2015年在英国几个不同地点进行的一项研究发现，在连续48周每天接受1.8毫克利拉鲁肽给药（注射剂）的超重的非酒精性脂肪性肝炎病人中，39%的人非酒精性脂肪性肝炎得到了改善，而安慰剂组只有9%的人有改善。同样，在2015年日本的一项小型试点研究中，研究人员将利拉鲁肽用于那些坚持了24周的生活方式调整，但血糖水平和肝酶水平仍未得到足够改善的人身上；在服用利拉鲁肽24周后，病人的BMI、腹部脂肪水平、肝酶水平和血糖水平异常都得到了明显改善。在这两项研究中，病人对该药物的耐受性良好，研究人员认为该药物安全有效。这种药物在被广泛使用前还需要进行更多研究，但目前的结果令人振奋。

### 他汀类药物

他汀类药物对肝脏来说是一把"双刃剑"。一方面，滥用他汀类药物可能对肝脏产生负面影响；另一方面，在必要情况下，经过医生诊断后合理地使用他汀类药物，也可发挥其积极作用。一些小型的初步研究表明，服用主要用于治疗胆固醇水平异常的他汀类药物可能降低非酒精性脂肪肝或非酒精性脂肪性肝炎病人的肝酶水平，并改善肝组织的外观（在显微镜下观察）。2011年日本的一项研究发现，出现胆固醇水平异常的非酒精性脂肪性肝炎病人连续一年每天服用他汀类药物，肝酶水平和血脂水平有明显改善。2014年日本广岛大学的一项研究对一种名为普罗布考的传统抗胆固醇药物的使用情况进行了调查，该药物是一种强大的抗氧化剂，可用于治疗非酒精性脂肪性肝炎以及胆固醇水平升高。在连续48周每天服用500毫克该药物后，病人的肝酶水平、总胆固醇水平和胰岛素抵抗指数都有所下降，非酒精性脂肪肝情况以及肝纤维化程度也有所改善。

## 抗氧化剂

过度的氧化应激会导致肝细胞的损伤，加速非酒精性脂肪性肝炎病人病情恶化，因此服用一些强效的抗氧化剂对治疗非酒精性脂肪性肝炎有益不足为奇。

### 维生素E

在迄今为止最大的临床试验中，研究人员发现，患有非酒精性脂肪性肝炎的成年人连续96周每天补充800 IU的维生素E，其病情的改善率明显高于安慰剂组，改善的方面包括肝脏脂肪含量的减少、炎症减少、肝酶水平下降，该研究结果发表在2010年的《新英格兰医学杂志》（*New England Journal of Medicine*）上。关于维生素E补充剂最大的担忧之一是，补充过量的维生素E可能提高过早死亡的风险，尽管对该方面的研究结果不一。尽管如此，补充维生素E在减少肝脏脂肪、炎症和肿胀方面效果出色，甚至可以解决一些非酒精性脂肪性肝炎病人的问题。经活检证实，患有非酒精性脂肪性肝炎的非糖尿病病人应考虑将补充维生素E（每天800 IU）作为一线药物治疗形式。

55岁的保罗就面对着这种情况，他被介绍至哈努内医生处，因为他疑似患有脂肪肝。他的健康状况一直很稳定，直到约3个月前他因为开始感到头痛而咨询基础保健医生。保罗是一名呼吸治疗师，已婚并育，有两个年幼的孩子，他被诊断出患有高血压，BMI为38，而且有明显的向心性肥胖症状。初步的一系列血液检查结果显示，他的空腹血糖水平正常，甘油三酯水平中度升高，为220毫克/分升，高密度脂蛋白水平偏低，为25毫克/分升。后续的血液检查结果表明他的肝酶水平升高——他的天冬氨酸氨基转移酶水平的数值为110（正常范围的上限为40），天冬氨酸氨基转移酶水平的数值为145（正常范围的上限为56）。他的酒精摄入量为轻度至中度，乙型肝炎和丙型肝炎的筛查结果显示为阴性。肝脏超声波扫描结果显示他患有脂肪肝；为此保罗做了肝活组织检查，结果显示他的肝脏有35%的正常组织被脂肪占据，同时还出现了炎症以及第一阶段的肝纤维化症状。

医生建议保罗采取严格的减重计划，通过改变饮食习惯和运动习惯减重。在保护肝脏免于继续受损的紧迫感下，他开始接受每天补充800 IU维生素E的方案，在减重的同时对肝脏状况进行改善。他被告知，补充大剂量的维生素E可能提高心脏病发作或脑卒中，以及患前列腺癌的风险。经过1年的减重，他减掉了约11.3千克，肝酶水平完全恢复了正常；而后为避免大剂量补充维生素E带来的长期不良影响，他停止了额外补充维生素E。

### 辅酶Q10

辅酶Q10是另一种强大的抗氧化剂，是一种类似于维生素的物质，存在于细胞中，可以辅助细胞将食物转化为可用的能量形式。它在减轻非酒精性脂肪肝的严重程度方面也有一定效果。2015年伊朗的一项研究中，研究人员给41名患有非酒精性脂肪肝的男性和女性连续12周每天补充100毫克辅酶Q10；在研究结束时，病人们的肝酶水平得到了改善，他们的炎症指标下降，非酒精性脂肪肝的严重程度也有所下降。伊朗的另一项研究发现，在非酒精性脂肪肝病人中，补充100毫克辅酶Q10仅4周便可使天冬氨酸氨基转移酶水平明显下降。

### 新 药

针对严重的非酒精性脂肪肝的药物治疗的发展正在被大力支持，美国食品药品监督管理局已经为一个新项目开辟了快速通道，旨在加速对正在开发的用于治疗非酒精性脂肪肝和非酒精性脂肪性肝炎的新药的审查。有几项研究已经发现，服用抗炎药物己酮可可碱可以减轻非酒精性脂肪性肝炎病人的体重，改善肝功能，减少脂肪堆积和炎症。而最近的一项研究发现，一种叫作奥贝胆酸（一种抑制胆酸分泌的信号剂）的药物，在许多情况下可以改善非酒精性脂肪性肝炎，但其长期疗效以及安全状况需要进一步调查。随着更多研究的进行，针对这些威胁生命的疾病的新疗法将有望崭露头角。

## 肥胖症手术

当生活方式的调整、减重和/或服用药物并不能弥补非酒精性脂肪性肝炎造成的损害时，减重手术可能成为一些人的选择，就像吉姆那样。虽然没有任何随机对照试验对任何形式的前肠切除减重手术（如专门治疗非酒精性脂肪肝或非酒精性脂肪性肝炎的可调节胃束带手术和胃旁路手术）进行评估，但越来越多的证据表明其在这方面具备有效性。一些研究对接受减重手术的严重肥胖者的肝脏进行了前后对比。2009年法国的一项研究中，研究人员对381名患有肝纤维化和非酒精性脂肪性肝炎的严重肥胖病人的减重手术的效果进行了追踪。手术5年后，他们肝脏中的脂肪含量和肝脏肿胀的发展情况及严重程度都有了明显的改善，绝大多数病人的病情都降到了轻度的非酒精性脂肪肝。同时，2015年法国的一项研究发现，患有非酒精性脂肪性肝炎的病态肥胖者在接受减重手术后，体重会明显减轻，肝酶水平和胰岛素抵抗情况得到了非常大的改善；在1年的随访中，有85%的病人的非酒精性脂肪性肝炎症状已经完全消失，34%的病人的肝纤维化程度降低。

## 其他肝病的干预措施

　　各种肝病的病因不同，治疗方法也不尽相同。丙型肝炎可在短短8～12周内通过服用药物得到治疗和改善，但许多药物的价格非常昂贵。与酒精有关的肝病，包括酒精性肝炎和酒精性脂肪肝，其治疗重点在于戒酒，给肝脏再生和自我疗愈的时间。对原发性胆管炎，治疗重点在于减缓疾病发展，缓解瘙痒等症状，并通过使用熊去氧胆酸（可改善肝脏功能）等药物预防并发症。

　　相比之下，血色素沉着症的治疗重点通常在于减少肝脏中铁的累积；该病的治疗方法通常为进行静脉切开术（在类似于献血的过程中清除少量含铁的血液）或螯合疗法（通过服用药物让铁通过尿液或粪便排出身体）。同样，治疗肝豆状核变性也可以采用各种方法，包括服用青霉胺、曲恩汀和醋酸锌等药物，来消除体内多余的铜。

# 关于肝移植的真相

　　一定要记住，肝脏是一个有复原力的器官，它能够利用自身的细胞进行自我重建和再生，重塑因疾病而失去的组织，直到恢复到原来的大小。但在患上某些肝病时，这个重要的器官可能受到严重的损害，以至于无法恢复——这时病人就需要考虑进行肝移植。

　　肝硬化本身并不一定意味着病人需要进行肝移植；一些没有并发症的肝硬化病人并未出现肝功能完全崩盘或肝脏完全腐烂的情况。事实上，对许多类型的肝病而言，病人即使出现了并发症，病情也可能得到改善——如果一个酗酒的病人出现了腐烂肝硬化，伴有黄疸和其他晚期肝病的症状，在长期戒酒的情况下，他的症状依然可能得到缓解，肝脏也可能再生。因此，在一些肝病明显恶化的情况下，如果药物疗法（如口服抗病毒药物治疗乙型肝炎感染或口服皮质类固醇药物治疗自身免疫性肝炎）有效，那么肝移植的计划可以被推迟甚至完全搁置。

但是，当肝硬化以及随之而来的并发症严重到一定程度时，如肝病末期，病人就需要与医生认真讨论进行肝移植的可能性了。当非酒精性脂肪肝和非酒精性脂肪性肝炎发展为肝硬化，并伴有腹水、肝性脑病、静脉曲张出血（肿胀的静脉破裂出血）或严重的肝功能障碍等并发症时，病人便可以考虑进行肝移植。好消息是，肝移植后的1年存活率高于90%，5年存活率超过70%。这些数字很惊人，尤其是在与未进行肝移植治疗的终末期肝病病人近100%的死亡率相比。

肝移植后，病人需要在余生中坚持服用抗排斥药物。不幸的是，这些药物可能产生副作用。他克莫司是最常用的抗排斥药物，它对肾脏而言有毒性，因此服用该药的病人应密切监测自己的肾功能。此外，该药物还会提高病人在肝移植后新发糖尿病的风险，因此病人在用药时也应密切监测血糖水平。相比之下，服用另一种常用的抗排斥药物环孢素会提高病人在肝移植后患高血压的风险。

由于服用抗排斥药物会导致免疫抑制反应，所以肝移植后患感染性并发症的风险会升高，因此，肝移植受者通常在余生中都要服用预防性抗生素，如抗菌药物复方磺胺甲噁唑。但这并不能保护他们免受其他感染——例如来自病毒或真菌的感染——所以，重要的是病人要谨记，这种身体在其他方面的脆弱性是持续存在的，这就是为什么接受肝移植的病人每年都要接种流感疫苗和肺炎疫苗。由于存在这些潜在的长期风险，所有接受肝移植的病人都需要在余生被自己的肝移植团队密切地定期监测身体的各项指标。

你还要知悉，等待肝移植的名单通常很长。因此，不是每个需要进行肝移植的人都能及时得到器官。更重要的是，并非每个因肝硬化而出现并发症的人都适合进行肝移植。对那些有病态肥胖、糖尿病或有与心脏病有关的严重并发症的人而言，肝移植的潜在风险太高，并非一个可行的选择。这些事情只有你的医生才能确定。但在理想情况下，你要先预防对健康有威胁的情况。

令人欣慰的是，针对非酒精性脂肪肝、非酒精性脂肪性肝炎，以及其他肝病的更积极有效的治疗方法正在研发中。但你最好从现在开始，早在肝脏状况恶化之前，尽一切努力保持这个重要器官的健康和完整性。你即使患有肝病，也可以采取措施开启逆转病情（或至少阻止其发展）之旅，增进这个重要器官的健康。主动出击非常重要！不健康的生活方式促进了肥胖的发展，人人都置身于潜在的患非酒精性脂肪肝，特别是患非酒精性脂肪性肝炎的风险中，这意味着人们应该努力改善饮食习惯和运动习惯，更有效地管理体重，避免接触毒素。这是一个攸关生死的问题，因为肝脏这个不可缺少的器官的健康与功能，是人赖以生存的基础。

# 结　语
# 生命之肝

生命值得延续下去吗？这完全取决于肝脏。

——美国心理学家、哲学家　威廉·詹姆斯

书读到这里，我希望你已经对肝脏——身体中最勤奋工作的器官之一，重新给予了尊重。我希望读完这本书后，你有动力给这个重要的器官以适当的关怀及滋养，使其保持健康和蓬勃的状态，并让自己一生都保持强健。正如你所看到的，这个像魔术师一样的器官是身体幕后沉默但强大的"主人"，在身体同时执行300多项任务（如代谢过程、排毒过程、消化过程）时发挥着重要的和无价的作用。然而，尽管肝脏每时每刻都在工作，但在日常生活的嘈杂和混乱中，它的健康往往被人们疏忽了。

在某种程度上，人类的天性是不予重视自己看不到、感觉不到或感受不到的东西——这种倾向可能解释了人们为什么没有给予肝脏足够多的关注。但事实是，无论你是否意识到你其实对肝脏抱有很大的期望，你的生存都需要依赖它，因为正如你所看到的，肝脏对人的健康、福祉和生存而言至关重要；然而，没有你的支持，它无法顺利完成它所承担的海量工作。如果你滥用自己的肝脏，食用垃圾食品从而增加了过多的身体脂肪、以做一颗"沙发土豆"的心态喝下了太多的酒或有其他不健康的生活习惯——你就会患上脂肪肝，有一颗布满脂肪的劣质肝脏。你可以把它想象成一块丑陋的、有大理石纹理的、灰暗的，甚至腐烂的肉：你不会在杂货店买一块看起来像这样的牛排，它也不会在高级餐厅有一席之地——那么你究竟为什么要冒险将自己身体中不可缺少的一部分变成这个样子？你可千万不要！

现在，是时候让所有人在问题出现之前，给肝脏需要的和应有的关怀与尊重了。正如你所看到的，本书所概述的积极主动的方法并不像你担心得那么复杂。你可以从关注最容易实现的目标（对自己的习惯进行简单的、日常的调整）开始，然后逐渐进行其他改变。首先，用大自然的馈赠（水果、蔬菜、坚果和种子）尽可能多地为你的餐盘增色。然后，将精制谷物换成全谷物，把有害脂肪换成有益脂肪。改变晚上的习惯，将喝一两杯葡萄酒替换为喝一两杯热气腾腾的无咖啡因茶。开始多做运动——你不需要跑马拉松，只要争取今天比昨天做更多的运动，而且每天都争取多走1步、多走1分钟、多做1次让你气喘吁吁的运动，你身体便会从中获益。你也要花时间进行深呼吸，定期减压！这样，心理压力便不会对肝脏产生压力。

每周，我都会看到一些人改变了他们的生活习惯，减少了自身环境中的毒素，控制住了威胁生命的健康状况，如非酒精性脂肪性肝炎，并在这个过程中扭转了他们的健康预后状况。我可以看到他们非常重视在血液检查结果中、在体重秤上和他们感觉到的身体功能上的改善。你也同样有精力和有能力改变自己的生活方式，保护自己的肝脏，帮助它以最佳方式完成其基本工作，犹如本书中描述的许多病人一样。

对你最有用的措施，无论是提升饮食质量、增加体育运动、减掉多余的体重、戒烟，还是避免接触有害化学物质，都将对你所有的器官产生积极的连锁反应。没错，它们将让大脑、心脏、肺部、消化系统和身体的其他部分受益，这不仅是因为健康的生活方式可以对其他器官和系统产生直接的积极影响，还因为良好的肝脏状态可以影响大脑、心脏、肺部、消化道和肾脏的功能。你真的可以为自己整个身体和心灵创造一连串积极的健康福利。此外，这些生活方式的升级将改善你的精力，提升你的整体幸福感，有助于保持长期健康、提高活力，以及延长寿命。

在你开始执行护肝饮食计划或瘦肝饮食计划后，身体的改变会帮助你认识到，它是一个稳赢的行动！你是唯一能够实现自己的健康目标的人——本书的方案会支持你的行动。你可以将本书的肝脏保护计划看作一张进入更长久、更有活力和更有生机的生活乐园的门票。这种生活也是你的收获。你可以将自己的行动看成一种提高未来生活质量的投资。如果你将肝脏看作自己健康的守护神，你就会竭尽所能保护它的光环，帮助这个重要的器官保持健康。事实上，通过将肝脏健康放在首位，你也会将其他身体部位的健康和福祉放在首位。而这将为你生活中各个方面的健康发展创造条件——你也应该这样做。我鼓励你从今天开始踏上这段让你更快乐、更健康的旅程。我将在一旁为你加油。

# 致　谢

写书是一项充满挑战性的工作。就像通过改掉顽固陋习来改善健康状况一样，你如果单独做这件事，很可能失败，但如果周围有一群关心并支持你的人，那么你就能顺利向前推进。如果没有那些关心、支持我的人，以及那些在我的生活和职业生涯中爱我的人，我就不可能完成这本书。

我想先感谢我的丈夫安迪。感谢他坚定不移的支持，他的指导，他的爱，他的可爱，他的幽默，以及他对我们孩子的爱，这些都在我挑战困境、完成任务时给予了我满满的力量。他是我的一切。谢谢他对我的信任。我对他的爱无以言表。

感谢我的母亲阿琳和我的父亲欧文。作为护士和医生，他们在我很小的时候就教会了我帮助他人重获健康的重要性。作为我的妈妈和爸爸，他们给了我信心、无条件的爱、明确的道德指南，他们无条件支持我成为我想成为的人。因为有他们，我才有了今天的成就，他们说过只要我足够努力就一定能实现目标，这本书就是证明。我爱他们！

感谢我的朋友和经纪人邦尼·索洛（Bonnie Solow），感谢她一开始以来的信任，在这本书的出版过程中，发生了各种不可预测的情况，她对我的指引无人能及。她真的很了不起；如果每个人在生活中都有一个邦尼在身边，那么人人都会对未来的道路有更清晰的认识。

感谢斯泰西·科利诺（Stacey Colino），她令人难以置信的才华总会让我保持正确的前进方向，她教会了我如何将复杂的医学信息翻译成每个人都能理解受用的内容。

感谢我的编辑勒妮·塞德利亚（Renée Sedliar），她的能力让人叹服，她总能把一个好的章节变得更超凡脱俗。感谢她不计成本的付出让这本书得以出版。

感谢易卜拉欣·哈努内医生，感谢他的友谊，他的医学专业知识，感谢他永远积极热情的个性。在他身上真正展现了一名富有同情心的医生的意义。能遇见他，是他病人的幸运，也是我的幸运。

感谢我的哥哥们，杰夫和布莱恩：作为他们的妹妹，我在他们的影响下成了一个坚强的人；谢谢他们，潜移默化地影响我变成要成为的人，并在我最需要的时候给予我力量和勇气。

感谢我的导师们，成为他们的学生让我感到三生有幸，尤其是迈克尔·罗伊森（Michael Roizen）博士、姆拉登·戈鲁比奇（Mladen Golubic）博士、保罗·特帕鲁克（Paul Terpaluk）博士、理查德·兰（Richard Lang）博士、梅特·奥兹博士、迈克尔·奥唐纳（Michael O'Donnell）博士、斯泰西·斯内林（Stacey Snelling）博士以及已故的坦尼亚·爱德华兹（Tanya Edwards）博士。他们教会了我什么是努力工作，什么是真正关心他们所服务的人，更重要的是，他们教会了我如何以优雅、尊重和欣赏的姿态来对待那些支持自己的人，欣赏是最重要的。谢谢他们的鼓励和指导，帮助我成为一名更好的护理人员。能成为他们的学生并能与你们一起工作是我的荣幸。

感谢我认识的最了不起的营养师们，你她是我的朋友兼同事，特别是劳拉·杰弗斯（Laura Jeffers）、布里吉德·蒂特格梅尔（Brigid Titgemeier）、阿什利·科夫（Ashley Koff）、克里斯蒂娜·帕尔米萨诺（Christina Palmisano）、朱莉娅·尊帕诺（Julia Zumpano）、艾米·琼斯（Amy Jones）、贾丝明·埃尔·纳卜利（Jasmine El Nabli），以及贝丝·布卢斯通（Beth Bluestone）。作为我的朋友，他们对我付出了百分之百的支持，虽然有时要被迫忍受数小时的"写书谈话"，但他们依旧爱我，特别是汉克·施利斯伯格（Hank Schlissberg）、乔·戈利（Joe Gorley）、米娅·费拉拉（Mia Ferrara）、索尼娅·泰勒（Sonya Taylor）、丹妮尔·皮拉依诺（Danielle Pirain）、丽塔·佩蒂（Rita Petti）、米米·唐（Mimy Tong）、贝丝·格拉布（Beth Grubb）、詹妮弗·德格兰特（Jennifer DeGrant）、查尔斯·德桑蒂斯（Charles Desantis）和杰米·斯塔基（Jamie Starkey）。

感谢克利夫兰诊所企业宣传团队以及我的健康研究所团队，特别是斯科特·卡茨卡斯（Scott Katsikas）、雷吉娜·钱德勒（Regina Chandler）、吉姆·佩尔科（Jim Perko）、朱迪·巴尔（Judi Bar）和简·埃尔曼（Jane Ehrman），还要感谢克利夫兰诊所首席执行官托比·科斯格罗夫（Toby Cosgrove）博士，他非常有远见，总是将帮助病人恢复健康作为克利夫兰诊所的首要任务。

最后，感谢所有在此未提及的、以某种方式触动我生命的无数病人以及其他人。每个能进入我生活的人皆因为不同的际遇，但最终，你们都会影响我在这个世界中所做的每一个决定。写这本书也许是我生命中最有意义的决定之一。感谢你的参与。

——克里斯汀·柯克帕特里克

看到病人在微笑，知道这微笑背后是因为你的付出，是这个世界上最美丽的事情。我希望这本书能给你带来微笑，并帮助你应对无声的流行病——脂肪肝。

能有机会加入本书的创作，我非常高兴。为此，我非常感谢我的朋友兼本书作者克里斯汀·柯克帕特里克，在这本书的整个创作过程中，她给予了我宝贵的指导和振奋人心的鼓励。

我要特别感谢编辑勒妮·塞德利亚和文学经纪人邦尼·索洛。如果没有她们以及许多人的协助，完成这个项目是不可能的。尽管有些人的名字可能没有被提及，但他们的贡献值得我给予最真诚的赞赏和极大的肯定。

感谢我的父母，感谢他们在我的一生中一直以来的鼓励和激励。

感谢我的兄弟姐妹，迪马和莫，他们对我的价值随着年龄增长愈加珍贵。

感谢我的导师尼扎尔·蔡恩（Nizar Zein）博士，感谢他在我职业生涯的各个阶段对我的指导。他是一位特别的老师，无人能及，没有老师比他更优秀。

我还要感谢克利夫兰诊所，感谢我的病人，他们告诉我，工作做得好的回报就是有机会做得更多。

感谢他们所有人。

——易卜拉欣·哈努内

易卜拉欣与我还想感谢珀修斯/达·卡波（Perseus/Da Capo）团队对这本书的奉献——这里有一些关键人物一直在幕后默默付出，但他们对这本书的作用是无人能替代的，他们是苏珊·魏因贝格

（Susan Weinberg）、约翰·拉杰维奇（John Radziewicz）、凯文·汉诺威（Kevin Hanover）、莉萨·沃伦·米里亚姆·里亚德（Lissa Warren Miriam Riad）、伊莎贝尔·布利克（Isabelle Bleecker），以及珍妮弗·汤普森（Jennifer Thompson），当然还有克里斯蒂娜·马拉（Christine Marra），我们每天都在感谢她。

# 食 谱

为了清楚起见，以下的食谱将用图标提示该菜式属于"护肝饮食计划"（**LYL**，见第九章）或"瘦肝饮食计划"（**SL**，见第十章）。如果以下的食谱使用的计量单位并非你常用的，你可以利用附录B的"公制单位换算表"转换计量单位。

## 早 餐

### 绿色冰沙 **LYL**

这款冰沙含绿色蔬菜和保护肝脏的火麻籽仁和螺旋藻，是开启新一天的绝佳方式——也可作为中午的提神剂来享用。

| 4人份 | |
|---|---|
| ◆1杯切碎的羽衣甘蓝 | ◆1杯切碎的罗马生菜 |
| ◆1杯绿色无籽葡萄 | ◆1个巴梨，去茎去核 |
| ◆1个橙子，去皮去核，切成四瓣 | ◆1根香蕉，去皮 |
| ◆1茶匙火麻籽仁 | ◆1茶匙螺旋藻 |
| ◆1/2杯椰子水 | ◆2杯冰块 |

将所有材料放入搅拌机，低速搅拌15秒。然后中速搅拌，最后高速搅拌，直至充分混合。

## 活力甘蓝思慕雪 **LYL**

你可能已经习惯了在沙拉中放点儿牛油果；它奶油般的口感搭配水果和绿色蔬菜，也是一道口感丰富的早餐。

| 1人份 | |
| --- | --- |
| ◆1根切碎的冷冻香蕉 | ◆1/2杯低脂酸奶 |
| ◆1/2杯蓝莓 | ◆1杯羽衣甘蓝碎 |
| ◆1/2个成熟的牛油果 | ◆1/2杯无糖杏仁奶 |

将所有材料放入搅拌机，高速搅拌，直到达到你喜欢的浓度。请立即食用。

## 热带早餐碗 **LYL**

作为膳食纤维的重要来源，全谷物燕麦可以在一天的开始就为你提供充分的营养、持久的饱腹感，帮助你度过一整个上午。加上甜甜的杧果和椰子，这道菜看起来有点儿像海岛度假美食。

| 1人份 | |
| --- | --- |
| ◆1杯无糖杏仁奶 | ◆1/2杯全谷物燕麦 |

◆1/2杯杞果块 ◆2汤匙核桃碎

◆1汤匙无糖椰子片

　　将杏仁奶与燕麦放在一个微波炉专用的小碗中。用微波炉高火加热6分钟。搅拌，然后静置2分钟。在上面摆放杞果块、核桃碎和椰子片。

## 隔夜燕麦粥 `LYL`

　　如果你发现自己早上的时间不够用，来不及吃早餐，这道简单的菜就是为你量身打造的。如果想让它更便于携带，你可以把所有的材料混合后倒入一个罐子里，出门时把罐子放在包里。

### 1人份

◆1/2杯钢切燕麦 ◆1杯无糖杏仁奶

◆2汤匙杏仁酱 ◆1汤匙蜂蜜

　　将所有食材放在一个中等大小的碗中，混合均匀。盖上盖子，存放在冰箱里。第二天早上直接冷食或在微波炉中加热后食用。

## 西葫芦松饼 `LYL`

　　你可以在周末做一批这样的食物，然后将它们放在独立的袋子里冷冻起来，作为健康的早餐。

## 12人份

- ◆椰子油（喷瓶装）
- ◆2杯焯过水的杏仁粉
- ◆1茶匙肉豆蔻粉
- ◆1.25茶匙小苏打
- ◆1茶匙香草精
- ◆4个大鸡蛋
- ◆1/3杯苹果酱

- ◆1杯核桃或山核桃
- ◆1茶匙五香粉
- ◆1茶匙肉桂粉
- ◆1/2茶匙的海盐
- ◆2个大的或3个中等的切碎的西葫芦
- ◆1/4杯特级初榨椰子油

将烤箱预热至176.6摄氏度。在玛芬盘中的12个凹槽内喷上椰子油。将核桃或山核桃在食品加工机中研磨至粗粒。将研磨好的核桃或山核桃、杏仁粉、香料、小苏打和盐放在一个小碗里。同时，将香草精、西葫芦碎、鸡蛋、苹果酱和椰子油放入一个大碗中混合。将干料加入湿料中，搅拌均匀，使之混合。将混合物平均地倒入准备好的玛芬盘中，烘烤30分钟。用刀或牙签插入玛芬中心，拔出后没有液体物质流出，则烹饪完成。它们可以在冰箱中储存5天。

## 无皮法式咸派粥 SL

近年来，鸡蛋一度被骂得很惨，但现在研究成果已经证实它们富含蛋白质和人体必需的维生素和矿物质。它们与一些蔬菜一起制成的这一传统早餐是我的最爱。

## 6人份

- ◆厨用防粘喷雾
- ◆2个大鸡蛋，外加3个大蛋清
- ◆1/4杯韭菜碎
- ◆1/4杯黄甜椒碎，带籽

- ◆1包（约283.5克）冷冻羽衣甘蓝切块，或2杯新鲜羽衣甘蓝切块
- ◆1/4杯晒干的番茄碎

将烤箱预热至约176.7摄氏度。在一个六杯玛芬盘中铺上纸衬垫，并喷上厨用防粘喷雾。如果你使用的是冷冻甘蓝，就用微波炉高火加热2分半钟，然后沥去多余的液体。将蛋黄、蛋白、韭菜碎、晒干的番茄碎、黄甜椒碎和羽衣甘蓝切块放在一个碗里，混合均匀。将混合物平均地倒入准备好的玛芬盘。烘烤20分钟，或直至用刀或牙签插入中心，拔出时没有液体物质流出，则烹饪完成。

**注意：**这些食物在冰箱里可以冷藏储存几天，不宜冷冻储存。

## 蔬菜藜麦咸派 **SL**

藜麦是这道菜中的"明星"；这种古老的种子为这道由奶酪、蛋类组成的菜肴增加了更多的蛋白质。

## 6人份

- ◆厨用防粘喷雾
- ◆2汤匙橄榄油
- ◆4杯洗净并撕碎的菠菜叶

- ◆1/2杯未煮熟的藜麦，洗净
- ◆1个维达利亚洋葱（俗称甜洋葱），切成薄片

- ◆1/2根大葱，切碎
- ◆1个大蒜瓣，切碎
- ◆1/2杯低脂切达奶酪丝
- ◆适量海盐和现磨黑胡椒粉
- ◆2个鸡蛋，外加4个蛋白，略微均匀打散
- ◆1/2杯磨碎的帕玛森奶酪

在一边备用。将1杯水和藜麦放入一个小锅里，煮沸。把火调小，盖上盖子，继续煮15分钟，然后从火上移开，打开盖子，让煮好的藜麦冷却。在一个大平底锅中用中火加热橄榄油，加入洋葱，烹饪3~4分钟，至洋葱呈半透明状。加入菠菜、大蒜和大葱，搅拌。加入海盐和黑胡椒粉调味。继续煮约2分钟，直到菠菜变软。将锅从火上移开，让混合物冷却。将煮熟的藜麦、菠菜混合物和奶酪放在一个大的混合碗中。倒入鸡蛋和蛋白，充分搅拌以混合各种成分。将面糊均匀地分给准备好的松饼杯。烘烤35分钟，或直到咸派表面呈金黄色。

**注意：**这些食物在冰箱里可以冷藏储存几天，不宜冷冻储存。

# 沙拉和汤

## 沙　拉

### 西蓝花沙拉**SL**

西蓝花不是这道菜中唯一口感清脆的食物；开心果、胡萝卜和甜椒丰富了沙拉的味道和口感。你如果发现自己有多余的沙拉酱，也可以将

其用于这道简单的沙拉。

**4人份**

- ◆1杯西蓝花
- ◆1杯胡萝卜丝
- ◆1个克莱门氏小柑橘，掰开
  成瓣

- ◆1/4杯红洋葱碎
- ◆1/4杯橙甜椒碎，带籽
- ◆1/3杯开心果碎

**用于制作沙拉酱的食材：**

- ◆1茶匙剁碎的新鲜大蒜
- ◆1/4杯鲜榨橙汁

- ◆1汤匙特级初榨橄榄油
- ◆新鲜研磨的黑胡椒

　　将西蓝花、红洋葱碎、胡萝卜丝、橙甜椒碎、开心果碎和橙子瓣放在一个大碗中。准备好沙拉酱。用一个小碗将用于制作沙拉酱的各种食材搅拌在一起。将调料倒在沙拉上并搅拌均匀。将沙拉冷藏至少1小时，让各种味道充分融合后食用。

## 海藻沙拉 **SL**

　　你如果是第一次吃海藻，你会发现海藻与以下酱料是绝佳搭档，这种组合简单、美味，可以在饮食中添加蛋白质等关键营养素。

**4人份**

- ◆约56.7克干混合海藻

- ◆1根小胡萝卜，去皮后切成薄片

◆5个红萝卜，切成薄片

◆1根小黄瓜，去皮后切成薄片

◆2茶匙烤过的黑芝麻

◆2茶匙火麻籽仁

◆4根青葱或大葱，切成片

### 用于制作酱料的食材：

◆2汤匙米醋

◆1茶匙椰子花糖

◆2茶匙生姜粉

◆1/2茶匙芥末粉

◆2茶匙低钠酱油

◆1汤匙加热过的芝麻油

◆1个酸橙的汁

◆适量海盐

　　将海藻放入一个大碗中，用冷水浸泡5~10分钟，直到海藻变软。用滤网沥干、擦干海藻，放在碗中备用。制作酱料时，将醋、椰子花糖、生姜粉、芥末粉、酱油和芝麻油放入小碗中搅拌均匀。用勺子将一半的酱料放在海藻上，再加入酸橙汁，轻轻地搅拌。尝一尝，如有必要，加入少量盐。在沙拉周围放上胡萝卜、萝卜和黄瓜片。用少量盐调味，并淋上剩余的酱料，然后在沙拉上撒上黑芝麻、火麻籽仁和葱花。

## 苹果、梨和豆薯华尔道夫沙拉 **SL**

　　我与大厨吉姆·佩尔科（Jim Perko）一起创造了这个食谱；它的首次出现是在梅特·奥兹（Memhet Oz）博士的网站上。苹果和梨可以帮助减重，让你更好地控制血糖水平。将它们与保护肝脏的豆薯一起享用吧，这是一种绝佳的食用方法。

## 10人份

- ◆约0.5千克碧根果
- ◆3个富士苹果
- ◆3个梨子，各种颜色的都有
- ◆1/4杯无盐的葵花籽
- ◆约340.2克不含乳制品的蛋黄酱

- ◆2杯无糖菠萝汁
- ◆1/2杯烤熟的核桃碎
- ◆2杯红葡萄
- ◆1/2杯红色或黄色的葡萄干
- ◆1/2杯烘烤过的杏仁片

　　豆薯去皮，切成小块，与无糖菠萝汁一起放入碗中，防止氧化变色，浸泡约2分钟。取出并沥干豆薯，保留液体备用。将苹果洗净、去核、切丁，放在保留的无糖菠萝汁中，防止变色，浸泡约2分钟。取出并沥干苹果，保留碗中的液体备用。将梨子洗净、去核、切丁，放在无糖菠萝汁中，防止变色。洗净葡萄，切成两半。取出并沥干梨子，保留碗中的液体。

　　将所有材料，包括保留的菠萝汁，放入一个大碗中混合。

## 抱子甘蓝沙拉 SL

　　这道简单的菜展现了这种小十字花科蔬菜的光芒：简单的装饰、爽口的味道让人获得了视觉和味觉的双重享受。

## 8人份

- ◆约0.8千克抱子甘蓝，去除外叶
- ◆12根（约2杯）中等大小的香葱，切成薄片

- ◆5汤匙特级初榨橄榄油
- ◆6个大蒜瓣，切成薄片
- ◆2汤匙鲜榨柠檬汁

◆适量海盐和现磨黑胡椒粉

将抱子甘蓝切片。在一口大锅中用中火加热橄榄油，香葱爆炒，炒约3分钟，直到香葱几乎变成半透明。加入大蒜，搅拌炒1分钟，然后加入抱子甘蓝片。火力调至中高火，炒约8分钟，将抱子甘蓝炒至变软。加入柠檬汁搅拌，然后用海盐和黑胡椒粉调味。盛入碗中。

## 杧果、牛油果和黑豆沙拉 LYL

这道沙拉包含了美国得克萨斯州墨西哥裔人群喜欢的几乎所有的味道，而热量极低！牛油果是最佳的脂肪来源，黑豆提供膳食纤维，杧果则散发出微妙的甜味。

**6人份**

- ◆2个成熟但尚未稀软的牛油果，切半，去皮，去核，切块
- ◆1个（约425.2克）不加盐的黑豆罐头，沥干并冲洗干净
- ◆2个成熟但结实的杧果，去皮，去核，切块
- ◆1汤匙鲜榨酸橙汁

**用于制作青柠酱的食材：**

- ◆1茶匙磨碎的酸橙皮
- ◆2汤匙新鲜香菜碎，另外可以准备一些用于装饰的香菜
- ◆2汤匙鲜榨酸橙汁
- ◆1/2茶匙海盐
- ◆1/4茶匙现磨黑胡椒粉

◆1/4茶匙椰子花糖　　　　◆3汤匙特级初榨橄榄油

　　将牛油果块与酸橙汁放入一个中等大小的碗中，轻轻翻拌。加入杧果，并轻轻翻拌均匀。放在一边备用。准备青柠酱：在一个大碗中把青柠皮、青柠汁、香菜、盐、胡椒和椰子花糖搅匀；加入橄榄油，直到完全混合，变成浓稠的酱汁；加入牛油果混合物和黑豆，轻轻搅拌。用勺子把沙拉放到各个盘子里，用香菜做装饰，之后即可食用。

## 杧果藜麦沙拉 **SL**

　　有了黑豆和藜麦，这道沙拉足以成为一餐。杧果、椰子和青柠让这道菜的口感十分清爽。

| 6人份 |
|---|
| ◆4汤匙白葡萄酒醋　　　　　　　◆3汤匙特级初榨橄榄油 |
| ◆1汤匙鲜榨酸橙汁　　　　　　　◆2杯煮熟的藜麦，放在室温下 |
| ◆1个杧果，去核，切丁　　　　　◆1把新鲜香菜，切碎 |
| ◆1罐（约425.2克）黑豆，　　　　◆1个橙甜椒，去籽，切碎 |
| 　洗净并沥干水分　　　　　　　　◆6根青葱或大葱，切成薄片 |
| ◆3汤匙无糖椰丝 |

　　将醋、橄榄油和青柠汁放入一个小碗中搅拌均匀。将除无糖椰丝的其他食材放在一个大碗中，将调味料淋在沙拉上，搅拌，直到

完全混合，然后冷藏至少1小时。在食用前放入椰丝。

## 甜菜橙子沙拉 **LYL**

烘烤过的甜菜能真正释放出其本身的甜味；搭配橙子和藜麦，让这道沙拉清淡、健康，且美味。

### 4人份

- ◆橄榄油（喷瓶装）
- ◆1.3杯未煮熟的藜麦，洗净
- ◆1汤匙橙皮
- ◆2汤匙青葱碎或大葱碎，只留绿色部分
- ◆1茶匙白葡萄酒醋

- ◆3个中等大小的甜菜，去皮、去掉坑洼的部分、切丁
- ◆2个（约2杯）橙子，去皮，切片
- ◆1茶匙特级初榨橄榄油
- ◆海盐和现磨黑胡椒粉各一小撮

将烤箱加热至约232.2摄氏度。往一个大烤盘上喷上橄榄油（喷瓶装），将甜菜丁单层铺在盘中。用铝箔纸覆盖，在烤箱中烘烤15分钟。揭开铝箔纸，再将甜菜丁烤10分钟，或烤至用叉子刺穿时感觉甜菜丁变软即可。从烤箱中取出甜菜丁，放在一边冷却。同时，在一口中号锅中加入2杯水用大火煮沸，倒入藜麦，调至中火，盖上锅盖，煮12分钟。将锅从火上移开，然后用叉子将藜麦弄散。将甜菜丁，橙皮、橙片、洋葱、橄榄油、醋、海盐和黑胡椒粉放入一个大碗中轻轻搅拌均匀。上菜时，将藜麦平均地放在各个盘子里，然后在每个盘子里放均等的甜菜混合物。

## 烤甜菜沙拉 🆂🇱

在羽衣甘蓝上撒上浓郁的调味料；含大量的维生素和矿物质的甜菜在这道简单的沙拉中真是物尽其用。

### 8人份

- ◆约0.7千克小甜菜，去掉叶子和茎部
- ◆1/3杯加2汤匙特级初榨橄榄油
- ◆3汤匙红葡萄酒醋
- ◆6杯撕碎的羽衣甘蓝，去掉主叶脉
- ◆1头大蒜
- ◆1/2茶匙粗盐
- ◆1茶匙第戎芥末酱
- ◆3根青葱或大葱，切成薄片
- ◆3汤匙新鲜香菜碎
- ◆适量海盐和现磨黑胡椒粉

将烤箱预热至约162.8摄氏度。

将甜菜彻底冲洗干净，去皮并切成丁。去除大蒜多余的表皮，不分离蒜瓣，然后将大蒜横向切成两半。将甜菜、大蒜、2汤匙橄榄油和粗盐放在一个小烤盘中，然后用铝箔纸盖住烤盘，烘烤约60～75分钟，至甜菜变软。从烤箱中取出甜菜和大蒜，让甜菜和大蒜稍微冷却。将醋和芥末放入一个中等大小的碗中搅拌，同时慢慢加入剩余的1/3杯橄榄油，而后用海盐和黑胡椒粉调味。将大蒜瓣从皮中挤出来放入碗中。将甜菜和葱一起加入碗中，并搅拌均匀。将羽衣甘蓝放在一个盘子里，上面铺上甜菜杂烩。用香菜作为装饰。

### 炒蘑菇甘蓝沙拉 **LYL**

味道鲜美的蘑菇与营养丰富的羽衣甘蓝搭配，成就了这道丰盛且健康的沙拉。

| **4人份** |
| --- |

◆8杯羽衣甘蓝碎，去除中间可能影响口感的凸起的主叶脉

◆3杯切片的混合蘑菇（如香菇、牡蛎和克里米尼蘑菇）

◆2汤匙白香醋

◆2汤匙特级初榨橄榄油

◆1根（约1/2杯）大葱，切片

◆1/4茶匙海盐

◆1/4茶匙现磨黑胡椒粉

◆1/2茶匙蜂蜜

将羽衣甘蓝放至一个大碗中，搁置一边。在一个大平底锅中用中火加热1汤匙橄榄油，然后加入大葱并翻炒3~4分钟，直到大葱变为半透明。加入蘑菇、海盐和黑胡椒粉，搅拌，直到5~7分钟后蘑菇变软。将平底锅从火上移开，加入剩下的橄榄油、醋和蜂蜜并搅拌，挑拣出已经变为褐色的大葱渣滓。将平底锅中的食材倒在羽衣甘蓝上，并翻拌均匀。

### 羽衣甘蓝香蒜酱和大麦沙拉 **SL**

大麦是一种美妙的全谷物，有坚果的香气，口感紧实、耐嚼，富含膳食纤维和抗氧化剂。还有什么比加入甘蓝制成的无乳制品版香蒜酱更适合搭配大麦的呢？

## 4人份

- ◆1杯全麦大麦（约226.8克）（如果你手边没有大麦，去壳古斯米也可以用）
- ◆4杯撕碎的羽衣甘蓝，去除中间的主叶脉
- ◆2汤匙腌制柠檬碎（可选）
- ◆2汤匙松子
- ◆1/2杯加2汤匙特级初榨橄榄油
- ◆1汤匙大葱碎
- ◆1汤匙鲜榨柠檬汁
- ◆适量海盐

　　将大麦放入一个中等大小的锅中，用加盐的沸水煮，用小火煮30～45分钟至无味。将大麦沥干，转移到一个大碗中，让其稍微冷却。用一个干燥的小平底锅小火烘烤松子，翻炒，直到松子变成浅金色，炒制3～5分钟。将松子从平底锅中取出，放在一边备用。在同一个小平底锅中，倒入2汤匙橄榄油加热，加入大葱，用适度的火加热，搅拌，约3分钟，直至大葱呈现金黄色。将香葱倒入大麦碗中，再加入松子。将2/3的羽衣甘蓝和柠檬汁一起放入料理机，打碎。在机器运转的情况下，慢慢倒入剩余的1/2杯橄榄油，一直搅拌至混合物变得丝滑。加入海盐调味，然后将羽衣甘蓝香蒜酱从料理机中盛出，加入大麦混合物中。如需要，加入腌制的柠檬，以及剩余的羽衣甘蓝。如需要，可再加点儿海盐调味，搅拌均匀，然后上桌。

## 羽衣甘蓝和苹果沙拉 LYL

　　无花果、苹果和开心果为这道好看而简单的沙拉增加了清甜的口

感——这道沙拉可作为午餐或晚餐的爽口配菜。

## 6人份

◆3汤匙鲜榨柠檬汁

◆1/4茶匙粗盐，可根据喜好另准备更多的调味品

◆1/4杯无花果干碎

◆1/4杯烤过的开心果碎

◆2汤匙特级初榨橄榄油

◆1束羽衣甘蓝，去掉主叶脉，叶子切成薄片

◆1个脆皮苹果

◆适量新鲜研磨的黑胡椒

将柠檬汁、橄榄油和1/4茶匙的盐放入一个大碗中搅拌均匀。加入羽衣甘蓝，翻拌均匀，放置10分钟。同时，将无花果切成薄片。苹果去核，切成细长的条状。将无花果、苹果和开心果加入羽衣甘蓝中。用海盐和黑胡椒粉调味，搅拌均匀。

## 西葫芦法老小麦沙拉 🆂🅻

富含蛋白质和膳食纤维的法老小麦与富含维生素A和维生素C的西葫芦搭配成这样一道简单的沙拉，淡淡的大蒜味让其别具风味。

## 2人份

◆2汤匙橄榄油

◆1汤匙新鲜大蒜碎

◆1/2茶匙海盐

◆1杯煮熟的法老小麦

◆1/2杯维达利亚洋葱碎

◆2杯西葫芦丁

◆1/4茶匙粗磨黑胡椒粉

在一口直径约30.5厘米的炒锅中用中火加热橄榄油，加入洋葱，炒制约5分钟，炒至半透明。加入大蒜，再炒1分钟，然后加入西葫芦、海盐和黑胡椒粉，混合。加入法老小麦，加热至混合物完全熟透。

## 蒲公英青菜沙拉配发芽南瓜子 **LYL**

如果你是第一次吃蒲公英叶子，这道美妙的沙拉绝对让你对这种食物"入坑"。泥土的芳香、坚果的气息，还有一丝淡淡的苦味，绿色的蔬菜、饱满的南瓜子和葡萄干的甜味相得益彰。

| 8人份 | |
|---|---|
| ◆约1.4千克蒲公英叶子，去除坚硬的下部茎，将保留主叶脉的叶子斜切成边长约5.1厘米的小块 | ◆1/2杯特级初榨橄榄油 |
| | ◆5个大蒜瓣，捣碎 |
| | ◆1/2杯金色葡萄干 |
| ◆1/2茶匙细海盐 | ◆1/2杯发芽南瓜子 |

在9.5~11.4升的沸盐水中放入蒲公英叶子，不加盖烹煮，约10分钟，直到蒲公英叶子变软。用滤网沥干蒲公英叶子，再用冷水冲洗，然后充分沥干，轻轻压出多余的水。在直径约30.5厘米的平底锅中用中火加热橄榄油。橄榄油呈现光亮的颜色时，加入大蒜，搅拌，直到大蒜变成淡金色。加入葡萄干，搅拌后烹饪约45秒。将火调至中高火，然后加入蒲公英和盐，翻炒约4分钟。将沙拉放入碗中，撒上发芽南瓜子。

## 黑莓青麦仁沙拉 **LYL**

作为一种古老的用于烘烤的谷物，青麦仁有酥脆的口感和让人喜爱的坚果味。搭配抗氧化剂含量高的黑莓和瑞士甜菜，可以作为一道美味、丰盛的主餐或配菜。

### 4～6人份

- ◆2杯煮熟的青麦仁，放凉
- ◆1.5杯瑞士甜菜碎
- ◆2汤匙橄榄油
- ◆适量海盐和现磨黑胡椒粉
- ◆1杯新鲜黑莓
- ◆1/2杯杏仁片
- ◆3汤匙鲜榨柠檬汁

将青麦仁、黑莓、瑞士甜菜和杏仁放入一个大碗中，搅拌均匀。加入橄榄油和柠檬汁，然后搅拌，使调料均匀覆盖食材。用海盐和黑胡椒粉调味。

## 脆皮鹰嘴豆沙拉 **SL**

脆皮鹰嘴豆为这道简单的沙拉增添了蛋白质，带来了酥脆的口感。你如果没有无花果香醋，普通香醋也可以。

### 1人份

- ◆1汤匙加1茶匙特级初榨橄榄油
- ◆1/2杯脆皮鹰嘴豆（制法见下文"零食与配菜"中的"脆皮鹰嘴豆"）
- ◆1/2杯蘑菇
- ◆2杯撕碎的甘蓝叶，去掉主叶脉
- ◆2茶匙无花果香醋

在一口中等大小的平底锅中加热1茶匙的橄榄油。加入蘑菇，炒制约7分钟，直至变软。放在一边备用。将脆皮鹰嘴豆放入甘蓝中，并加入蘑菇搅拌。将余下的1汤匙橄榄油和2茶匙醋加入沙拉，搅拌混合均匀。

## 鸡肉沙拉 SL

这款沙拉可成为你健康午餐的新宠！用素蛋黄酱代替传统的蛋黄酱，这种酱料不含鸡蛋，含大量的$\omega$-3脂肪酸。配上大蒜、芥末和芹菜，你根本察觉不到它和传统蛋黄酱在味道上的任何区别。

### 4人份

◆2块整鸡胸肉或4个半鸡胸肉，带骨，带皮淋上橄榄油

◆1茶匙剁碎的新鲜大蒜

◆1杯芹菜丁（约2根芹菜梗）

◆适量粗盐和现磨黑胡椒粉

◆1/2杯素蛋黄酱

◆1/2茶匙第戎芥末酱

◆1杯绿葡萄，切成4份

将烤箱预热至约176.7摄氏度。将鸡胸肉皮朝上放在烤盘上，涂上橄榄油，并撒上大量海盐和黑胡椒粉。烘烤35~40分钟或直到鸡肉熟透。取出鸡肉后，放在一边冷却。鸡肉冷却后，去骨去皮。将鸡肉切成边长约1.9厘米的小块，放入碗中。加入素蛋黄酱、芥末、大蒜、芹菜和葡萄，加上1.5~2茶匙的盐和1茶匙的胡椒粉调味。搅拌均匀，然后冷藏，食用时取出即可。

### 长鳍金枪鱼沙拉 **SL**

牛油果是这道菜的秘密食材；这道菜可以与酸奶或不含鸡蛋的素蛋黄酱、香料混合在一起，然后放在糙米饼上食用。这道菜口感清淡爽口，可作为餐点或小吃。

---

**1人份**

- 1盒（约141.7克）长鳍金枪鱼罐头（水浸罐头而非油浸罐头）
- 1/4杯红洋葱碎
- 1/2茶匙大蒜盐
- 1/4茶匙现磨黑胡椒粉
- 1/2杯橙甜椒，带籽
- 1茶匙干燥的莳萝
- 1/2茶匙干欧芹

- 1/2个中等大小的牛油果，去皮，去核，并切成块
- 1汤匙原味希腊酸奶或素蛋黄酱
- 1/4杯芹菜碎
- 1/2个柠檬的柠檬汁
- 1/2茶匙咖喱粉
- 糙米饼，搭配食用

沥干金枪鱼，放入大碗中，加入牛油果块、红洋葱、酸奶、大蒜盐、黑胡椒、碎芹菜和甜椒后搅拌。搅拌均匀后加入柠檬汁、莳萝、咖喱粉和干欧芹。放在糙米饼上食用。

---

### 野生虾黑豆沙拉 **SL**

杧果和菠萝为这道充满香草和香料风味的菜肴增添了些许热带气息。这道菜冷热均可食用——无论哪种食用方式，都丝毫不减美味。

## 4人份

- ◆1/4杯苹果醋
- ◆1汤匙辣椒粉，可根据喜好另加更多的调味品
- ◆约0.5千克去壳、去虾线的熟野生虾，切成边长约1.3厘米的小块
- ◆1个大橙色甜椒，去籽，切成小块
- ◆1/4杯碎青葱或大葱

- ◆3汤匙浸泡过大蒜的橄榄油
- ◆1茶匙的小茴香粉
- ◆1/4茶匙海盐
- ◆1罐（约425.2克）黑豆，冲洗干净并沥干
- ◆1/4杯杧果块
- ◆1/4杯菠萝块
- ◆1/4杯新鲜香菜碎

　　将醋、橄榄油、辣椒粉、小茴香和盐放入一个大碗中搅拌均匀。然后加入虾、黑豆、甜椒、杧果和菠萝块、葱和香菜，再次搅拌均匀。常温或冷藏后食用均可。

## 汤

以下的汤均可冷冻保存，你可以在需要时再解冻食用。因此，你可以1次做2份，作为忙碌的工作日的储备。你也可以把它们冷冻起来，当作健康午餐食用。

### 菠菜豆腐味噌汤 SL

就像你最喜欢的日本餐厅的汤一样，这个食谱简单、清淡。味噌富含益生菌，海洋蔬菜对健康有益。

## 8人份

◆1块（约340.2克）嫩豆腐（又名"石膏豆腐"）

◆4根青葱或大葱，切成薄片

◆6杯洗净并撕碎的菠菜叶

◆2杯去壳毛豆

◆4汤匙白味噌酱

◆1张（装满约1/4杯）干紫菜，切成条状

◆2杯胡萝卜丝

用两层纸巾把豆腐块包起来，放在一个盘子上。用手或碗压住，挤出多余的水分，然后将豆腐切成边长0.7~1.3厘米的方块。在锅中用中火将4杯水煮沸，然后加入紫菜，煮6分钟。煮水的同时，盛出其中的一些温水，和味噌酱一起倒入一个碗中，搅拌直至顺滑，然后将混合物加入锅中。加入豆腐块、葱和菠菜，再煮1分钟，或到所有食材熟透。关火，将汤盛入八个碗中。在每份汤中放入1/4杯胡萝卜丝和1/4杯毛豆。趁热食用。

## 黑豆汤 LYL

这是一道简单而丰盛的汤食，食材搭配令人惊艳：肉桂不仅美味，且因其药用价值而长期备受推崇，添加的奇亚籽可提高整道菜ω-3脂肪酸的含量。

## 8人份

◆1汤匙橄榄油

◆约0.5千克干黑豆

◆1颗小洋葱，切丁

◆12杯蔬菜高汤

◆1茶匙大蒜盐

◆1茶匙肉桂粉

◆1杯低脂原味希腊酸奶

◆1/3杯碎香菜叶和茎，作为装饰

◆1茶匙的小茴香粉

◆2汤匙奇亚籽，如需要，可多备一些

在一口大锅中用中火加热橄榄油，加入洋葱并炒至半透明。加入黑豆、蔬菜高汤、大蒜盐、孜然、肉桂和奇亚籽。加盖炖煮至少2小时，或直到豆子煮熟。如果想让汤汁更浓厚，你可以再加1汤匙奇亚籽，或用手持搅拌器搅拌锅内食材。上菜时，在上面放上一勺希腊酸奶和碎香菜。

## 红扁豆汤 LYL

姜黄是一种抗炎成分；在这道菜中将其与姜和其他香料混合，形成一道暖香、丰盛的菜肴，汤的味道会在每次重新加热后变得更浓厚。

### 8人份

◆1茶匙橄榄油

◆1杯胡萝卜丝

◆1茶匙小茴香粉

◆1/2茶匙姜末

◆适量海盐和现磨黑胡椒粉

◆1个小黄洋葱，切碎

◆4个大蒜瓣，切碎

◆2茶匙姜黄粉

◆1茶匙葛拉姆马萨拉调料（俗称"印度咖喱粉"）

◆5杯蔬菜高汤

◆1.5杯干红扁豆

◆1/4杯碎新鲜香菜

◆1罐（约822.1克）番茄丁，
沥干水分

　　在一口大锅中用中火加热橄榄油约90秒，然后加入洋葱和胡萝卜，烹饪5分钟，或到洋葱变软。加入大蒜，煮至微微变色，然后撒入小茴香、姜黄、生姜、葛拉姆马萨拉调料，以及海盐和黑胡椒粉各一小撮，搅拌至散发出香味。拌入蔬菜高汤、扁豆和番茄，煮沸。盖上盖子，煮20分钟，直到扁豆变软。将一半的汤盛到一个大碗里，用搅拌机或手持搅拌器将汤打成泥。将搅拌后的汤倒回锅中，加入香菜搅拌。用海盐和黑胡椒粉调味，然后食用。

## 炖鹰嘴豆汤 **LYL**

　　鹰嘴豆是一种营养丰富的美味豆类。低脂、高膳食纤维，有助于保持血糖水平稳定——真是一种神奇的豆子！这道菜是一个非常好的午餐。这道搭配了香料和菠菜的美味炖菜会让你拥有满满的饱腹感而不会感觉很撑。

### 4人份

◆约283.5克小菠菜，洗净

◆1/2茶匙海盐

◆1/4茶匙小茴香粉

◆1/4茶匙现磨黑胡椒粉

◆2个大蒜瓣，切碎

◆2茶匙辣椒粉

◆1茶匙咖喱粉或姜黄粉

◆1棵小甜洋葱，切成细丝

◆1/4杯特级初榨橄榄油

◆2罐（约425.2克）鹰嘴豆罐头，捞出鹰嘴豆，沥干，保留罐头里的液体

◆1个大胡萝卜，去皮，粗略切碎

◆1/4杯金色葡萄干

◆1/2杯新鲜欧芹碎（可选）

　　取一口大而深的平底锅，倒入1杯水，用大火烧开。加入菠菜，不停搅拌，直到菠菜变软，约2分钟。将菠菜放在滤网中沥干，用力按压叶子挤出液体，然后切碎。取一个小碗，将大蒜和盐倒入其中，混合，然后加入辣椒粉、小茴香粉、咖喱粉和胡椒粉搅拌，直到混合均匀。将保留的1/4杯鹰嘴豆汤倒入碗中，搅拌。用纸巾擦拭平底锅，然后在平底锅中加入2汤匙橄榄油，加热1分钟。在平底锅中加入洋葱和胡萝卜，用中高火烹饪，偶尔搅拌一下，直到食材全部变软，约3分钟。在平底锅中加入香料和大蒜的混合物，煮1分钟。将鹰嘴豆和剩余鹰嘴豆汤加入平底锅，然后加入葡萄干搅拌，用中高火将其煮沸。加入菠菜，将火调至中火，炖煮15分钟。将汤倒入一个中等大小的碗中，如需要，可撒入欧芹。

## 咖喱扁豆汤 **SL**

　　如果你从来没有用扁豆做过饭，那么这个简单的食谱会让你感到惊喜与满足。扁豆营养丰富，是膳食纤维、铁、钾，以及其他矿物质和维生素的良好来源。加入含对肝脏有益的成分的咖喱粉和生姜，你便成功拥有了一道可以作为午餐或晚餐的美味。

## 4人份

- ◆3汤匙橄榄油
- ◆8根葱或大葱，切片，将葱白和葱叶分开
- ◆1个大红薯（约283.5克），去皮，切成边长约2.5厘米的小块
- ◆3/4茶匙海盐
- ◆1杯（约一把）新鲜香菜，切碎

- ◆2个大蒜瓣，切碎
- ◆1汤匙咖喱粉
- ◆1汤匙生姜粉
- ◆1杯干燥的黄扁豆
- ◆4杯低钠蔬菜高汤
- ◆1/4茶匙现磨黑胡椒粉
- ◆4汤匙花生米碎

在一口大锅中用中高火加热橄榄油，然后加入大蒜和葱白。不停翻炒爆香，约2~3分钟，直到食材软化。加入咖喱粉和生姜，翻炒。加入红薯、扁豆、蔬菜高汤、海盐和黑胡椒粉，煮沸。调低火力进行炖煮，不时搅拌，约15~20分钟，直到扁豆和蔬菜变软。在每份菜肴中撒入香菜、葱花和1汤匙碎花生。

## 三豆辣汤 **SL**

这道辣汤简单易做，你可以在工作日的某天晚上进行烹饪（或在周末做好，冷冻起来备用）。抗炎的姜黄和富含 $\omega$-3 脂肪酸的奇亚籽让这道美味的炖菜既健康又丰盛。

## 6~8人份

- ◆1/4杯特级初榨橄榄油
- ◆1个黄洋葱，切碎

- ◆1~2汤匙大蒜瓣
- ◆1罐（约396.9克）番茄丁罐头
- ◆1罐（约425.2克）赤豆罐头，冲洗干净并沥干
- ◆1罐（约425.2克）蔬菜高汤
- ◆1茶匙海盐
- ◆1杯（约226.8克）原味全脂希腊酸奶

- ◆1汤匙奇亚籽
- ◆1罐（约425.2克）黑豆罐头，冲洗干净并沥干
- ◆1罐（约425.2克）斑豆罐头，冲洗干净并沥干
- ◆1/2茶匙现磨黑胡椒粉
- ◆1/2茶匙姜黄粉

　　将橄榄油、洋葱和大蒜放入锅中，用中火翻炒约2分钟，直到洋葱呈半透明状。加入1杯水、奇亚籽、番茄、豆子、蔬菜高汤、盐、胡椒和姜黄，搅拌后煮沸。调低火力再炖煮约10分钟。如果想要汤呈现奶油质地，你可以用搅拌机对其进行搅拌。每份汤中放2汤匙希腊酸奶。

## 南瓜汤 SL

　　这道汤可以使用新鲜、煮熟的胡桃南瓜制作，但出于便捷的目的，我习惯使用冷冻南瓜。肉豆蔻为这道汤增添了一种微妙的香气。如果你是素食主义者，你也可以用蔬菜高汤代替鸡汤。

**2~4人份**

- ◆1汤匙无盐黄油

- ◆2个胡萝卜，切丁

- ◆1个小黄洋葱，切碎
- ◆1个（约340.2克）冷冻的熟南瓜
- ◆1/2茶匙海盐
- ◆适量新鲜香菜，作为装饰品
- ◆3杯鸡汤
- ◆1茶匙新鲜磨碎的肉豆蔻
- ◆1/4茶匙现磨黑胡椒粉

　　将黄油、胡萝卜和洋葱放入平底锅，用中火炒约2分钟。加入鸡汤、南瓜、肉豆蔻、海盐和黑胡椒粉，煮2~3分钟，直至煮沸。调低火力再煮5分钟，然后关火，用浸入式搅拌机对整锅汤进行搅拌。用香菜点缀后食用。

## 简易玉米汤 LYL SL

　　你是不是正在寻找一种喝完后完全不会有内疚感的美味的奶油汤？就是它了。这一碗美味的汤满满都是有助于对抗慢性疾病的成分。玉米中的可溶性膳食纤维会让你有更大的饱腹感和满足感，这会让你在下一餐少吃。玉米中的钾可以调节钾钠平衡，从而调节血压。

| 4~6人份 |
|---|

- ◆3汤匙橄榄油
- ◆1个大蒜瓣，或1汤匙碾碎的大蒜
- ◆1茶匙小茴香粉
- ◆1/2茶匙现磨黑胡椒粉
- ◆1/2个黄洋葱
- ◆3杯已解冻的冷冻玉米粒
- ◆1.5杯蔬菜汤
- ◆1茶匙海盐
- ◆1/2杯欧芹碎，用于装饰（可选）

在锅中用中火加热橄榄油，加入洋葱并炒熟，然后加入解冻的玉米、蔬菜汤、小茴香粉、海盐和黑胡椒粉，煮沸。煮3～5分钟。取出一半的混合物，搅碎，可使用手持搅拌机或标准搅拌机。将搅碎的混合物放回锅中，搅拌后即可食用。可用欧芹碎做装饰。

## 零食和配菜

### 鹰嘴豆泥 LYL SL

鹰嘴豆泥是一种非常好的备用食品——它可以被涂在全麦吐司、饼干或米饼上；它是一种几乎可以与所有蔬菜搭配的蘸酱。以下是一个基本配方。美味的秘密在于萨塔香料，这是一种中东混合香料，可以为食物添加一种特殊的咸味。你可以在大多数杂货店找到芝麻酱（磨碎的芝麻糊）。

### 4杯的原料

- 2罐（约425.2克）罐装鹰嘴豆
- 7个大蒜瓣，未去皮
- 1/4茶匙小茴香粉，外加一些装饰品
- 适量海盐
- 1/4杯新鲜欧芹碎
- 1汤匙萨塔香料
- 1/2杯特级初榨橄榄油
- 1/2杯芝麻酱，室温下
- 1/4杯加1汤匙鲜榨柠檬汁
- 适量红辣椒，用于装饰
- 适量皮塔饼

沥干鹰嘴豆（保留约1/2杯液体），在冷水中洗净。将除1/2杯鹰嘴豆的所有鹰嘴豆放入食品加工机（保留其余部分）；加入萨塔香料、大蒜、橄榄油、小茴香粉、芝麻酱和柠檬汁；然后打成泥。如果想要让豆泥呈现更稀的奶油质地，可以少量加入鹰嘴豆罐头中保留的液体。用盐对鹰嘴豆泥进行调味，并将其盛到碗中。在鹰嘴豆泥上再撒上小茴香粉和辣椒粉，并倒入保留下的鹰嘴豆和欧芹碎作为装饰。与皮塔饼一起食用。

## 黑豆豆泥 🆂🅻

鹰嘴豆用完了？那你也不一定会没有豆泥可用！这款受欢迎的鹰嘴豆泥的变形版本充满了墨西哥风情，里面加入了孜然和香菜。这款酱料可以作为蘸酱或墨西哥餐的佐料。

| 8人份 | |
|---|---|
| ◆1/2杯新鲜香菜碎 | ◆2汤匙芝麻酱 |
| ◆2汤匙鲜榨柠檬汁 | ◆1汤匙特级初榨橄榄油 |
| ◆1/4茶匙小茴香粉 | ◆1/4茶匙海盐 |
| ◆1罐（约425.2克）不加盐的黑豆罐头，沥干并冲洗干净 | ◆1个大蒜瓣，去皮 |
| | ◆2茶匙烟熏辣椒粉 |

将2汤匙水、1/4杯香菜、芝麻酱、柠檬汁、橄榄油、小茴香粉、盐、黑豆和大蒜放入食品料理机，搅拌至顺滑。用勺子将豆泥倒入碗中，撒上剩余的1/4杯香菜。再撒上烟熏辣椒粉。

## 白豆豆泥 **LYL**

这款酱料拥有与鹰嘴豆泥相似的味道，又多了一丝白豆的鲜甜。

### 6~8人份

◆2罐（约425.2克）白腰豆
罐头，保留1/2杯液体

◆2汤匙鲜榨柠檬汁，如需
要，可多准备一些（可选）

◆1茶匙小茴香粉

◆1/4杯大蒜灌注橄榄油

◆1/2杯芝麻酱

◆1汤匙酱油，如需要，可多
准备一些（可选）

◆适量烟熏辣椒粉

将除烟熏辣椒粉的所有食材加入料理机搅拌，根据需要加入柠檬汁或酱油。撒上烟熏辣椒粉。这款酱料可以作为全谷物皮塔饼、胡萝卜或芹菜条的蘸酱一起食用。这种豆泥也可以作为一种绝好的三明治调味品。

## 毛豆豆泥 **LYL** **SL**

你应该非常熟悉毛豆，因为这是日本餐厅常用的开胃菜。这种豆子营养丰富，是制作沙拉的极佳食材——这款酱料是对传统鹰嘴豆泥的另一种美味改进。

### 4~6人份

◆1杯煮熟的毛豆

◆2汤匙鲜榨柠檬汁

◆1/4杯芝麻酱

◆1个大蒜瓣，去皮

◆2汤匙橄榄油　　　　　　　◆适量海盐

　　将毛豆、芝麻酱、柠檬汁和大蒜放入食品料理机，搅拌至顺滑。加入橄榄油，继续搅拌，直到橄榄油完全融入其中。用盐调味，然后食用。

## 牛油果酱 **LYL**

　　一点点柠檬、盐和小茴香便能将简单的牛油果的美味程度提升到新的高度。你可以将酱料涂抹在三明治、薄饼或糙米饼上，或作为蔬菜的蘸酱。

### 2人份

◆1个熟透的牛油果，去皮、去核　　◆1茶匙鲜榨柠檬汁

◆1茶匙小茴香粉　　　　　　　　　◆1/2茶匙大蒜盐

　　在一个中等大小的碗中把牛油果捣碎至顺滑，然后加入柠檬汁、大蒜盐、橄榄油和小茴香粉。

## 脆皮鹰嘴豆 **LYL** **SL**

　　这种美味的豆子是上好的零食或沙拉（特别是脆皮鹰嘴豆沙拉）的食材，可搭配羽衣甘蓝、无花果和蘑菇食用。

## 6～8人份

- ◆2罐（约425.2克）罐装鹰嘴豆
- ◆适量橄榄油
- ◆适量海盐
- ◆适量红辣椒
- ◆适量孜然粉

将烤箱预热至约218.3摄氏度。冲洗鹰嘴豆并沥干，再用纸擦拭确保表面没有水分。放入有边框的烤盘单层摆放，轻轻地淋上橄榄油。将鹰嘴豆烤至变深、变脆，这一过程需要30～40分钟。从烤箱中取出鹰嘴豆，根据口味撒上盐、辣椒粉和孜然粉，然后再烤几分钟。之后从烤箱中取出，冷却后食用。你可以将其存放于密闭容器中，在冰箱里可保存3天左右。

## 糙米丸子 SL

你如果发现自己家有剩余的米饭，就可以做一波美味的丸子佳肴。这道菜与日本的饭团类似，当你想要吃一种好吃的小吃时，这些丸子很适合取来即食。

## 15个丸子的原料

- ◆2杯煮熟的糙米
- ◆1杯瑞士甜菜，仔细切碎
- ◆1个中等大小的绿洋葱或大葱，切碎
- ◆2汤匙干欧芹
- ◆2汤匙芝麻酱
- ◆1/2茶匙小茴香粉
- ◆1/2茶匙葛拉姆马萨拉调料
- ◆1/2茶匙辣椒粉
- ◆适量黑芝麻，可粘在丸子表面

取一个碗将除黑芝麻的所有材料混合，然后用手将其捏成高尔夫球大小的丸子。在每个丸子表面沾上黑芝麻。储存于室温下，可随时食用。

## 红薯薯条 **SL**

红薯是维生素的重要来源，富含维生素A、维生素C和膳食纤维，味道甜美。想念炸薯条的味道吗？红薯薯条是普通薯条的绝佳替代品。这种烤制的零食可以作为一种很好的三明治配菜。

| 8人份 | |
|---|---|
| ◆1.5汤匙特级初榨橄榄油 | ◆1汤匙新鲜蒜末 |
| ◆1茶匙海盐 | ◆1/2茶匙现磨黑胡椒粉 |
| ◆约0.9千克红薯，洗净，去皮，切成小条（长约0.6厘米） | ◆1茶匙咖喱粉（可选） |

将烤箱预热至约190.6摄氏度。取一个大碗将橄榄油与大蒜和调味料混合。加入红薯条搅拌，搅拌至红薯条完全沾满调料。在不粘烤盘上单层摆放，烤35分钟或烤至变软。你如果想要加一些香料，可以撒上咖喱粉。

## 烤甜菜片 **LYL**

这道菜把烤根茎类蔬菜的美味程度提高到了新的高度。切成薄片的甜菜拌入精致的调味料，然后进行烘烤。再见了，土豆片！

## 4人份

◆1汤匙特级初榨橄榄油

◆3个中型甜菜，去皮并切成长约0.8厘米的片（2杯切片）

◆1茶匙剁碎的新鲜大蒜

◆1/4茶匙海盐

◆1/3茶匙现磨黑胡椒粉

将烤箱预热至约176.7摄氏度。取一个中等大小的碗，放入除甜菜的所有材料，充分混合均匀。将甜菜片放入混合物中，充分搅拌，使每片都裹上混合物。将甜菜片在不粘烤盘上单层铺开。在烤箱中烘烤25分钟或直到甜菜达到你喜欢的熟度。请在2天内食用。

## 烤根茎类蔬菜拼盘 **LYL**

没有什么能比丰盛的烤根茎类蔬菜更适合搭配沙拉或饭菜的了。烤根茎类蔬菜也是一种优质零食。虽然蔓菁甘蓝和胡萝卜可能不是你的首选食材，但将它们用橄榄油、海盐和黑胡椒粉轻轻涂抹后，它们的甜味就突显出来了，你会更喜欢吃它们。

## 6人份

◆1/2杯特级初榨橄榄油

◆1/2茶匙海盐

◆1杯紫皮胡萝卜，去皮斜切

◆1杯红薯，去皮切片（切成薄片）

◆1个大红洋葱，切成薄片

◆1/2茶匙现磨黑胡椒粉

◆1杯蔓菁甘蓝，去皮切片

◆1杯萝卜，去皮和切片（切成长约1.3厘米的楔子状）

将烤箱预热至约190.6摄氏度。在耐热平底锅中用小火加热2汤匙橄榄油，加入红洋葱片，加入1/4茶匙的海盐和黑胡椒粉调味。炒约2分钟，直至洋葱炒至金黄色，然后将炒好的洋葱从火上移开，放在一旁备用。将蔬菜和剩余的6汤匙油装入一个3.8升的可循环使用的密封冷冻袋中，密封袋子，摇晃混合，使所有蔬菜均匀沾满橄榄油。将蔬菜加入炒好的洋葱中，倒入烤盘，用锡纸盖住烤盘，用叉子在锡纸上戳几个洞，利于空气排出。在烤箱中烤35～45分钟或直到根茎菜变软。揭开铝箔纸，再烤15分钟。

## 烤抱子甘蓝 LYL SL

如果你只吃过水煮抱子甘蓝，那这次你有口福了。烘烤这些迷你卷心菜可以消除它们的苦味。你可以添加核桃来增加$\omega$-3脂肪酸，这道菜可作为任何以肉食为基础的膳食的美味配菜。

| 4人份 | |
| --- | --- |
| ◆厨用防粘喷雾 | ◆1/4杯特级初榨橄榄油 |
| ◆3汤匙无花果香醋（可以用樱桃香醋替代） | ◆1茶匙海盐 |
| | ◆1/2茶匙现磨黑胡椒粉 |
| ◆1～2汤匙碾碎的大蒜 | ◆约0.5千克抱子甘蓝，洗净，修剪，每个甘蓝平均切成4份 |
| ◆1/2杯核桃碎 | |

将烤箱预热至约218.3摄氏度。在一个大的玻璃烤盘上喷上烹饪喷雾。取一个中等大小的碗，将油、香醋、盐、胡椒和大蒜放入

搅拌。放在一旁备用。将抱子甘蓝放入3.8升容量的可循环使用的密封塑料袋中，加入油混合物，然后密封。摇晃袋子，使抱子甘蓝充分沾上油，并将袋子里的全部食材转移到准备好的烤盘中。烘烤25～30分钟。之后从烤箱中取出烤盘，撒上核桃碎。再烤10分钟或烤至抱子甘蓝稍微变色。

## 烤菜蓟 LYL

你应该很难相信如此美味的菜肴竟然如此健康。奶酪和面包糠让这道菜"色香味"俱全——这是一道优质的开胃菜，也可以作为诸如三文鱼和菰米等主菜的配菜。

### 4人份

- ◆1杯烤制的全麦煎饼
- ◆1汤匙剪碎的新鲜韭菜
- ◆1个大蒜瓣，切碎
- ◆1茶匙海盐
- ◆2根菜蓟，处理干净

- ◆1汤匙特级初榨橄榄油
- ◆1/2个柠檬的汁
- ◆1/4杯磨碎的帕玛森奶酪
- ◆1/4茶匙现磨黑胡椒粉

将烤箱预热至约204.4摄氏度。取一个中等大小的碗，将烤过的煎饼、橄榄油、韭菜、柠檬汁、大蒜和帕玛森奶酪放入其中，搅拌，用1/2茶匙海盐和黑胡椒粉调味。纵向切下菜蓟顶部的1/4，摊开菜蓟的叶子，拉出菜心。然后，用勺子去掉底部的绒毛柄部分，只留下叶子。用1/2茶匙海盐对菜蓟进行调味。将面包糠混合物平均装入4个菜蓟，每根菜蓟装至半满。将菜蓟放入一个深烤盘中。加入约1.3厘米深的水，用铝箔纸紧紧盖住。烘烤约1小时，至菜蓟变软，面包糠呈金黄色。

## 咖喱花椰菜 **LYL**

花椰菜就是"新型"羽衣甘蓝！这种营养丰富的蔬菜是印度风味菜肴的绝佳食材。你可以将这道菜与清淡的沙拉或扁豆汤一起食用。

### 4~6人份

- ◆厨用防粘喷雾（可选）
- ◆1茶匙小茴香粉
- ◆1/2茶匙海盐
- ◆1/3杯橄榄油
- ◆1个维达利亚洋葱，切成8份
- ◆1/2杯烤核桃碎
- ◆2茶匙咖喱粉
- ◆1/2茶匙辣椒粉
- ◆1/4茶匙现磨黑胡椒粉
- ◆1个中等大小的花椰菜，切成小朵块

将烤箱预热至约218.3摄氏度。在一个大的烤盘上铺上铝箔纸或喷上厨用防粘喷雾。取一个中等大小的碗，将咖喱粉、小茴香粉、辣椒粉、盐、胡椒粉和橄榄油放在一起搅拌。将花椰菜朵块和洋葱片放入准备好的烤盘上铺成一层。将香料和油的混合物淋在蔬菜上，翻动使其均匀被香料油混合物覆盖。将蔬菜放在烤箱中烤约

40分钟，至蔬菜变软和变色，烤到一半时翻面。放入小碗中趁热或常温食用，可在食用时加入2汤匙核桃碎。

## 蒜香豆腐 **LYL**

豆腐是植物性蛋白质的一个重要来源，每约85.0克豆腐便可提供约9克的植物性蛋白质。研究表明，食用大豆有助于减轻脂肪肝症状。搭配抗炎的大蒜，你的肝脏会为这一餐感到雀跃！

### 4～6人份

◆1块（约396.9克）超级坚实的豆腐

◆3汤匙蒜末

◆3汤匙橄榄油

◆适量海盐和现磨黑胡椒粉

从包装中取出豆腐，沥干水分。用纸巾拍干，切成边长约2.5厘米的小块。将豆腐放在一个大碗中，加入2汤匙橄榄油、大蒜、海盐和黑胡椒粉调味。彻底混合均匀。单独取一口平底锅，将剩余的1汤匙橄榄油加热1～2分钟，然后加入豆腐混合物。炒5～6分钟，至豆腐四面变色。趁热食用。

## 主 菜

香草烤三文鱼配抱子甘蓝 **SL**

这道有益于心脏健康的菜肴选用大蒜作为食材之一；烘烤可充分展现鱼以及营养丰富的抱子甘蓝的味道。

| **6人份** |
| --- |

◆4汤匙浸泡过大蒜的橄榄油

◆3/4茶匙现磨黑胡椒粉

◆1个中等大小香葱，切碎

◆6杯抱子甘蓝，洗净后切片

◆3/4杯白葡萄酒

◆1茶匙海盐

◆6个大蒜瓣

◆约0.9千克三文鱼片，去皮，切成6份

将烤箱预热至约232.2摄氏度。在一个小碗中加入1汤匙浸泡过大蒜的橄榄油、1/2茶匙盐和1/4茶匙胡椒粉。将大蒜瓣切成两半，与大葱、抱子甘蓝，以及3汤匙浸泡过大蒜的橄榄油一起放入大烤盘中。放入烤箱烤15分钟，中间搅拌1次。将烤盘从烤箱中取出，搅拌蔬菜，并将三文鱼片放在上面。将白葡萄酒倒入剩余的橄榄油混合物中。在鱼片上淋上白葡萄酒混合物，然后用海盐和黑胡椒粉给每片鱼片进行调味。将烤盘放回烤箱，烘烤三文鱼至其刚刚熟透，然后再烤5~10分钟。

## 阿琳三文鱼 SL

这道健康且富含$\omega$-3脂肪酸的三文鱼菜肴是由我妈妈（一个令人难以置信的业余厨师）创造的，她的名字叫阿琳。多年前她创造出这道菜，从那时起，这道菜一直是我家星期日家庭晚餐聚餐以及生日聚餐时的主菜。

## 4～6人份

- ◆2汤匙橄榄油或菜籽油
- ◆1个中等大小的洋葱，切碎
- ◆4～6个大蒜瓣，切碎
- ◆3/4杯新鲜香菜碎
- ◆3/4杯新鲜平叶欧芹碎
- ◆0.7～0.9千克的三文鱼片
- ◆适量海盐和现磨黑胡椒粉
- ◆1杯白葡萄酒
- ◆2杯鸡汤

取一口大平底锅，用中火加热橄榄油或菜籽油，翻炒洋葱和大蒜约5分钟。加入香菜和欧芹。用海盐和黑胡椒粉调味，将三文鱼皮朝上放在洋葱混合物上。将白葡萄酒和鸡汤倒入平底锅，将三文鱼覆盖。加热至汤汁沸腾，然后用锅盖盖住锅子，调至小火。在烹调过程中，可根据需要加入更多的汤汁完全覆盖三文鱼，烹饪15～20分钟。在食用前，去掉鱼皮，将鱼片翻面放置盘子中。如果想吃到更香更浓的酱汁，你可以将酱汁混合物熬制得更浓稠，然后将酱汁倒在三文鱼上食用。

## 三文鱼饼 SL

这种做法简单的饼可以搭配糙米、烤蔬菜或你最喜欢的沙拉，一顿令人满意的晚餐可轻松大功告成。

## 4人份

- ◆厨用防粘喷雾
- ◆1汤匙特级初榨橄榄油
- ◆1个小红洋葱，切成细丝
- ◆2汤匙干欧芹

◆约425.2克野生三文鱼罐头，沥干，或1.5杯煮熟的三文鱼

◆1个大鸡蛋，略微打散

◆1.5茶匙第戎芥末酱

◆1.75杯轧制的燕麦

◆1/2茶匙现磨黑胡椒粉

　　将烤箱预热至约232.2摄氏度。在烤盘上喷上厨用防粘喷雾，放在一旁备用。取一口大的不粘锅，加入1.5茶匙的橄榄油，用中高火加热。加入红洋葱，翻炒约3分钟至红洋葱变软。放入欧芹翻炒后从火上移开。取一个中等大小的碗放入三文鱼，用工具去除鱼骨和鱼皮。加入鸡蛋和第戎芥末酱，搅拌均匀，然后加入洋葱混合物、燕麦和胡椒粉，搅拌均匀。将混合物加工成8块饼，每块饼直径约6.4厘米。在平底锅中加入剩余的1.5茶匙橄榄油，用中火加热，放入4个三文鱼饼，煎2~3分钟至其底部金黄。用宽铲子将其翻面，放入准备好的烤盘上。剩下的饼重复该操作。将三文鱼饼在烤箱中烘烤15~20分钟，直到表面金黄。烤熟后用纸巾吸掉多余的油。

## 花椰菜"牛排" LYL

　　花椰菜营养丰盛，是一种可当之无愧被称为"牛排"的蔬菜。将花椰菜切成厚片，用大蒜和香草调味，切片后可搭配沙拉或富含蛋白质的食物，如豆腐或鸡胸肉。

### 4块厚"牛排"原料

◆1头花椰菜

◆2汤匙浸泡过大蒜的橄榄油

◆1/2茶匙海盐

◆1/4茶匙现磨黑胡椒粉

◆2汤匙干欧芹，或3汤匙新鲜　　◆1汤匙特级初榨橄榄油

欧芹碎

　　将花椰菜从中间横向切开，然后将每半花椰菜切成两块"牛排"，尽可能将所有四块花椰菜，包括菜心在内保持完整。将1汤匙浸泡过大蒜的橄榄油加入烤盘中，用刷子蘸取橄榄油，将花椰菜切块的两面都刷上油。取一个小碗加入盐、胡椒和欧芹，混合均匀，撒在花椰菜上。取一口大的不粘锅，加入1汤匙橄榄油，用中高火加热，并将花椰菜切块小心放入锅中。将花椰菜"牛排"每面煎3~4分钟，直至变成深金色。从锅中取出后即可食用。

## 花椰菜脆皮比萨 SL

是的，你可以在吃比萨的同时缩小腰围！秘密在于一张非常简单的素食饼皮。加入你最喜欢的食材，在最爱的经典美食上进行健康的改变吧。

### 6~8人份

◆1头花椰菜，去掉茎部，或1袋（约453.6千克）花椰菜碎块

◆1/2茶匙大蒜粉

◆1/2茶匙海盐

◆可选的馅料：香葱碎、菜蓟心、红洋葱、西蓝花、豆豉块、橄榄、新鲜羽衣甘蓝或罗勒叶。

◆1/4杯马苏里拉奶酪丝

◆1/4杯磨碎的帕玛森奶酪

◆1汤匙意大利调味料

◆2个大鸡蛋，略微打散

将烤箱预热至约204.4摄氏度。在烤盘上铺上烘焙纸，放在一边备用。将花椰菜掰成小块，在食品料理机中搅拌成小块（如使用包装好的花椰菜碎块，则跳过此步骤）。将花椰菜碎块放在蒸笼中，蒸至变软。沥干水分，盛入一个大碗中冷却。将马苏里拉奶酪、帕玛森奶酪、大蒜粉、意大利调味料、盐和鸡蛋加入冷却的花椰菜中，充分搅拌。将混合物转移到准备好的烤盘中心，并将其铺成一圈，状如比萨饼皮。烘烤20分钟。加入你想要的任何食材，再烘烤10分钟。

## 鸡肉西蓝花泰式炒金边粉 **SL**

这道受欢迎的泰国菜在结合毛豆面条后实现了健康方面的升级改造。

| 4人份 | |
|---|---|
| ◆约170.1克毛豆面条 | ◆2汤匙花生油或芝麻油 |
| ◆3个大蒜瓣，切碎 | ◆1/2杯蛋白，略微打散（来自3个大鸡蛋） |
| ◆约226.8克鸡胸肉，切成一口大小的块状 | |
| ◆1/2杯切成片的青葱或大葱 | ◆2杯西蓝花朵块 |
| ◆2汤匙亚洲鱼露 | ◆1/4杯米醋 |
| ◆1/2茶匙红辣椒片 | ◆1汤匙椰子花糖 |
| | ◆适量干烤花生米，切碎（可选） |

将一大锅水烧开。加入面条，煮5~6分钟至刚刚熟透。面条
沥干后放在一边备用。取一口炒锅或大而深的平底锅，加入1汤匙
的花生油或芝麻油，用大火加热，直到油热。加入大蒜，翻炒约10
秒至大蒜呈金黄色。加入蛋清翻炒约30秒至蛋清熟透。加入鸡块和
剩余的1汤匙油，翻炒约5分钟至鸡肉熟透、变白。加入面条、西蓝
花、葱花、米醋、亚洲鱼露、椰子花糖和红辣椒片，将所有食材翻
炒1~2分钟至熟透。如果需要，你可以在食用前给每份食物上撒上
1汤匙的花生碎。

## 泰式花生金丝南瓜 **SL**

奢华的椰奶搭配花生酱制成丝滑酱汁，这份可用于搭配南瓜、毛豆
和西蓝花的咸中带甜的菜肴便大功告成了。

| 4人份 | |
|---|---|
| ◆1个大的金丝南瓜 | ◆1汤匙橄榄油 |
| ◆适量海盐和现磨黑胡椒粉 | ◆1/2杯无糖花生酱 |
| ◆1杯罐装淡味椰奶，如需要可以再加 | ◆2个大蒜瓣 |
| | ◆1.5茶匙生姜粉 |
| ◆1汤匙酱油 | ◆1.5茶匙米醋 |
| ◆1个大头西蓝花，切成能一口吃下的大小的小朵块，然后蒸熟 | ◆2束瑞士甜菜，稍微切碎并蒸熟 |
| ◆1把绿洋葱或大葱，切碎，用于装饰 | ◆1杯煮熟的毛豆 |
| | ◆1/2杯花生米碎，用于装饰 |

将烤箱预热至约204.4摄氏度。在烤盘上铺上铝箔纸，放在一旁备用。

用一把锋利的大刀小心翼翼地将金丝南瓜纵向切成两半。将种子和绞碎的内瓤取出丢弃或用于堆肥。在切开的南瓜内侧刷上1汤匙橄榄油。用海盐和黑胡椒粉调味。将金丝南瓜切面朝下，放在准备好的烤盘上，烤45~60分钟至变软。烤好后用叉子刮一下，南瓜丝应该很容易被剥离。从烤箱中取出烤盘，让熟透的南瓜冷却约5分钟，然后将所有的瓜肉刮下放在一个大碗中。品尝一下，如需要，可加入更多的海盐和黑胡椒粉调味。将花生酱、淡味椰奶、大蒜、生姜、酱油和米醋放入搅拌机，高速搅拌，直到成丝滑状；如果想要更稀的料汁浓度，你可以多加一点儿椰奶。将南瓜与煮熟的西蓝花、瑞士甜菜和毛豆面条混合。平均地装入四个碗中。淋上花生酱，撒上葱花和花生。

## 波多贝罗蘑菇三明治 🆂🅻

波多贝罗蘑菇是一种绝妙的肉类替代品。在这道菜中，它可以被快速烤好，这样你便拥有了1个美味三明治的内馅。你可以将绿色蔬菜和牛油果填入三明治中。

| 4人份 | |
|---|---|
| ◆1个小的大蒜瓣，切碎 | ◆1/4杯牛油果酱 |
| ◆1个大番茄，切成片 | ◆橄榄油（喷瓶装） |

- ◆2朵大的或3朵中等大小的波多贝罗蘑菇，去掉根茎，只保留伞盖部分
- ◆8片全麦面包，轻度烤制或烘烤
- ◆1/2茶匙海盐
- ◆1/2茶匙现磨黑胡椒粉
- ◆2杯芝麻菜或菠菜，洗净并去蒂（大叶子菜需要切碎）

将烤架预热至中高温度。用勺子背面将大蒜在砧板上捣成糊状，然后将其放入一个小碗中与牛油果涂抹酱混合，放在一旁备用。在蘑菇伞盖的两面喷上橄榄油，并用海盐和黑胡椒粉调味。烘烤蘑菇3~4分钟，中间翻动1次，直到变软两面变色。从火上移开。冷却到可以处理时，把每朵蘑菇切成3条。在每片面包上涂抹1.5茶匙的牛油果酱。将蘑菇、芝麻菜和番茄片放在4片涂有牛油果酱的面包上。将其余的面包片盖上，牛油果涂抹面朝下。

## 奇亚籽扁豆汉堡包 LYL

大多数素食汉堡包几乎一碰到餐具就会塌散。在这道菜中，鸡蛋和大米会将汉堡包的其他部分黏合在一起，制成一个无论在盘子中或在肚子里都不易散开，并且很有分量的肉饼。

### 8人份

- ◆至少1汤匙特级初榨橄榄油，你可以准备多一点儿以供涂抹烤盘使用
- ◆1杯克里米尼蘑菇碎
- ◆2杯煮熟的扁豆
- ◆1个大鸡蛋

- ◆1个中等大小的洋葱，切碎
- ◆1杯煮熟的糙米
- ◆2茶匙小茴香粉
- ◆1/2杯奇亚籽
- ◆1汤匙干欧芹

- ◆3汤匙酱油
- ◆1杯胡萝卜碎
- ◆1杯核桃碎
- ◆1汤匙干牛至
- ◆2个大蒜瓣，切碎

将烤箱预热至约204.4摄氏度。在烤盘上涂抹橄榄油，放在一旁备用。取一口中等大小的锅，加入1汤匙橄榄油，用中火加热，加入蘑菇和洋葱翻炒，直到洋葱呈半透明状。将鸡蛋、酱油、糙米、1杯煮熟的扁豆放入食品料理机，加工至大致成泥。将加工好的食物泥放入碗中，加入胡萝卜、小茴香、核桃碎、奇亚籽、牛至、欧芹、大蒜和蘑菇混合物，充分搅拌混合。加入剩余的1杯扁豆，搅拌，做成8个饼，放在准备好的烤盘中，烤约25分钟或直到饼的表面变黄。

## 辣味火鸡汉堡包 **SL**

肉桂、生姜、咖喱和其他香料的组合进一步加深了火鸡汉堡包的味道。加入番茄、菠菜和牛油果，1个美味汉堡包便大功告成，这道汉堡包可比肩市售的其他汉堡包。

| 4人份 | |
| --- | --- |
| ◆2茶匙橄榄油 | ◆1/2杯带籽红甜椒，切碎 |
| ◆2个大蒜瓣，切碎 | ◆1茶匙咖喱粉 |

◆1/2茶匙小茴香粉

◆1/2茶匙肉桂粉

◆1/2茶匙姜末

◆1/2茶匙海盐

◆1/4茶匙现磨黑胡椒粉

◆1/8茶匙辣椒粉

◆1茶匙红辣椒片

◆约340.2克火鸡胸肉

◆1杯煮熟的糙米或藜麦

◆厨用防粘喷雾

◆4个全麦汉堡包面包坯，拆开后烤熟

◆1/2杯牛油果酱

◆1杯菠菜叶，洗净

◆1个中等大小的番茄，切片

取一口不粘锅，加入橄榄油，用小火加热1～2分钟，然后加入红甜椒、大蒜、咖喱粉、小茴香、肉桂、生姜、海盐、黑胡椒、辣椒粉和红辣椒片。不断翻炒1～2分钟，直到红甜椒稍微变软。将红甜椒混合物放凉。准备好烤架或预热炙烤炉。将火鸡、糙米和胡椒粉放在一个中等大小的碗中，轻柔搅拌，使其充分混合。制成4个约1.9厘米厚的肉饼（注意：因为这种汉堡包的脂肪含量很低，所以将肉饼放在烤架上之前，需要在烤架或烤盘上喷上厨用防粘喷雾）。

烤肉饼，直到肉饼变成棕色，肉饼内部不再是粉红色，每面需要烤约5分钟。将每个肉饼放在全麦面包坯上，涂上2汤匙牛油果酱，再加上菠菜叶和番茄片。

## 奇亚籽火鸡肉丸 **SL**

这些富含蛋白质和营养的肉丸可搭配意式蒜香番茄酱，在食用无谷物意大利面时享用。再配合1份混合绿色沙拉，一份简单、丰盛、经典的正餐便完成了。

---

**4人份**

- ◆1/4杯黑奇亚籽
- ◆约0.5千克火鸡胸肉
- ◆1/2杯红洋葱碎
- ◆3汤匙浸泡过罗勒的特级初榨橄榄油
- ◆1个中等大小的香葱，切碎
- ◆1/2杯鸡汤
- ◆3/4杯全麦面包糠
- ◆1/4杯磨碎的帕玛森奶酪
- ◆1/2茶匙干牛至
- ◆1.5茶匙大蒜盐
- ◆1/4茶匙现磨黑胡椒粉

　　将烤箱预热至约176.7摄氏度。将奇亚籽和鸡汤放入一个大碗中；放在一旁备用，静置15分钟令奇亚籽膨胀。同时，将其余的食材放在一个大碗中，用手搅拌均匀。将肉馅用工具或用手塑形成直径约为2.5厘米的肉丸子。将肉丸放入浅烤盘中，烘烤20分钟，或直到确认中间也完全熟透。从烤箱中取出肉丸，趁热食用。

---

## 菠菜火鸡肉丸 LYL

　　在肉丸中加入火鸡肉，既可增加营养又能提升口感。在食用全麦或无麸质意大利面条或米饭时搭配这些肉丸，再配上蔬菜，营养又丰盛。

---

**4人份**

- ◆橄榄油（喷瓶装）
- ◆2杯洗净的小菠菜

- ◆约0.5千克火鸡肉（瘦肉）泥
- ◆2个大蒜瓣，切碎
- ◆1根小香葱，切成细末
- ◆1/2杯磨碎的帕玛森奶酪
- ◆1个大鸡蛋，略微打散
- ◆3/4杯全麦面包糠
- ◆1/2茶匙的海盐
- ◆1/4茶匙现磨黑胡椒粉

烤箱预热至约232.22摄氏度。在一个大烤盘中轻轻喷上橄榄油，放在一旁备用。将蒸笼放在锅中的沸水上，用中火将小菠菜蒸1~2分钟至变软。让菠菜冷却，挤掉水分，然后切碎。取一个大碗，将火鸡肉泥、大蒜、小香葱、鸡蛋、面包糠、帕玛森奶酪、海盐、黑胡椒粉和小菠菜混合在一起，搅拌均匀。将肉馅用工具或用手塑形成12个同等大小的肉丸子。将肉丸放入准备好的烤盘中，烘烤15~20分钟，直到肉丸呈金黄色，里面不再呈粉红色。

## 芦笋甜椒腰果炒鸡肉 LYL

古老的谷物青麦仁是这道炒时蔬的基础，也是主角。红辣椒片带来的一点辣会将酱汁的淡淡甜味变得不那么腻口。

| 2~4人份 |
| --- |

- ◆1汤匙低钠酱油
- ◆1汤匙蜂蜜
- ◆2块无骨无皮的鸡胸肉，切成边长约2.5厘米的小块
- ◆1汤匙橄榄油
- ◆1束芦笋，切成能一口吃下的大小的块状
- ◆1个红甜椒，去籽，切碎
- ◆1个橙色甜椒，去籽，切碎
- ◆1/2杯完整的腰果

◆4个大蒜瓣，切碎　　　　　◆1/4茶匙姜末

◆1茶匙红辣椒片　　　　　　◆2茶匙烤芝麻油

◆1/2杯新鲜香菜碎，用于装　◆2杯煮熟的青麦仁
　饰（可选）

　　将酱油和蜂蜜倒入一个中等碗中搅拌均匀。加入鸡块并搅拌均
匀。把碗放在冰箱里，准备好烹饪鸡肉时取出。取一口大平底锅，
加入橄榄油，用中高火加热。加入芦笋和甜椒，炒约5分钟至食材
熟透。用漏勺取出芦笋和甜椒，放在一旁备用。将腌制的鸡肉取
出，放入平底锅中，保留腌制液。炒约5分钟，将鸡肉炒至几乎熟
透（内部仍有轻微粉红色）。然后，将腰果、大蒜、生姜、红辣椒
片和保留的腌制液加入锅中。再炒2分钟，或直到鸡肉完全熟透，
大蒜发出香味。从火上移开，加入芝麻油、芦笋和胡椒粉搅拌均
匀。如需要，你可以在每份菜中加入1/2～1杯青麦仁后食用，可用
香菜做装饰。

## 咖喱豆腐腰果西蓝花炒 SL

　　豆腐是一种极易入味的绝佳美食，很容易吸收酱汁和腌料的味道。
这道菜还加入了咖喱、大蒜、生姜与椰奶，是一道色香味俱佳的健康菜肴。

| 4人份 | |
| --- | --- |
| ◆1包（约396.9克）硬豆腐 | ◆3汤匙橄榄油 |
| 　（请选择水浸包装） | ◆1汤匙生姜粉 |

◆1汤匙咖喱粉

◆1/4茶匙海盐

◆2汤匙剁碎的新鲜大蒜

◆1罐（约425.2克）淡味
椰奶

◆1罐（约113.4克）红咖喱酱

◆1/2杯碎腰果（可选）

◆6杯西蓝花朵块，蒸熟

　　将豆腐取出沥干，用纸巾擦拭去除多余的水分，将豆腐切成边长约2.5厘米的方块。取一口大锅加入2汤匙橄榄油，用中火加热1分钟，然后加入豆腐块、生姜粉、咖喱粉和海盐。将豆腐煎至两面金黄，每面煎约3分钟；放在一旁备用。取一口中等大小的锅，将剩余的橄榄油加热，加入大蒜炒1分钟。加入椰奶和3~4汤匙红咖喱酱（加多少咖喱酱取决于你想要的辣度）。小火烹煮酱汁至少5分钟，或直到酱汁呈现红色奶油质地，注意搅拌酱汁。加入豆腐和西蓝花并再次搅拌均匀。把锅从火上移开，装入小碗中，如需要，可在每个碗中加入2汤匙碎腰果。

## 香煎芝麻豆腐 **SL**

　　如果你是第一次做豆腐料理，这是一个不错的入门食谱。豆腐外的芝麻与面包糠可让菜品的风味、口感别具一格。这道菜可搭配沙拉或蔬菜，如烤根茎类蔬菜或西蓝花，不失为一道百搭的菜肴。

**4人份**

◆约0.5千克硬豆腐，沥干水分

◆1/4杯无糖杏仁奶

◆2个大蛋清，略微打匀

◆1/2茶匙海盐

◆1/4茶匙现磨黑胡椒粉　　◆3汤匙全麦面包糠

◆3汤匙黑芝麻　　◆1/2茶匙芝麻油或菜籽油

　　刀与豆腐的宽平行，将豆腐平均切成12片，然后将豆腐片放在一口大的不粘锅中，中火加热。每面焙5分钟，使豆腐略微变黄变干。将豆腐倒入盘中冷却。将杏仁奶、蛋清、1/4茶匙海盐和1/4茶匙黑胡椒粉放入一个中号碗中搅拌至充分混合。将面包糠、黑芝麻和剩余的1/4茶匙海盐在一个大盘子里混合，搅拌均匀。将一片豆腐片泡入牛奶混合物中，然后埋入芝麻混合物中后取出。剩下的豆腐片重复该过程。清理平底锅，然后用中火对芝麻油进行加热。将豆腐片放在平底锅中，煎熟后翻面，煎约3分钟直到两面均轻微变色。装入盘中，趁热食用。

## 柠檬黄豆芝麻菜意大利面 **LYL**

　　这道菜简单易做且热量不高，是你想吃点儿碳水化合物时的最佳选择。柠檬和芝麻菜相辅相成，口感清爽。

### 4人份

◆约340.2克黄豆芝麻菜意大利面　　◆1汤匙浸泡过柠檬的橄榄油

◆1/2杯磨碎的帕玛森奶酪，食用时可加入更多　　◆1茶匙红辣椒片

◆适量海盐和现磨黑胡椒粉　　◆4杯芝麻菜

将一大锅盐水烧开。将意大利面条煮8~10分钟至软烂。沥干水分，保留1杯面汤，并将意大利面条放回锅中。将浸泡过柠檬的橄榄油、帕玛森奶酪和1/2杯保留的面汤加入锅中，轻轻搅拌至均匀混合，必要时加入面汤，使汤色呈奶油状。加入红辣椒片和芝麻菜，翻炒至芝麻菜开始枯萎。用海盐和黑胡椒粉调味，用帕玛森奶酪做装饰，然后食用。

## 青豆藜麦碗 **LYL**

坚果、绿色蔬菜和蛋白质，各种美味融合在同一碗中。尽情享用这种健康美味的食品吧！

### 2人份

- ◆2汤匙橄榄油
- ◆1/2杯去籽黄甜椒碎
- ◆1/2茶匙海盐
- ◆1/2茶匙现磨黑胡椒粉
- ◆1杯煮熟的藜麦
- ◆1/2杯水芹
- ◆1/2杯黄洋葱碎
- ◆2杯煮熟的青豆
- ◆1汤匙剁碎的新鲜大蒜
- ◆1/2杯生杏仁碎

取一口中等大小的平底锅，加入橄榄油，用中火加热1~2分钟，然后加入洋葱和黄椒，翻炒3~5分钟。加入青豆、盐、黑胡椒和大蒜，继续翻炒2分钟。将锅从火上移开，将混合物倒在藜麦上。撒上杏仁和水芹。

### 奶油花生藜麦碗配红薯 **LYL**

红薯含大量的维生素和矿物质。不仅健康，而且与其他蔬菜和蛋白质来源的适配性也非常好。这里的奶油花生酱可使红薯的甜味更突出。

| **1人份** | |
|---|---|
| ◆1/2个大红薯，去皮切块 | ◆1汤匙特级初榨橄榄油 |
| ◆适量海盐和现磨黑胡椒粉 | ◆1/2头花椰菜，切成小朵 |
| ◆1/4杯藜麦，煮熟 | ◆1/2杯豆腐块 |
| **调味料的原料：** | |
| ◆1/2杯淡椰奶 | ◆1汤匙纯枫糖浆 |
| ◆2汤匙无糖奶油花生酱 | ◆2汤匙低钠酱油 |
| ◆1/3茶匙碾碎的红辣椒 | |

将烤箱预热至约204.4摄氏度。将切块的红薯放在烤盘上，用1.5茶匙的橄榄油拌匀；用海盐和黑胡椒粉调味。烘烤20分钟。从烤箱中取出，将花椰菜放入烤盘中，用剩余的1.5茶匙橄榄油拌匀，加入海盐和黑胡椒粉调味，继续烤20分钟。在烤制蔬菜的同时，将调味料原料放入碗中搅拌均匀，然后放在一边备用。将豆腐沥干，用纸巾按压去除多余水分，然后切成边长约2.5厘米的方块。当蔬菜烤熟后，将藜麦放入单个碗中，上面放置蔬菜和豆腐，然后在每份蔬菜中淋入2~3汤匙的调味料。

## 甜菜鸡肉卷饼 **LYL**

这道菜有哪些令人叫绝的健康成分？甜菜的叶片可代替玉米饼作为饼皮。卷饼内部填满了美味的鸡肉和菠菜，这是对墨西哥经典菜肴的一种新尝试。

### 2人份（每份3个卷饼）

- ◆1汤匙橄榄油
- ◆约0.5千克鸡胸肉碎
- ◆3片瑞士甜菜叶子，洗净，去掉主叶脉，将每片大片叶子横向切成两半
- ◆1个中等大小的洋葱，切碎
- ◆1茶匙大蒜盐
- ◆1茶匙小茴香粉
- ◆1茶匙葛拉姆马萨拉调料
- ◆3杯洗净的菠菜碎

3片瑞士甜菜叶子，洗净，去掉主叶脉，将每片大片叶子横向切成两半。取一口大的平底锅，加入橄榄油，用中高火加热，将洋葱翻炒约2分钟至半透明。加入鸡胸肉碎、大蒜盐、小茴香和葛拉姆马萨拉调料，翻炒6～8分钟至食材完全熟透。加入菠菜，炒至叶片变软。将平底锅从火上移开。可将瑞士甜菜的叶子作为鸡肉卷饼的外皮。

## 鱼肉卷饼 **LYL**

这是一道简单、清淡、爽口的加州风味菜肴！罗非鱼经过精心的调味，搭配新鲜的卷心菜、豆子和萨尔萨辣酱，最后放入玉米饼中即可食用。

| 2人份 |
|---|

- ◆2条（约113.4克）冷冻或新鲜罗非鱼片
- ◆1杯切成丝的卷心菜
- ◆1/2杯罐装黑豆，沥干并冲洗干净
- ◆玉米（可选）
- ◆辣酱（可选）
- ◆2汤匙低钠玉米饼混合调味料
- ◆4个（直径约15.2厘米）玉米饼
- ◆1/4杯低脂蒙特利杰克奶酪，切成丝状
- ◆萨尔萨辣酱（可选）

将罗非鱼片放入不粘锅中，撒上调味料，并加入1/4杯水。盖上锅盖，用中高火加热5分钟，或直到鱼被彻底煮熟；从火上移开。将玉米饼放入微波炉中加热1分钟。将鱼切成片。在每个玉米饼上摆上约56.7克鱼肉、1/4杯卷心菜丝、1/4杯黑豆和1汤匙奶酪丝。如需要，你可以在上面加点儿萨尔萨辣酱和玉米，和/或加点辣酱。

## 金枪鱼馅饼 **LYL**

以这道菜为基础，你既可以制作丰盛的汉堡包，又可以做出全麦皮塔饼，在顶部加上蔬菜，一道非常棒的午餐或晚餐便大功告成。该菜肴可搭配米饭、蒸西蓝花或烤蔬菜食用。

| 6人份 |
|---|

- ◆4罐（约141.7克）大块淡色金枪鱼罐头，沥干水分
- ◆1.25杯全麦煎饼碎或全麦面包糠

◆1个大鸡蛋，外加2个大蛋白，稍微打散

◆1根芹菜茎，切成细丝

◆2茶匙第戎芥末酱

◆2个大蒜瓣，切碎

◆2汤匙橄榄油

◆1/2棵小甜葱，切成细丝

◆2汤匙新鲜韭菜碎、青葱碎或大葱碎

◆2茶匙鲜榨柠檬汁

◆1/2茶匙现磨黑胡椒粉

　　将烤箱预热至约93.3摄氏度，将一个烤箱专用盘放入烤箱。取一个大碗，加入除橄榄油的所有材料，搅拌均匀。用手将混合物捏成12个约1.3厘米厚的饼；将饼放在另一个盘子中。取一口大的平底锅，加入1汤匙的橄榄油，用中高火加热。分批将肉饼放在平底锅中，单层摆放。煎约6分钟至两面金黄，中间翻动一两次。将煮好的肉饼转移到烤箱的盘子里。清理平底锅，剩余的油和肉饼重复该过程。趁热食用。

## 简易蔬菜比萨 **LYL**

有了全麦饼皮和蔬菜，大家最爱的星期五晚餐变得愈加健康了。

**4人份**

◆1块（直径约30.5厘米）全麦比萨饼皮

◆1瓶（约396.9克）菜蓟心罐头（请选择水浸包装），沥干并切碎

◆浸泡过大蒜的或普通特级初榨橄榄油

◆1杯西蓝花碎

◆1杯洗净的菠菜碎

◆1个大蒜瓣，切碎　　　　　　◆1杯马苏里拉奶酪丝

◆1.5汤匙干牛至

　　将烤箱预热至约204.4摄氏度。在比萨饼皮上刷上橄榄油。将菜蓟心、西蓝花、菠菜、大蒜和马苏里拉奶酪均匀地铺在比萨饼皮上。撒上牛至，烘烤20分钟，或直到奶酪表面略微变色。切成8片后食用。

## 西葫芦香蒜酱比萨 **LYL**

如果你是一个香蒜酱爱好者，这个简单的比萨便是为你准备的。蘑菇、西葫芦、罗勒让味道更加丰富，还能带来一波"营养冲击"。

### 4人份

◆1个（直径约30.5厘米）全麦　　◆1/2杯香蒜酱

　或无麸质玉米比萨饼皮　　　　◆1～2个西葫芦，切成条状

◆1杯炒香的蘑菇　　　　　　　◆1/2杯磨碎的帕玛森奶酪

　　将烤箱预热至约190.6摄氏度。在比萨饼皮上刷上香蒜酱。在上面放上西葫芦条、炒过的蘑菇和帕玛森奶酪。烘烤20～25分钟，或直到饼皮微微变色。切成8片后食用。

## 蔬菜煎蛋饼 **LYL**

这道在西班牙和意大利广为流行的菜式可在一天中的任何时刻享

用：可以作为早午餐；或作为晚餐，与沙拉一起食用——剩下的还可以作为第二天的午餐。这道菜营养丰富、美味可口且令人饱腹感十足。

## 4人份

- ◆2个鸡蛋，外加4个蛋清
- ◆1茶匙姜黄粉
- ◆1/2杯红洋葱碎
- ◆1/2茶匙橄榄油
- ◆适量海盐和现磨黑胡椒粉

- ◆1/4杯帕玛森奶酪
- ◆1/2杯去籽的橙辣椒碎
- ◆1茶匙剁碎的新鲜大蒜
- ◆2杯洗净的菠菜，撕碎或切碎

在一个中等大小的碗中将鸡蛋和蛋白打散。加入帕玛森奶酪、姜黄、橙甜椒碎、红洋葱碎和大蒜，轻轻搅拌。在不粘锅中加入橄榄油，用中火加热，加入鸡蛋混合物。然后，将菠菜叶放在鸡蛋混合物的上面。当蛋饼部分熟透（即鸡蛋的周边可以用铲子轻松掀开）时，翻转蛋饼，继续煎另一面，直到鸡蛋混合物完全凝固。加入海盐和黑胡椒调味，并将其切成4份。

## 根茎类蔬菜焗菜 **SL**

这道菜是我和吉姆·佩尔科共同开发的。这是将你不太熟悉的根茎类蔬菜，如欧防风和蔓菁甘蓝，纳入饮食的一个很好的方法。在烹饪前，你可能要在处理食材上花一些工夫，但它丰富的味道值得你这么做！

## 6人份

- ◆2茶匙特级初榨橄榄油
- ◆2杯洋葱薄片

- ◆1/2茶匙海盐
- ◆1杯去皮、切成薄片（斜着切成椭圆形片）的胡萝卜
- ◆1杯去皮和切成薄片（横向切成圆片）的红薯
- ◆1杯去皮、切成薄片（纵向切片，去芯）的欧防风
- ◆1/2茶匙现磨黑胡椒粉
- ◆1杯去皮和切成薄片的蔓菁甘蓝
- ◆1杯切成薄片（横向切成圆片）的爱达荷土豆
- ◆1/2茶匙烟熏辣椒粉
- ◆2.5杯蔬菜高汤

　　将烤箱预热至约190.6摄氏度华氏度。取一口大的平底锅，加入橄榄油，用小火加热。加入洋葱薄片，加入1/4茶匙的海盐和黑胡椒粉调味。将洋葱炒至金黄色，然后从火上移开，放在一旁备用。在一个边长约20.3厘米的方形烤盘中，将每种蔬菜和炒过的洋葱分层铺开，每层都用海盐、黑胡椒和烟熏辣椒粉调味。重复操作，直到所有的蔬菜和调味料都用完。在锅中加入蔬菜高汤，盖上盖子（一定要通风），然后放入烤箱。烘烤30~45分钟。取出盖子，再烘烤15分钟。注意：总的烹饪时间要在45~60分钟，具体取决于所切蔬菜的厚度和你喜欢的熟透程度。

# 甜　点

## 巧克力片 SL

简单且富含抗氧化剂——还有什么比这更好的享受甜食的方式呢？

## 35个的原料

◆约283.5克黑巧克力或苦甜
　巧克力（70%可可），打成
　碎片

◆1/4杯杏子碎

◆1/2杯烤过的核桃片

◆1/2杯烤过的杏仁片

　　将巧克力放在双层蒸锅中，用小火加热，搅拌，直到几乎完全融化（或在微波炉中加热融化：把巧克力放在一个可以微波的小碗中，用微波炉中火加热20秒，结束后从微波炉中拿出来，搅拌，重复这样的操作，直到巧克力变成奶油状）。将巧克力从火上移开，搅拌至丝滑的奶油状。拌入坚果和杏子碎。将混合物铺有烘焙纸的平底锅上，冷藏约30分钟至凝固。掰成碎片后食用。你可以将其储存在冰箱里。

## 肉桂风味烤杏仁 SL

　　杏仁是一种超级食物。在这道甜品中，杏仁味道甜美，因为其表面有一层淡淡的巧克力和肉桂涂层。

## 8～10人份

◆厨用防粘喷雾

◆3杯杏仁

◆3汤匙无糖可可粉

◆1个大蛋白

◆4茶匙肉桂粉

　　将烤箱预热至约204.4摄氏度。在烤盘或饼干盘上铺上铝箔纸，并喷上厨用防粘喷雾。在一个碗中轻轻地打入蛋白。加入杏仁搅拌，直到被蛋白充分包裹；将肉桂粉和可可粉撒在杏仁上，并搅拌均匀。将坚果在准备好的烤盘上铺成单层。烘烤10分钟，在烘烤的过程中将其搅拌。从烤箱中取出烤盘，用手小心地把坚果分开，防止结团。将烤好的杏仁储存在一个密封的容器中。

## 花生酱球 **LYL**

这是一种健康的零食，也是坚果味和甜味的完美结合。

### 15～18个球的原料

◆1/2杯杏子干

◆2汤匙磨碎的亚麻籽

◆1汤匙琥珀色蜂蜜

◆2杯天然、无盐、松脆的花生酱

将杏子切碎，放在一个中等大小的碗中。拌入其余的食材。将混合物转放入冷冻室1小时，使其凝固。从冰箱中取出后，用手或水果挖球器将混合物制成小球。然后将制成的小球储存在冰箱里。

## 素食松露球 **LYL**

巧克力、椰子、坚果。是的，你的肝脏确实需要这三种既美味又营养的食物！

## 16个球的分量

◆约255.1克素食黑巧克力（可可含量大于或等于72%），切碎或磨碎

◆3汤匙核桃仁碎

◆7汤匙淡椰奶，开封前将上层清液与下层浊液充分混合

◆1/2杯无糖椰子片

　　将巧克力倒入一个中等大小的隔热碗中。将椰奶倒入微波炉专用的小碗中，放入微波炉中高火加热约25秒（或放入一口小锅里中火加热），直到其变得很热但尚未沸腾。立即将椰奶倒入巧克力中，用锅盖或毛巾松松地盖在碗上隔绝热量；静置5分钟，然后揭开盖子，用搅拌勺轻轻搅拌，直到巧克力完全融化，呈奶油状且质地细滑。将混合物放入冰箱，不加盖，冷却2~3小时或直到混合物几乎完全凝固。此时混合物虽然变硬，但是仍然有可塑性。将椰子片和核桃碎放在一个小盘子里混合均匀，方便滚动蘸取。用汤匙或水果挖球器将巧克力混合物塑形成小球，然后用手将小球在椰子混合物中轻轻快速滚动。抖掉多余的碎屑，然后将松露放在铺有烘焙纸的盘子里。可立即食用或冷藏后食用。

### 巧克力浓缩咖啡豆腐慕斯🆂🅻

　　如果你认为将巧克力从自己饮食中剔除是健康生活和减重的必要条件，那么你得改变一下自己的想法。巧克力是有好处的，只不过很多人没有选对巧克力的类型。这个食谱是我最喜欢的厨师吉姆·佩尔科创作的食谱之一。制作这道甜点会使用高可可含量的巧克力，巧克力提供的类黄酮是本道甜品

的关键。一项研究表明，可可能够帮助对抗炎症，降低肝脏甘油三酯水平。制作这道甜品还会用到咖啡，但请注意选用低咖啡因咖啡来降低整道甜点的咖啡因含量。

## 12个分量的原料

◆约340.2克硬豆腐

◆6汤匙无糖可可粉

◆2茶匙香草精

◆约56.7克黑巧克力（至少含70%可可）

◆2根熟香蕉

◆5茶匙纯枫糖浆或龙舌兰花蜜

◆2汤匙速溶浓缩咖啡粉

将豆腐放入食品料理机，搅拌至奶油状。加入捣碎的香蕉，并将混合物搅拌至细滑。加入可可粉、龙舌兰花蜜和香草精，搅拌至混合物完全均匀。准备一锅沸腾的水，将巧克力刨成碎屑状。将巧克力屑和浓缩咖啡粉放在一个中等大小的玻璃碗或金属碗中。将碗放在锅中的沸水上，碗底浸在水中。当巧克力开始融化时，用橡皮刮刀进行搅拌。一旦巧克力融化，迅速将碗从锅中取出。要小心，碗会很热！将融化的巧克力咖啡粉混合物加入豆腐混合物中，搅拌至质地顺滑。倒入单个盘子或大碗中。

## 隔夜奇亚籽布丁 SL

你可以用这个营养丰富的甜点开启新一天（这是一种有益健康的早餐——你可以考虑在其中再加入水果），也可以在下午零食休息时间享用，

或在完成晚餐后享用。无论什么时候吃这道类似于奶油布丁的甜点都是一种
享受。

---

## 4人份

- ◆1杯香草味无糖杏仁奶
- ◆1杯原味低脂或无脂希腊酸奶
- ◆1汤匙纯枫糖浆
- ◆1茶匙香草精
- ◆1/3茶匙海盐
- ◆1/4杯奇亚籽
- ◆1/4杯杏仁片
- ◆1/4杯核桃仁碎

在一个中等大小的碗中轻轻搅拌杏仁奶、酸奶、枫糖浆、香草
和海盐，直至食材完全混合。加入奇亚籽，然后将混合物静置30分
钟；如果奇亚籽出现沉淀，就轻轻搅拌一下。盖上盖子冷藏过夜。
第二天，加入杏仁和核桃，然后用勺子将布丁装入4个碗或杯子中
以供食用。

---

## 南瓜条 LYL

南瓜条口感细腻湿润，其天然甜度就足以满足人们对甜食的渴望，
但又不至于在吃后出现摄入糖后的兴奋感。该配方没有精制谷物，只有
营养丰富的成分，因此，这不仅是一道美味，而且是一种能让你能量满
满的零食。

---

## 7条大南瓜条的原料

- ◆1包约226.8克红枣
- ◆3/4杯核桃仁

- ◆3/4杯杏仁
- ◆3/4杯花生米
- ◆3汤匙大麻籽
- ◆1汤匙纯枫糖浆
- ◆2汤匙纯南瓜泥
- ◆1/2杯无糖椰子丝
- ◆1茶匙香草精
- ◆1.5茶匙肉桂粉
- ◆1.5茶匙五香粉

　　将所有食材放入食品料理机中，不断搅拌直到食材充分混合，但不要完全打碎，应该仍保留一些块状食材。在一口边长约22.9厘米的方形平底锅中铺上烘焙纸，在两边各留出2.5～5.1厘米的空隙，方便烘焙纸的取拿。将混合物铺在准备好的平底锅中，用刮刀将其紧紧压在锅底。放入冰箱静置30分钟，然后从烘焙纸的边缘空隙处将其整个从锅中取出。切成条状。

## 牛油果布朗尼小蛋糕 **LYL**

　　这道甜品的秘密食材可能让你感到惊讶：牛油果，它在让巧克力的味道更为突出的同时也为这道甜点增加了奶油般的质感。这种小蛋糕营养丰富，色香味俱全，你绝对会吃到停不下来！

### 16个布朗尼小蛋糕的原料

- ◆厨用防粘喷雾
- ◆1个熟牛油果，去皮、去核
- ◆4汤匙黄油，融化
- ◆1个大鸡蛋
- ◆1/2杯椰子花糖
- ◆1/2杯枫糖浆
- ◆2茶匙香草精
- ◆3/4杯无糖可可粉

◆1/4茶匙海盐　　　　　　◆1.25杯无麸质面粉

◆1/2杯黑巧克力片，融化

　　将烤箱预热至约176.7摄氏度。在一个边长约20.3厘米的方形烤盘中喷上厨用防粘喷雾。将牛油果放入一个大碗中捣碎并搅打至细滑，然后加入融化的黄油、鸡蛋、椰子花糖、枫糖浆、香草和2茶匙水。将食材搅拌均匀，使它们彼此充分融合。加入可可粉，搅拌至完全融合，没有大块结块。将面粉和盐放入另一个碗中，加入牛油果混合物和融化的巧克力搅拌均匀。将搅拌好的糊状物均匀地铺在准备好的烤盘中，焙烤35～40分钟，直到布朗尼蛋糕成型。让布朗尼蛋糕在烤盘中冷却，然后切成16块。

# 公制单位换算表

本书的菜谱没有经过公制测量测试，因此你备菜的量可能出现一些差异。

请记住，固体食材的重量会因为体积或密度而有差异：1杯面粉的重量远小于1杯椰子花糖的重量，1汤匙不一定能装下3茶匙。

| 公制换算一般公式 | 重量（质量）换算一般公式 |
| --- | --- |
| ◆盎司转克：盎司×28.35≈克 | ◆1盎司≈28.3克 |
| ◆克转盎司：克×0.035≈盎司 | ◆2盎司≈56.7克 |
| ◆磅转克：磅×453.59≈克 | ◆3盎司≈85.0克 |
| ◆磅转千克：磅×0.45≈千克 | ◆4盎司=1/4磅≈113.4克 |
| ◆杯转升：杯×0.24≈升 | ◆8盎司=1/2磅≈226.8克 |
| ◆华氏度转摄氏度：（华氏度-32）×5÷9=摄氏度 | ◆12盎司=3/4磅≈340.2克 |
| ◆摄氏度转华氏度：（摄氏度×9）÷5+32=华氏度 | ◆16盎司=1磅≈454.6克 |

## 体积（液体）换算一般公式

- ◆1茶匙=1/6液体盎司≈4.9毫升
- ◆1汤匙=1/2液体盎司≈14.8毫升
- ◆2汤匙=1液体盎司≈29.8毫升
- ◆1/4杯=2液体盎司≈59.1毫升
- ◆1/3杯=$2\frac{2}{3}$液态盎司≈78.9毫升
- ◆1/2杯=4液体盎司≈118.3毫升
- ◆1杯=1/2品脱=8液体盎司≈236.6毫升
- ◆2杯=1品脱=16液体盎司≈473.1毫升
- ◆4杯=1夸脱=32液体盎司≈946.2毫升
- ◆1加仑≈3.8升

## 体积（固体）换算一般公式

- ◆1/4茶匙≈12毫升
- ◆1/2茶匙≈2.9毫升
- ◆3/4茶匙≈3.7毫升
- ◆1茶匙≈4.9毫升
- ◆1汤匙≈14.8毫升
- ◆1/4杯≈59.1毫升
- ◆1/3杯≈78.9毫升
- ◆1/2杯≈118.3毫升
- ◆2/3杯≈157.7毫升
- ◆3/4杯≈177.5毫升
- ◆1杯≈236.6毫升
- ◆4杯或1夸脱≈0.9升
- ◆1/2加仑≈1.9升
- ◆1加仑≈3.8升

## 烤箱温度（华氏度和摄氏度）换算一般公式

- ◆100华氏度≈7.7摄氏度
- ◆200华氏度≈93.3摄氏度
- ◆250华氏度≈121.1摄氏度
- ◆300华氏度≈148.9摄氏度
- ◆350华氏度≈176.7摄氏度
- ◆400华氏度≈204.4摄氏度
- ◆450华氏度≈232.2摄氏度

## 长度换算一般公式

- ◆1/2英寸≈1.3厘米
- ◆1英寸≈2.5厘米
- ◆6英寸≈15.2厘米
- ◆8英寸≈20.3厘米
- ◆10英寸=25.4厘米
- ◆12英寸≈30.5厘米
- ◆20英寸=50.8厘米

# 触发压力情况记录表

| 压力点 | 你对压力的反应 | 身体症状 | 身体症状 |
|---|---|---|---|
| 可能是一个人，一个事件，一种情况（如照顾生病的家人），也可能是一个突发事件（如有人在路上插你的队）。 | 你的直接反应是什么？你是否大喊大叫或生气？你是否试图掩盖自己的感受？ | 你会胃疼吗？你会出现头痛或肌肉和关节疼痛吗？你的症状是短暂的还是持久的？ | 在压力事件发生后，你会采取什么措施进行情绪管理？你是否试图通过饮酒或吃甜食来麻痹自己？你是否试图通过散步或冥想来改善自己的心态？你使用什么工具来帮助自己渡过难关？ |
| | | | |
| | | | |

# 附录 D

# 健康肝脏周记

第＿＿＿＿＿＿＿周

体重:＿＿＿＿＿＿

| 行动步骤 | 挑 战 | 备 注 |
| --- | --- | --- |
| 每天至少食用5种水果和蔬菜 | | |
| 食用的谷物都是全谷物 | | |
| 避免摄入添加糖 | | |
| 摄入有益脂肪 | | |
| 在膳食中摄入来源于瘦肉的蛋白质 | | |

| 行动步骤 | 挑　战 | 备　注 |
| --- | --- | --- |
| 将酒精摄入量控制在本书推荐的范围内 | | |
| 避免饮用含糖饮料，选择饮用水、茶或咖啡 | | |
| 每天进行至少30分钟的运动 | | |
| 进行压力管理 | | |
| 每天晚上至少睡7小时 | | |

# 部分参考文献

Abd El-Kader, S. M., O. H. Al-Jiffri, and F. M. Al-Shreef. 2014. "Liver Enzymes and Psychological Well-being Response to Aerobic Exercise Training in Patients with Chronic Hepatitis C." African Health Sciences 14 (2) (June): 414–19.

Abdelmalek, M. F., A. Suzuki, C. Guy, A. Unalp-Arida, R. Colvin, R. J. Johnson, and A. M. Diehl. 2010. "Increased Fructose Consumption Is Associated with Fibrosis Severity in Patients with Nonalcoholic Fatty Liver Disease." Hepatology 51 (6) (June): 1961–71.

Ajmera, V. H., E. P. Gunderson, L. B. VanWagner, C. E. Lewis, J. J. Carr, and N. A. Terrault. 2016. "Gestational Diabetes Mellitus Is Strongly Associated with Non-Alcoholic Fatty Liver Disease." American Journal of Gastroenterology 111 (5) (May): 658–64.

Albano, E., E. Mottaran, G. Occhino, E. Reale, and M. Vidali. 2005. "Review Article: Role of Oxidative Stress in the Progression of Non-alcoholic Steatosis." Alimentary Pharmacology and Therapeutics 22 (s2) (November): 71–73.

Ali, A. A., M. T. Velasquez, C. T. Hansen, A. I. Mohamed, and S. J. Bhathena. 2004. "Effects of Soybean Isoflavones, Probiotics, and Their Interactions on Lipid Metabolism and Endocrine System in an Animal Model of Obesity and Diabetes." Journal of Nutritional Biochemistry 15 (10) (October): 583–90.

Aller, R., D. A. De Luis, O. Izaola, R. Conde, M. Gonzalez Sagrado, D. Primo, B. De La Fuente, and J. Gonzalez. 2011. "Effect of a Probiotic on Liver Aminotransferases in Nonalcoholic Fatty Liver Disease Patients: A Double Blind Randomized Clinical Trial."

European Review for Medical and Pharmacological Sciences 15 (9) (September): 1090–95.

American Liver Foundation. "Alcohol-Related Liver Disease." http://www.Uver-foundation.org/abouttheliver/info/alcohol/.

American Liver Foundation. "The Progression of Liver Disease." http://www.liverfoundation.org/abouttheliver/info/progression/.

Askari, F., B. Rashidkhani, and A. Hekmatdoost. 2014. "Cinnamon May Have Therapeutic Benefits on Lipid Profile, Liver Enzymes, Insulin Resistance, and High-Sensitivity C-Reactive Protein in Nonalcoholic Fatty Liver Disease Patients." Nutrition Research 34 (2) (February): 143–48.

Assunção, M., M. J. Santos-Marques, R. Monteiro, I. Azevedo, J. P. Andrade, F. Carvalho, and M. J. Martins. 2009. "Red Wine Protects Against Ethanol-Induced Oxidative Stress in Rat Liver." Journal of Agricultural and Food Chemistry 57 (14): 6066–73.

Ayala, A., M. F. Muñoz, and S. Argüelles. 2014. "Lipid Peroxidation: Production, Metabolism, and Signaling Mechanisms of Malondialdehyde and 4-Hydroxy-2-Nonenal." Oxidative Medicine and Cellular Longevity. http://dx.doi.org/10.1155/2014/360438.

Azzalini, L., E. Ferrer, L. N. Ramalho, M. Moreno, M. Domínguez, J. Colmenero, V. I. Peinado, J. A. Barberà, V. Arroyo, P. Ginès, J. Caballería, and R. Bataller. 2010. "Cigarette Smoking Exacerbates Nonalcoholic Fatty Liver Disease in Obese Rats." Hepatology 51 (5) (May): 1567–76.

Bahirwani, R., and K. R. Reddy. 2009. "Outcomes After Liver Transplantation: Chronic Kidney Disease." Liver Transplantation, Supplement S2 (November): S70–S74.

Behm, D. G., A. J. Blazevich, A. D. Kay, and M. McHugh. 2016. "Acute Effects of Muscle Stretching on Physical Performance, Range of Motion, and Injury Incidence in Healthy

部
分
参
考
文
献

Active Individuals: A Systematic Review." Applied Physiology, Nutrition, and Metabolism 41: 1–11.

Behrens, G., C. E. Matthews, S. C. Moore, N. D. Freedman, K. A. McGlynn, J. E. Everhart, A. R. Hollenbeck, and M. F. Leitzmann. 2013. "The Association Between Frequency of Vigorous Physical Activity and Hepatobiliary Cancers in the NIH-AARP Diet and Health Study." European Journal of Epidemiology 28 (1) (January): 55–66.

Bellentani, S., G. Saccoccio, F. Masutti, L. S. Crocè, G. Brandi, F. Sasso, G. Cristanini, and C. Tiribelli. 2000. "Prevalence of and Risk Factors for Hepatic Steatosis in Northern Italy." Annals of Internal Medicine 132 (2) (January 18): 112–17.

Birerdinc, A., M. Stepanova, L. Pawloski, and Z. M. Younossi. 2012. "Caffeine Is Protective in Patients with Non-alcoholic Fatty Liver Disease." Alimentary Pharmacology & Therapeutics 35 (1) (January): 76–82.

Blais, P., N. Husain, J. R. Kramer, M. Kowalkowski, H. El-Serag, and F. Kanwal. 2015. "Nonalcoholic Fatty Liver Disease Is Underrecognized in the Primary Care Setting." American Journal of Gastroenterology. 110 (1) (January):10–14.

Browning, J. D., J. A. Baker, T. Rogers, J. Davis, S. Satapati, and S. C. Burgess. 2011. "Short-Term Weight Loss and Hepatic Triglyceride Reduction: Evidence of a Metabolic Advantage with Dietary Carbohydrate Restriction." American Journal of Clinical Nutrition 93 (5): (May) 1048–52.

Buettner, D. 2008. The Blue Zones: Lessons for Living Longer from the People Who've Lived the Longest. Washington, DC: National Geographic.

Bugianesi, E., E. Gentilcore, R. Manini, S. Natale, E. Vanni, N. Villanova, E. David, M. Rizzetto, and G. Marchesini. 2005. "A Randomized Controlled Trial of Metformin Versus Vitamin E or Prescriptive Diet in Nonalcoholic Fatty Liver Disease." American Journal of Gastroenterology. 100 (5) (May): 1082–90.

Cani, P. D., A. M. Neyrinck, F. Fava, C. Knauf, R. G. Burcelin, K. M. Tuohy, G. R. Gibson, and N. M. Delzenne. 2007. "Selective Increases of Bifidobacteria in Gut Microflora Improve High-Fat-Diet-Induced Diabetes in Mice Through a Mechanism Associated with Endotoxaemia." Diabetologia 50 (11) (November): 2374–83.

Capanni, M., F. Calella, M. R. Biagini, S. Genise, L. Raimondi, G. Bedogni, G. Svegliati-Baroni, F. Sofi, S. Milani, R. Abbate, C. Surrenti, and A. Casini. 2006. "Prolonged N-3 Polyunsaturated Fatty Acid Supplementation Ameliorates Hepatic Steatosis in Patients with Non-alcoholic Fatty Liver Disease: A Pilot Study." Alimentary Pharmacology & Therapeutics 23 (8) (April 15):1143–51.

Carey, E., A. Wieckowska, and W. D. Carey. 2013. "Nonalcoholic Fatty Liver Disease" Cleveland Clinic Center for Continuing Education (March). http://www.clevelandclinicmeded.com/medicalpubs/diseasemanagement/hepatology/nonalcoholic-fatty-liver-disease/Default.htm.

Cassidy, S., C. Thoma, K. Hallsworth, J. Parikh, K. G. Hollingsworth, R. Taylor, D. G. Jakovljevic, and M. I. Trenell. 2016. "High Intensity Intermittent Exercise Improves Cardiac Structure and Function and Reduces Liver Fat in Patients with Type 2 Diabetes: A Randomized Controlled Trial." Diabetologia 59 (1) (January): 56–66.

Cave, M., S. Appana, M. Patel, K. C. Falkner, C. J. McClain, and G. Brock. 2010. "Polychlorinated Biphenyls, Lead, and Mercury Are Associated with Liver Disease in American Adults: NHANES 2003–2004." Environmental Health Perspectives 118 (12) (December): 1735–42.

Chang, A.-M., D. Aeschbach, J. F. Duffy, and C. A. Czeisler. 2015. "Evening Use of Light-Emitting eReaders Negatively Affects Sleep, Circadian Timing, and Next-Morning Alertness." PNAS 112 (4) (January 27):1232–37.

Chida, Y., N. Sudo, and C. Kubo. 2006. "Does Stress Exacerbate Liver Diseases?" Journal of Gastroenterology and Hepatology 21 (1): 202–8.

Chiu, A. 2008. "Jeremy Piven's Doc: Star Stricken by Toxins from Sushi." People, December 18, 2008. http://www.people.com/people/article/0,,20247781,00.html.

Cho, J. Y., T. H. Chung, K. M. Lim, H. J. Park, and J. M. Jang. 2014. "The Impact of Weight Changes on Nonalcoholic Fatty Liver Disease in Adult Men with Normal Weight." Korean Journal of Family Medicine 35 (5) (September): 243–50.

Chou, T. C., W. M. Liang, C. B. Wang, T. N. Wu, and L. W. Hang. 2015. "Obstructive Sleep Apnea Is Associated with Liver Disease: A Population-Based Cohort Study." Sleep Medicine 16 (8) (August): 955–60.

Chrousos, G. P. 1995. "The Hypothalamic-Pituitary-Adrenal Axis and Immune-Mediated Inflammation." New England Journal of Medicine 332 (May 18): 1351–63.

Collier, J. 2007. "Non-alcoholic Fatty Liver Disease." Medicine 35 (2) (February): 86–88.

Cooper, C. C. 2009. "Nonalcoholic Fatty Liver Disease——Strategies for Prevention and Treatment of an Emerging Condition." Today's Dietitian 11 (12) (December): 28.

Corbin, K. D., and S. H. Zeisel. 2012. "Choline Metabolism Provides Novel Insights into Nonalcoholic Fatty Liver Disease and Its Progression." Current Opinion in Gastroenterology 28 (2) (March): 159–65.

Corey, K. E., J. Misdraji, L. Gelrud, L. Y. King, H. Zheng, A. Malhotra, and R.T. Chung. 2015. "Obstructive Sleep Apnea Is Associated with Nonalcoholic Steatohepatitis and Advanced Liver Histology." Digestive Diseases and Sciences 60 (8) (August): 2523–28.

Cresswell, J. D., L. E. Pacilio, E. K. Lindsay, and K. W. Brown. 2014. "Brief Mindfulness Meditation Training Alters Psychological and Neuroendocrine Responses to Social Evaluative Stress." Psychoneuroimmunology 44 (June):1–12.

De Filippis, F., N. Pellegrini, L. Vannini, I. B. Jeffery, A. La Storia, L. Laghi, D.I. Serrazanetti, R. Di Cagno, I. Ferrocino, C. Lazzi, S. Turroni, L. Cocolin, P.Brigidi, E. Neviani, M. Gobbetti, P. W. O'Toole, and D. Ercolini. 2015. "HighLevel Adherence to a Mediterranean Diet Beneficially Impacts the Gut Microbiota and Associated Metabolome." Gut (September 28). http://gut.bmj.com/content/early/2015/09/03/gutjnl-2015-309957. abstract.

Dennis, E. A., A. L. Dengo, D. L. Comber, K. D. Flack, J. Savla, K. P. Davy, and B.M. Davy. 2010. "Water Consumption Increases Weight Loss During a Hypocaloric Diet Intervention in Middle-Aged and Older Adults." Obesity 18 (2) (February): 300–307.

Dongiovanni, P., R. Rametta, M. Meroni, and L. Valenti.2016. "The Role of Insulin Resistance in Nonalcoholic Steatohepatitis and Liver Disease Development——A Potential Therapeutic Target?" Expert Review of Gastroenterology & Hepatology 10 (2): 229–42.

Dunn, W., R. Xu, and J. B. Schwimmer. 2008. "Modest Wine Drinking and Decreased Prevalence of Suspected Nonalcoholic Fatty Liver Disease." Hepatology 47 (6) (June): 1947–54.

Eguchi, Y., Y. Kitajima, H. Hyogo, H. Takahashi, M. Kojima, M. Ono, N. Araki, K. Tanaka, M. Yamaguchi, T. Eguchi, K. Anzai, and Japan Study Group for NAFLD. 2015. "Pilot Study of Liraglutide Effects in Non-alcoholic Steatohepatitis and Non-alcoholic Fatty Liver Disease with Glucose Intolerance in Japanese Patients." Hepatology Research 45 (3) (March): 269–78.

Emery, C. F., K. L. Olson, V. S. Lee, D. L. Habash, J. L. Nasar, and A. Bodine. 2015. "Home Environment and Psychosocial Predictors of Obesity Status Among Community-Residing Men and Women." International Journal of Obesity 39:1401–7.

Environmental Working Group. 2016. 2016 Shopper's Guide to Pesticides in Produce. https://www.ewg.org/foodnews/summary.php.

Fang, R., and X. Li. 2015. "A Regular Yoga Intervention for Staff Nurse Sleep Quality and Work Stress: A Randomized Controlled Trial." Journal of Clinical Nursing 24 (23–24) (December): 3374–79.

Farhangi, M. A., B. Alipour, E. Jafarvand, and M. Khoshbaten. 2014. "Oral Coenzyme Q10 Supplementation in Patients with Nonalcoholic Fatty Liver Disease: Effects on Serum Vaspin, Chemerin, Pentraxin 3, Insulin Resistance and Oxidative Stress." Archives of Medical Research 45 (7) (October) 589–95.

Farsi, F., M. Mohammadshahi, P. Alavinejad, A. Rezazadeh, M. Zarei, and K. A. Engali. 2016. "Functions of Coenzyme Q10 Supplementation on Liver Enzymes, Markers of Systemic Inflammation, and Adipokines in Patients Affected by Nonalcoholic Fatty Liver Disease: A Double-Blind, Placebo-Controlled, Randomized Clinical Trial." Journal of the American College of Nutrition 35 (4) (May–June): 346–53.

Feldstein, A. E., P. Charatcharoenwitthava, S. Treeprasertsuk, J. T. Benson, F. B. Enders, and P. Angulo. 2009. "The Natural History of Non-alcoholic Fatty Liver Disease in Children: A Follow-up Study for up to 20 Years." Gut 58 (11) (November): 1538–44.

Fisher, C. D., A. J. Lickteig, L. M. Augustine, R. P. J. Oude Elferink, D. G. Besselsen, R. P. Erickson, and N. J. Cherrington. 2009. "Experimental Non-alcoholic Fatty Liver Disease Results in Decreased Hepatic Uptake Transporter Expression and Function in Rats." European Journal of Pharmacology 613 (1–3) (June 24): 119–27.

Food and Drug Administration. "BPA: Reducing Your Exposure." http://www.fda.gov/forconsumers/consumerupdates/ucm198024.htm.

Framson, C., A. R. Kristal, J. Schenk, A. J. Littman, S. Zeliadt, and D. Benitez. 2009. "Development and Validation of the Mindful Eating Questionnaire." Journal of the American Dietetic Association 109 (8) (August): 1439–44.

Francois, M. E., J. C. Baldi, P. J. Manning, S. J. E. Lucas, J. A. Hawley, M. J. A. Williams, and J. D. Cotter. 2014. "'Exercise Snacks' Before Meals: A Novel Strategy to Improve Glycaemic Control in Individuals with Insulin Resistance." Diabetologia 57 (7) (July): 1437–45.

Geng, T., A. Sutter, M. D. Harland, B. A. Law, J. S. Ross, D. Lewin, A. Palanisamy, S. B. Russo, K. D. Chavin, and L. A. Cowart. 2015. "SphK1 Mediates Hepatic Inflammation in a Mouse Model of NASH Induced by High Saturated Fat Feeding and Initiates Proinflammatory Signaling in Hepatocytes." Journal of Lipid Research 56 (12) (December): 2359–71.

Ghaemi, A., F. A. Taleban, A. Hekmatdoost, A. Rafiei, V. Hosseini, Z. Amiri, R. Homayounfar, and H. Fakheri. 2013. "How Much Weight Loss Is Effective on Nonalcoholic Fatty Liver Disease?" Hepatitis Monthly 13 (12) (December):e15227.

Gooley, J. J., K. Chamberlain, K. A. Smith, S. B. Khalsa, S. M. Rajaratnam, E. Van Reen, J. M. Zeitzer, C. A. Czeisler, and S. W. Lockley. 2011. "Exposure to Room Light Before Bedtime Suppresses Melatonin Onset and Shortens Melatonin Duration in Humans." Journal of Clinical Endocrinology and Metabolism 96 (3) (March): E463–E72.

Gothe, N. P., and E. McAuley. 2015. "Yoga Is as Good as Stretching-Strengthening Exercises in Improving Functional Fitness Outcomes: Results from a Randomized Controlled Trial." Journals of Gerontology Series A: Biological Sciences and Medical Sciences. http://biomedgerontology.oxfordjournals.org/content/early/2015/08/21/gerona.glv127.long.

Grant, B. J., D. A. Dawson, F. S. Stinson, S. P. Chou, M. C. Dufour, and R. P. Pickering. 2004. "The 12-Month Prevalence and Trends in DSM-IV Alcohol Abuse and Dependence: United States, 1991–1992 and 2001–2002." Drug and Alcohol Dependence 74:223–34.

Greenfield, T. K., L. T. Midanik, and J. D. Rogers. 2000 "A 10-Year National Trend Study of Alcohol Consumption, 1984–1995: Is the Period of Declining Drinking Over?" American Journal of Public Health 90 (1) (January): 47–52.

Guicciardi, M. E., and G. J. Gores. 2005. "Apoptosis: A Mechanism of Acute and Chronic Liver Injury." Gut 54:1024–33.

Hallsworth, K., G. Fattakhova, K. G. Hollingsworth, C. Thoma, S. Moore, R. Taylor, C. P. Day, and M. I. Trenell. 2011. "Resistance Exercise Reduces Liver Fat and Its Mediators in Non-alcoholic Fatty Liver Disease Independent of Weight Loss." Gut 60 (9) (September): 1278–83.

Harrison, S. A., and C. P. Day. 2007. "Benefits of Lifestyle Modification in NAFLD." Gut 56 (12) (December): 1760–69.

Harrison, S. A., W. Fecht, E. M. Brunt, and B. A. Neuschwander-Tetri. 2009. "Orlistat for Overweight Subjects with Nonalcoholic Steatohepatitis: A Randomized, Prospective Trial." Hepatology 49 (1) (January): 80–86.

Heden, T., C. Lox, P. Rose, S. Reid, and E. P. Kirk. 2011. "One-Set Resistance Training Elevates Energy Expenditure for 72 h Similar to Three Sets." European Journal of Applied Physiology 111 (3) (March): 477–84.

Helander, E. E., A. L. Vuorinen, B. Wansink, and I. K. Korhonen. 2014. "Are Breaks in Daily Self-Weighing Associated with Weight Gain?" PLoS One 9 (11) (November 14): e113164.

Henao-Mejia, J., E. Elinav, C. Jin, L. Hao, W. Z. Mehal, T. Strowig, C. A. Thaiss, A. L. Kau, S. C. Eisenbarth, M. J. Jurczak, J. P. Camporez, G. I. Shulman, J. I. Gordon, H. M. Hoffman, and R. A. Flavell. 2012. "Inflammasome-Mediated Dysbiosis Regulates Progression of NAFLD and Obesity." Nature 482 (7384) (February 1): 179–85.

Hultcrantz, R., H. Glaumann, G. Lindberg, and L. H. Nilsson. 1985. "Liver Investigation in 149 Asymptomatic Patients with Moderately Elevated Activities of Serum Aminotransferases." Scandinavian Journal of Gastroenterology 21 (1) (January): 109–13.

Hyogo, H., T. Ikegami, K. Tokushige, E. Hashimoto, K. Inui, Y. Matsuzaki, H. Tokumo, F. Hino, and S. Tazuma. 2011. "Efficacy of Pitavastatin for the Treatment of Non-alcoholic steatohepatitis with Dyslipidemia: An OpenLabel, Pilot Study." Hepatology Research 41 (11) (November): 1057–65.

Institute for Functional Medicine. 2010. The Textbook of Functional Medicine.

Integrated Medicine Institute. "Heavy Metals: Mercury and Lead Damage to the Liver." http://www.imi.com.hk/heavy-metals-mercury-and-lead-damage -liver-the-rising-prevalence-of-fatty-liver-disease-is-partly-due-to-heavy -metal-exposure.html.

Ishitobi, T., H. Hyogo, H. Tokumo, K. Arihiro, and K. Chayama. 2014. "Efficacy of Probucol for the Treatment of Non-alcoholic Steatohepatitis with dyslipidemia: An open-label pilot study." Hepatology Research. 44 (4) (April): 429–35.

Jackson, S. E., A. Steptoe, and J. Wardle. 2015. "The Influence of Partner's Behavior on Health Behavior Change: The English Longitudinal Study of Ageing." JAMA Internal Medicine 175 (3): 385–92.

Jamal, H. Z. 2015. "Non-Alcoholic Fatty Liver Disease: America's Greatest Health Risk of 2015?" Scientific American, February 9. http://blogs.scientificamerican.com/guest-blog/non-alcoholic-fatty-liver-disease-america-s-greatest-health-risk-of-2015/.

Jin, X., R. H. Zheng, and Y. M. Li. 2008. "Green Tea Consumption and Liver Disease: A Systematic Review." Liver International 28 (7) (August): 990–96.

Johnson, N. A., T. Sachinwalla, D. W. Walton, K. Smith, A. Armstrong, M. W. Thompson, and J. George. 2009. "Aerobic Exercise Training Reduces Hepatic and Visceral Lipids in Obese Individuals Without Weight Loss." Hepatology 50 (4) (October): 1105–12.

Jollow, D. J., S. S. Thorgeirsson, W. Z. Potter, M. Hashimoto, and J. R. Mitchell.1974.

"Acetaminophen-Induced Hepatic Necrosis. VI. Metabolic Disposition of Toxic and Nontoxic Doses of Acetaminophen." Pharmacology 12 (4–5): 251–71.

Kavanagh, K., A. T. Wylie, K. L. Tucker, T. J. Hamp, R. Z. Gharaibeh, A. A. Fodor, and J. M. Cullen. 2013. "Dietary Fructose Induces Endotoxemia and Hepatic Injury in Calorically Controlled Primates." American Journal of Clinical Nutrition 98 (2) (August): 349–57.

Keating, S. E., D. A. Hackett, H. M. Parker, H. T. O'Connor, J. A. Gerofi, A. Sainsbury, M. K. Baker, V. H. Chuter, I. D. Caterson, J. George, and N. A. Johnson. 2015. "Effect of Aerobic Exercise Training Dose on Liver Fat and Visceral Adiposity." Journal of Hepatology 63 (1) (July): 174–82.

Kechagias, S., A. Ernersson, O. Dahlqvist, P. Lundberg, T. Lindström, and F. H. Nystrom. 2008. "Fast-Food-Based Hyper-alimentation Can Induce Rapid and Profound Elevation of Serum Alanine Aminotransferase in Healthy Subjects." Gut 57 (5) (May): 649–54.

Keyworth, C., J. Knopp, K. Roughley, C. Dickens, S. Bold, and P. Coventry. 2014. "A Mixed-Methods Pilot Study of the Acceptability and Effectiveness of a Brief Meditation and Mindfulness Intervention for People with Diabetes and Coronary Heart Disease." Behavioral Medicine 40 (2) (April): 53–64.

Klein, E. A., I. M. Thompson Jr., C. M. Tangen, J. J. Crowley, M. S. Lucia, P. J. Goodman, L. M. Minasian, L. G. Ford, H. L. Parnes, J. M. Gaziano, D. D. Karp, M. M. Lieber, P. J. Walther, L. Klotz, J. K. Parsons, J. L. Chin, A. K. Darke, S. M. Lippman, G. E. Goodman, F. L. Meyskens Jr., and L. H. Baker. 2011. "Vitamin E and the Risk of Prostate Cancer: The Selenium and Vitamin E Cancer Prevention Trial (SELECT)." JAMA 306 (14) (October 12): 1549–56.

Kohli, R., M. Kirby, S. A. Zanthakos, S. Softic, A. E. Feldstein, V. Saxena, P. H. Tang, L. Miles, M. V. Miles, W. F. Balistreri, S. C. Woods, and R. J. Seeley. 2010. "High-Fructose Medium-Chain-Trans-Fat Diet Induces Liver Fibrosis & Elevates Plasma Coenzyme Q9 in a Novel Murine Model of Obesity and NASH." Hepatology 52 (3) (September): 934–44.

Kondo, Y., T. Kato, O. Kimura, T. Iwata, M. Ninomiya, E. Kakazu, M. Miura, T. Akahane, Y. Miyazaki, T. Kobayashi, M. Ishii, N. Kisara, K. Sasaki, H. Nakayama, T. Igarashi, No Obara, Y. Ueno, T. Morosawa, and T. Shimosegawa. 2013. "1(OH) Vitamin D3 Supplementation Improves the Sensitivity of the Immune-Response During Peg-IFN/RBV therapy in Chronic Hepatitis C Patients——Case Controlled Trial." PLoS One 8 (5) (May 23): e63672.

Kong, A., S. A. A. Beresford, C. M. Alfano, K. E. Foster-Schubert, M. L. Neuhouser, D. C. Johnson, C. Duggan, C.-Y. Wang, L. Xiao, R. W. Jeffery C. E. Bain, and A. McTiernan. 2012. "Self-Monitoring and Eating-Related Behaviors Associated with 12-Month Weight Loss in Postmenopausal Overweightto-Obese Women." Journal of the Academy of Nutrition and Dietetics 112 (9) (September): 1428–35.

Koopman, K. E., M. W. A. Caan, A. J. Nederveen, A. Pels, M. T. Ackermans, E. Fliers, S. E. laFelur, and M. J. Serlie. 2014. "Hypercaloric Diets with Increased Meal Frequency, but Not Meal Size, Increase Intrahepatic Triglycerides: A Randomized Controlled Trial." Hepatology 60 (2) (August): 545–53.

Kwak, M. S., D. Kim, G. E. Chung, W. Kim, Y. J. Kim, and J. H. Yoon. 2015. "Role of Physical Activity in Nonalcoholic Fatty Liver Disease in Terms of Visceral Obesity and Insulin Resistance." Liver International 35 (3) (March): 944–52.

Lassailly, G., R. Caiazzo, D. Buob, M. Pigeyre, H. Verkindt, J. Labreuche, V. Raverdy, E. Leteurtre, S. Dharancy, A. Louvet, M. Romon, A. Duhamel, F. Pattou, and P. Mathurin. 2015. "Bariatric Surgery Reduces Features of Nonalcoholic Steatohepatitis in Morbidly Obese Patients." Gastroenterology 149 (2) (August): 379–88.

Lata, R. P., and B. V. Verma. 2015. "A Study of the Effect of Yogic Package on Blood Profile of Alcoholics." International Journal of Yoga and Allied Sciences 4 (1) (January–June): 28–30.

Leach, N. V., E. Dronca, S. C. Vesa, D. P. Sampelean, E. C. Craciun, M. Lupsor, D. Crisan, R.

Tarau, R. Rusu, I. Para, and M. Grigorescu. 2014. "Serum Homo-cysteine Levels, Oxidative Stress and Cardiovascular Risk in Non-alcoholic Steatohepatitis." European Journal of Internal Medicine 25 (8) (October):762–67.

"Lean Patients with Fatty Liver Disease Have Higher Mortality Rate." 2014. Science Daily, May 7. https://www.sciencedaily.com/releases/2015/02/150205123024.htm.

Leite, N. C., G. F. Salles, A. L. Araujo, C. A. Villela-Nogueira, and C. R. Cardoso. 2009. "Prevalence and Associated Factors of Non-alcoholic Fatty Liver Disease in Patients with Type-2 Diabetes Mellitus." Liver International 29 (1) (January): 113–19.

Ley, R. E., P. J. Turnbaugh, S. Klein, and J. L. Gordon. 2006. "Microbial Ecology:Human Gut Microbes Associated with Obesity." Nature 444 (7122) (December 21): 1022–23.

Li, J., N. Zhang, L. Hu, Z. Li, R. Li, C. Li, and S. Wang. 2011. "Improvement in Chewing Activity Reduces Energy Intake in One Meal and Modulates Plasma Gut Hormone Concentrations In Obese and lean young Chinese men." American Journal of Clinical Nutrition 94 (3) (September): 709–16.

Liu, C. T., R. Raghu, S. H. Lin, S. Y. Wang, C. H. Kuo, Y. J. Tseng, and L. Y. Sheen. 2013. "Metabolomics of Ginger Essential Oil Against Alcoholic Fatty Liver in Mice." Journal of Agricultural and Food Chemistry 61 (46) (November 20):11231–40.

Liu, W., S. S. Baker, R. D. Baker, and L. Zhu. 2015. "Antioxidant Mechanisms in Nonalcoholic Fatty Liver Disease." Current Drug Targets 16 (12): 1301–14.

Loguercio, C., A. Federico, C. Tuccillo, F. Terracciano, M. V. D'Auria, C. De Simone, and C. Del Vecchio Blanco. 2005. "Beneficial Effects of a Probiotic VSL#3 on Parameters of Liver Dysfunction in Chronic Liver Diseases." Journal of Clinical Gastroenterology 39 (6) (July): 540–43.

Loomba, R., C. B. Sirlin, J. B. Schwinner, and J. E. Lavine. 2009. "Advances in Pediatric Nonalcoholic Fatty Liver Disease." Hepatology 50 (4) (October): 1282–93.

Lustig, R. H., L. A. Schmidt, and C. D. Brindis. 2012. "Public Health: The Toxic Truth About Sugar." Nature 482 (February 2): 27–29.

Ma, J., C. S. Fox, P. F. Jacques, E. K. Speliotes, U. Hoffmann, C. E., Smith, E. Saltzman, and N. M. McKeown. 2015. "Sugar-Sweetened Beverage, Diet Soda, and Fatty Liver Disease in the Framingham Heart Study Cohorts." Journal of Hepatology 63 (2) (August): 462–69.

Ma, Y. Y., L. Li, C. H. Yu, Z. Shen, L. H. Chen, and Y. M. Li. 2013. "Effects of Probiotics on Nonalcoholic Fatty Liver Disease: A Meta-analysis." World Journal of Gastroenterology 19 (40) (October 28): 6911–18.

Malaguarnera, G., E. Cataudella, M. Giordano, G. Nunnari, G. Chisari, and M. Malaguarnera. 2012. "Toxic Hepatitis in Occupational Exposure to Solvents." World Journal of Gastroenterology 18 (22) (June 14): 2756–66.

Malaguarnera, M., M. Vacante, T. Antic, M. Giordano, G. Chisari, R. Acquaviva, S. Mastrojeni, G. Malaguarnera, A. Mistretta, G. Li Volti, and F. Galvano. 2012. "Bifidobacterium longum with Fructo-oligosaccharides in Patients with Non Alcoholic Steatohepatitis." Digestive Diseases and Sciences 57 (2) (February): 545–53.

Mandayam, S., M. M. Jamal, and T. R. Morgan. 2004. "Epidemiology of Alcoholic Liver Disease." Seminars in Liver Disease 24 (3) (August): 217–32.

Marikar, S., and L. Ferran. 2008. "Exclusive: Jeremy Piven Defends Play Departure Due to Mercury Poisoning." ABC News, January 15, 2008. http://abcnews.go.com/GMA/story?id=6652551.

Masterton, G. S., J. N. Plevris, and P. C. Hayes. 2010. "Review Article: Omega-3 Fatty Acids——A Promising Novel Therapy for Non-alcoholic Fatty Liver Disease." Alimentary Pharmacology & Therapeutics 31 (7): 679–692.

Mathurin, P., A. Hollebecque, L. Arnalsteen, D. Buob, E. Leteurtre, R. Caiazzo, M. Pigeyre, H. Verkindt, S. Dharancy, A. Louvet, M. Romon, and F. Pattou. 2009. "Prospective Study of the Long-Term Effects of Bariatric Surgery On Liver Injury in patients Without Advanced Disease." Gastroenterology 137 (2) (August): 532–40.

Midanik, L. T. 1988. "Validity of Self-Reported Alcohol Use: A Literature Review and Assessment." British Journal of Addiction 83 (9) (September): 1019–30.

Miyake, T., T. Kumagi, M. Hirooka, S. Furukawa, K. Kawasaki, M. Koizumi, Y. Todo, S. Yamamoto, H. Nunoi, Y. Tokumoto, Y. Ikeda, M. Abe, K. Kitai, B. Matsuura, and Y. Hiasa. 2015. "Significance of Exercise in Nonalcoholic Fatty Liver Disease in Men: A Community-Based Large Cross-sectional Study." Journal of Gastroenterology 50 (2) (February): 230–37.

Mozaffarian, D., T. Hao, E. R. Rimm, W. C. Willett, and F. B. Hu. 2012. "Changes in Diet and Lifestyle and Long-Term Weight Gain in Women and Men." New England Journal of Medicine 364 (25) :2392–2404.

Mudipalli, A. "Lead Hepatoxicity & Potential Health Effects." 2007. Indian Journal of Medical Research 126 (6) (December): 518–27.

Muraki, E., Y. Hayashi, H. Chiba, N. Tsunoda, and K. Kasono. 2011. "Dose-Dependent Effects, Safety and Tolerability of Fenugreek in Diet-Induced Metabolic Disorders in Rats." Lipids in Health and Disease 10:240. http://www.ncbi.nlm.nih.gov/pmc/articles/PMC3292492/.

Murase, T., A. Nagasawa, J. Suzuki, T. Hase, and I. Tokimitsu. 2002. "Beneficial Effects of Tea Catechins on Diet-Induced Obesity: Stimulation of Lipid Catabolism in the Liver."

International Journal of Obesity 26 (11) (November):1459–64.

Musso, G., R. Gambino, M. Cassader, and G. Pagano. 2010. "A Meta-analysis of Randomized Trials for the Treatment of Nonalcoholic Fatty Liver Disease." Hepatology 52 (1):79–104.

Nabavi, S. F., M. Daglia, A. H. Moghaddam, S. Habtemariam, and S. M. Nabavi. 2014. "Curcumin and Liver Disease: from Chemistry to Medicine." Comprehensive Reviews in Food Science and Food Safety 13 (1) (January): 62–77.

National Institute of Diabetes and Digestive and Kidney Diseases. LiverTox: Clinical and Research Information on Drug-Induced Liver Injury. http://livertox.nlm.nih.gov/.

Nishioji, K., N. Mochizuki, M. Kobayashi, M. Kamaguchi, Y. Sumida, T.Nishimura, K. Yamaguchi, H. Kadotani, and Y. Itoh. 2015. "The Impact of PNPLA3 rs738409 Genetic Polymorphism and Weight Gain 10 kg After Age 20 on Non-Alcoholic Fatty Liver Disease in Non-Obese Japanese Individuals." PLoS One 20 (10) (October 20): e0140427.

"Nonalcoholic Fatty Liver: The New Face of Metabolic Syndrome." 2015. Mayo Clinic Health Letter 33 (2) (February): 1–3.

Noone, T. C., R. C. Semelka, D. M. Chaney, and C. Reinhold. 2004. "Abdominal Imaging Studies: Comparison of Diagnostic Accuracies Resulting from Ultrasound, Computed Tomography, and Magnetic Resonance Imaging in the Same Individual." Magnetic Resonance Imaging 22 (1) (January): 19–24.

Oh, S., T. Shida, K. Yamagishi, K. Tanaka, R. So, T. Tsujimoto, and J. Shoda. 2015. "Moderate to Vigorous Physical Activity Volume Is an Important Factor for Managing Nonalcoholic Fatty Liver Disease: A Retrospective Study." Hepatology 61 (4) (April): 1205–15.

Oh, S., K. Tanaka, E. Warabi, and J. Shoda. 2013. "Exercise Reduces Inflammation and Oxidative Stress in Obesity-Related Liver Diseases." Medicine and Science in Sports and Exercise 45 (12) (December): 2214–22.

Okla, M., I. Kang, D. M. Kim, V. Gourineni, N. Shay, L. Gu, and S. Chung. 2015. "Ellagic Acid Modulates Lipid Accumulation in Primary Human Adipocytes and Human Hepatoma Huh7 cells via Discrete Mechanisms." Journal of Nutritional Biochemistry 26 (1) (January): 82–90.

Oldways Preservation & Exchange Trust. Learn more about Oldways and the Mediterranean diet at www.oldwayspt.org.

Ouyang, X., P. Cirillo, Y. Sautin, S. McCall, J. L. Bruchette, A. M. Diehl, R. J. Johnson, and M. J. Abdelmalek. 2008. "Fructose Consumption as a Risk Factor for Non-alcoholic Fatty Liver Disease." Journal of Hepatology 48 (6) (June): 993–99.

Paolella, G., C. Mandato, L. Pierri, M. Poeta, M. DiStasi, and P. Vajro. 2014. "GutLiver Axis and Probiotics: Their Role in Non-alcoholic Fatty Liver Disease." World Journal of Gastroenterology 20 (42) (November 14): 15518–31.

Parker, H. M., N. A. Johnson, C. A. Burdon, J. S. Cohn, H. T. O'Connor, and J. George. 2012. "Omega-3 Supplementation and Non-alcoholic Fatty Liver Disease: A Systematic Review and Meta-analysis." Journal of Hepatology 56 (4) (April): 944–951.

Pepino, M. Y., C. D. Tiemann, B. W. Patterson, B. M. Wice, and S. Klein. 2013. "Sucralose Affects Glycemic and Hormonal Responses to an Oral Glucose Load." Diabetes Care 36 (9) (April): 2530–35.

Piguet, A. C., U. Saran, C. Simillion, I. Keller, L. Terracciano, H. L. Reeves, and J. F. Dufour. 2015. "Regular exercise Decreases Liver Tumors Development in Hepatocyte-Specific PTEN-Deficient Mice Independently of Steatosis." Journal of Hepatology 62 (6) (June): 1296–1303.

Pinto C. G., M. Marega, J. A. Carvalho, F. G. Carmona, C. E. Lopes, F. L. Ceschini, D. S. Bocalini, and A. J. Figueira Jr. 2015. "Physical Activity as a Protective Factor for Development of Non-alcoholic Fatty Liver in Men." Einstein 13 (1) (January–March): 34–40.

Polyzos, S. A., J. Kountouras, and M. A. Tsoukas. 2015. "Circulating Homocysteine in Nonalcoholic Fatty Liver Disease." European Journal of Internal Medicine 26 (2) (March 1): 152–53.

Privitera, G. J., and H. E. Creary. 2012. "Proximity and Visibility of Fruits and Vegetables Influence Intake in a Kitchen Setting Among College Students." Environment and Behavior (April 17). Published online before print. http://eab.sagepub.com/content/45/7/876.

Purcell, K., P. Sumithran, L. A. Prendergast, C. J. Bouniu, E. Delbridge, and J. Proietto. 2014. "The Effect of Rate of Weight Loss on Long-Term Weight Management: A Randomized Controlled Trial." Lancet: Diabetes & Endocrinology. Published online (October 15). http://dx.doi.org/10.1016/S2213-8587(14)70200-1.

Rocha, R., H. P. Cotrim, A. C. Siqueira, and S. Floriano. 2007. "Non Alcoholic Fatty Liver Disease: Treatment with Soluble Fibres." Arquivos de Gastroenterologia 44 (4) (October–December): 350–52.

Rodríguez-Roisin, R., and M. J. Krowka. 2008. "Hepatopulmonary Syndrome——A Liver-Induced Lung Vascular Disorder." New England Journal of Medicine 358 (May 29): 2378–87.

Rogers, M. A., and D. M. Aronoff. 2016. "The Influence of Non-steroidal Anti-inflammatory Drugs on the Gut Microbiome." Clinical Microbiology and Infection 22 (2) (February): 178.

Russ, T. C., M. Kivimäki, J. R. Morling, J. M. Starr, E. Stamatakis, and G. D. Batty. 2015. "Association Between Psychological Distress and Liver Disease Mortality: A Meta-analysis of Individual Study Participants." Gastroenterology 148(5):958–66.

Sabry, A. A., M. A. Sobh, W. L. Irving, A. Grabowska, B. E. Wagner, S. Fox, G. Kudesia, and A. M. El Nahas. 2002. "A Comprehensive Study of the Association Between Hepatitis C Virus and Glomerulopathy." Nephrology Dialysis Transplantation 17 (2): 239–45.

Saich, R., and R. Chapman. 2008 "Primary Sclerosing Cholangitis, Autoimmune Hepatitis and Overlap Syndromes in Inflammatory Bowel Disease." World Journal of Gastroenterology 14 (3) (January 21): 331–37.

Sanyal, A. J., N. Chalasani, K. V. Kowdley, A. McCullough, A. M. Diehl, N. M. Bass, B. A. Neuschwander-Tetri, J. E. Lavine, J. Tonascia, A. Unalp, M. Van Natta, J. Clark, E. M. Brunt, D. E. Kleiner, J. H. Hoofnagle, and P. R. Robuck. 2010. "Pioglitazone, Vitamin E, or Placebo for Nonalcoholic Steatohepatitis." New England Journal of Medicine 362 (May 6): 1675–85.

Schiff, E. R., W. C. Maddrey, and M. F. Sorrell. 2011. Schiff's Diseases of the Liver, 11th ed. Hoboken, NJ. Wiley-Blackwell.

Schwimmer, J. B., C. Behling, R. Newbury, R. Deutsch, C. Nievergelt, N. J. Schork, and J. E. Lavine. 2005. "Histopathology of Pediatric Nonalcoholic Fatty Liver Disease." Hepatology 42 (3) (September): 641–49.

Schwimmer, J. B., R. Deutsch, T. Kahen, J. E. Lavine, C. Stanley, C. Behling. 2006. "Prevalence of Fatty Liver in Children and Adolescents." 118 (4) (October): 1388–93.

Schwimmer, J. B., N. McGreal, R. Deutsch, M. J. Finegold, and J. E. Lavine.2005. "Influence of Gender, Race, and Ethnicity on Suspected Fatty Liver in Obese Adolescents." Pediatrics 115 (5) (May): e561–e565.

Schwimmer, J. B., M. S. Middleton, C. Behling, K. P. Newton, H. I. Awai, M. N. Paiz, J. Lam, J. C. Hooker, G. Hamilton, J. Fontanesi, and C. B. Sirlin. 2015. "Magnetic Resonance Imaging and Liver Histology as Biomarkers of Hepatic Steatosis in Children with Nonalcoholic Fatty Liver Disease." Hepatology 61 (6) (June): 1887–95.

Shamsoddini, A., V. Sobhani, M. E. Chamar Chehreh, S. M. Alavian, and A. Zaree. 2015. "Effect of Aerobic and Resistance Exercise Training on Liver Enzymes and Hepatic Fat in Iranian Men with Nonalcoholic Fatty Liver Disease." Hepatitis Monthly 15 (10) (October 10): e31434.

Shapiro, A., W. Mu, C. Roncal, K.-Y. Cheng, R. J. Johnson, and P. J. Scarpace. 2008. "Fructose-Induced Leptin Resistance Exacerbates Weight Gain in Response to Subsequent High-Fat Feeding." American Journal of Physiology: Regulatory, Integrative and Comparative Physiology 295 (5) (November 1): R1370–R1375.

Sharifi, N., R. Amani, E. Jahiani, and B. Cheraghian. 2014. "Does Vitamin D Improve Liver Enzymes, Oxidative Stress, and Inflammatory Biomarkers in Adults with Non-alcoholic Fatty Liver Disease? A Randomized Clinical Trial." Endocrine 47 (1) (September): 70–80.

Sharma, K. K., U. K. T. Prasada, and P. Kumar. 2014. "A Study on the Effect of Yoga Therapy on Liver Functions." European Scientific Journal 10 (6) (February): 246–51.

Sharma, V., G. Shashank, and S. Aggarwal. 2013. "Probiotics and Liver Disease." Permanente Journal 17 (4) (Fall): 62–67.

Shimazu, T., Y. Tsubono, S. Kuriyama, K. Ohmori, Y. Koizumi, Y. Nishino, D. Shibuya, and I. Tsuji. 2005. "Coffee Consumption and the Risk of Primary Liver Cancer: Pooled Analysis of Two Prospective Studies in Japan." International Journal of Cancer 116 (1) (August 10): 150–54.

Slack, A., A. Yeoman, and J. Wendon. 2010. "Renal Dysfunction in Chronic Liver Disease." Critical Care 14 (2) (March 9): 214.

Sreenivasa Baba, C., G. Alexander, B. Kalyani, R. Pandey, S. Rastogi, A. Pandey, and G. Choudhuri. 2006. "Effect of Exercise and Dietary Modification on Serum Aminotransferase Levels in Patients with Nonalcoholic Steatohepatitis." Journal of Gastroenterology and Hepatology 21 (1 Pt 1) (January): 191–98.

Targher, G., C. P. Day, and E. Bonora. 2010. "Risk of Cardiovascular Disease in Patients with Nonalcoholic Fatty Liver Disease." New England Journal of Medicine 363 (September 30): 1341–50.

Tremaroli, V., and F. Bäckhed. 2012. "Functional Interactions Between the Gut Microbiota and Host Metabolism." Nature 489 (7415) (September 13): 242–49.

Trovato, F. M., D. Catalano, G. F. Martines, P. Pace, and G. M. Trovato. 2015. "Mediterranean Diet and Non-alcoholic Fatty Liver Disease: The Need of Extended and Comprehensive Interventions." Clinical Nutrition 34 (1) (February): 86–88.

Valenti, L., P. Riso, A. Mazzocchi, M. Porrini, S. Fargion, and C. Agostoni, C. 2013. "Dietary Anthocyanins as Nutritional Therapy for Nonalcoholic Fatty Liver Disease." Oxidative Medicine and Cellular Longevity 2013: 145421.

Valtueña, S., N. Pellegrini, D. Ardigò, D. Del Rio, F. Numeroso, F. Scazzina, L. Monti, I. Zavaroni, and F. Brighenti. 2006. "Dietary Glycemic Index and Liver Steatosis." American Journal of Clinical Nutrition 84 (1) (July): 136–42.

Vos, M. B., and J. E. Lavine. 2013. "Dietary Fructose in Nonalcoholic Fatty Liver Disease." Hepatology 57 (6) (June): 2525–31.

Wahlang, B., J. I. Beier, H. B. Clair, H. J. Bellis-Jones, K. C. Falkner, C. J. McClain, and M. C. Cave. 2013. "Toxicant-Associated Steatohepatitis." Toxicologic Pathology 41 (2) (February): 343–60.

Wang, R., R. Koretz, and H. Yee. 2003. "Is Weight Reduction an Effective Therapy for Nonalcoholic Fatty Liver? A Systematic Review." American Journal of Medicine 115:554–59.

Wansink, B. 2007. Mindless Eating: Why We Eat More Than We Think. New York: Bantam.

Wansink, B. 2014. Slim By Design: Mindless Eating Solutions for Everyday Life. New York. William Morrow.

Wigg, A. J., I. C. Roberts-Thomson, R. B. Dymock, P. J. McCarthy, R. H. Grose, and A. G. Cummins. 2001. "The Role of Small Intestinal Bacterial Overgrowth, Intestinal Permeability, Endotoxaemia, and Tumour Necrosis Factor a in the Pathogenesis of Non-alcoholic Steatohepatitis." Gut 48 (2) (February): 206–11.

Willis, B. L., A. Gao, D. Leonard, L. F. DeFina, and J. D. Berry. 2012. "Midlife Fitness and the Development of Chronic Conditions in Later Life." Archives of Internal Medicine 172 (17) (September 24): 1333–40.

Xia, W., Y. Jiang, Y. Li, Y. Wan, J. Liu, Y. Ma, Z. Mao, H. Chang, G. Li, B. Xu, X. Chen, and S. Xu. 2014. "Early-Life Exposure to Bisphenol A Induces Liver Injury in Rats Involvement of Mitochondria-Mediated Apoptosis." PLoS One 9 (2): e90443.

Xiao, Q., R. Sinha, B. I. Graubard, and N. D. 2014. Freedman. "Inverse Associations of Total and Decaffeinated Coffee With Liver Enzyme Levels in National Health and Nutrition Examination Survey 1999–2010." Hepatology 60 (6) (December): 2091–98.

Yang, Q. 2010. "Gain Weight by 'Going Diet?' Artificial Sweeteners and the Neurobiology of Sugar Cravings." Yale Journal of Biology and Medicine 83 (2) (June): 101–8.

Yoga Journal. "Poses for Your Liver." http://www.yogajournal.com/category/poses/anatomy/liver/.

Yu, D., X.-O. Shu, Y.-B. Xiang, H. Li, G. Yang, Y.-T. Gao, W. Zheng, and X. Zhang. 2014. "Higher Dietary Choline Intake Is Associated with Lower Risk of Nonalcoholic Fatty Liver in Normal-Weight Chinese Women." The Journal of Nutrition 144 (12) (December 1): 2034–40.

Yuan, H., J. Y.-J. Shyy, and M. Martins-Green. 2009. "Second-Hand Smoke Stimulates Lipid Accumulation in the Liver by Modulating AMPK and SREBP-1." Journal of Hepatology 51 (3) (September): 535–47.

Zelber-Sagi, S., A. Buch, H. Yeshua, N. Vaisman, M. Webb, G. Harari, O. Kis, N. Fliss-Isakov, E. Izhakov, A. Halpern, E. Santo, R. Oren, and O. Shibolet. 2014. "Effect of Resistance Training on Non-alcoholic Fatty-Liver Disease: A Randomized-Clinical Trial." World Journal of Gastroenterology 20 (15) (April 21): 4382–92.

Zelber-Sagi, S., D. Nitzan-Kaluski, R. Goldsmith, M. Webb, I. Zvibel, I. Goldiner, L. Blendis, Z. Halpern, and R. Oren, R. 2008. "Role of Leisure-Time Physical Activity in Nonalcoholic Fatty Liver Disease: A Population-Based Study." Hepatology 48 (6) (December): 1791–98.

Zheng, Z., X. Zhang, J. Wang, A. Dandekar, H. Kim, Y. Qiu, X. Xu, Y. Cui, A. Wang, L. C. Chen, S. Rajagopalan, Q. Sun, and K. Zhang. 2015. "Exposure to Fine Airborne Particulate Matters Induces Hepatic Fibrosis in Murine Models." Journal of Hepatology 63 (6) (December): 1397–1404.

Zimmerman, A. 2004. "Regulation of Liver Regeneration." Nephrology Dialysis Transplantation 19 (Suppl. 4): iv6–iv10.